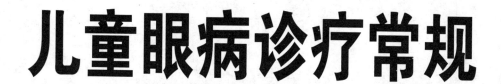

儿童眼病诊疗常规

主　　编　项道满　于　刚
副 主 编　苏　鸣　陶利娟　金　姬
编写秘书　郭梦翔　郑德慧

人民卫生出版社

图书在版编目（CIP）数据

儿童眼病诊疗常规 / 项道满，于刚主编 . —北京：
人民卫生出版社，2014.12
ISBN 978-7-117-19814-1

Ⅰ.①儿…　Ⅱ.①项…②于…　Ⅲ.①小儿疾病 –
眼病 – 诊疗　Ⅳ.①R779.7

中国版本图书馆 CIP 数据核字（2014）第 238041 号

人卫社官网　www.pmph.com	出版物查询，在线购书	
人卫医学网　www.ipmph.com	医学考试辅导，医学数据库服务，医学教育资源，大众健康资讯	

儿童眼病诊疗常规

主　　编：项道满　于　刚
出版发行：人民卫生出版社（中继线 010-59780011）
地　　址：北京市朝阳区潘家园南里 19 号
邮　　编：100021
E - mail：pmph @ pmph.com
购书热线：010-59787592　010-59787584　010-65264830
印　　刷：北京汇林印务有限公司
经　　销：新华书店
开　　本：710×1000　1/16　　印张：18
字　　数：333 千字
版　　次：2014 年 12 月第 1 版　2014 年 12 月第 1 版第 1 次印刷
标准书号：ISBN 978-7-117-19814-1/R·19815
定　　价：38.00 元
打击盗版举报电话：010-59787491　E-mail：WQ @ pmph.com
（凡属印装质量问题请与本社市场营销中心联系退换）

编 者

（按照姓氏笔画排序）

于　刚　北京儿童医院

王　弘　上海交通大学附属上海儿童医学中心

王秀华　吉林市儿童医院

王建勋　广州市妇女儿童医疗中心

韦美荣　广西壮族自治区柳州市妇幼保健院

毛娅妮　广州市妇女儿童医疗中心

叶玉华　安徽省儿童医院

冯光强　广州市妇女儿童医疗中心

乔　彤　上海市儿童医院

闫利锋　广州市妇女儿童医疗中心

向施红　武汉市儿童医院

刘　恬　广州市妇女儿童医疗中心

孙　红　沈阳市儿童医院

孙　梅　山东省泰安市妇幼保健院

孙先桃　郑州市儿童医院

苏　鸣　河北省儿童医院

李　战　珠海市妇幼保健院

李传旭　广州市妇女儿童医疗中心

李世莲　武汉市儿童医院

杨晨皓　复旦大学附属儿科医院

吴　倩　北京儿童医院

张　莉　深圳市儿童医院

张红岩　新疆乌鲁木齐儿童医院

张佩斌　江苏省妇幼保健院

陈　敏　郑州市儿童医院

陈　锋　广州市妇女儿童医疗中心

陈志钧　南京市儿童医院

陈丽鸿　广州市妇女儿童医疗中心

林　珊　江西省儿童医院

金　姬　浙江大学医学院附属儿童医院

周　瑾　广州市妇女儿童医疗中心

周红梅　广州市妇女儿童医疗中心

郑海华　温州医科大学附属育英儿童医院

郑德慧　广州市妇女儿童医疗中心

赵　伟　广州市妇女儿童医疗中心

赵　坡　河北省保定市妇幼保健院

段文秀　山西省儿童医院

洪　流　大连市儿童医院

郭　峥　武汉市儿童医院

郭梦翔　广州市妇女儿童医疗中心

陶利娟　湖南省儿童医院

黄　静　广州市妇女儿童医疗中心

梁斗立　哈尔滨市儿童医院

韩晓晖　温州医科大学附属育英儿童医院

熊永强　厦门市妇幼保健院

潘爱洁　西北妇女儿童医院

自　序

　　时光荏苒,1991 年,我从白求恩医科大学(现吉林大学)硕士研究生毕业来到广州市儿童医院眼科,23 个年头已如白驹过隙,匆匆而过。23 年前,我是全国第一个进入儿童医院系统的眼科临床硕士研究生。想当年,在广州市儿童医院眼科,三四个医生拥挤在一间诊室里。参加各种学术会议遇见同行,从常被人问起的问题是:"儿童医院也有眼科?"可以想见当时儿童医院眼科医生群体之弱小。

　　2009 年,当我所在的广州市儿童医院已经与广州市妇幼保健院整合为广州市妇女儿童医疗中心,当我们已经拥有 3 个院区、2 个病区、20 余间诊室,22 名儿童眼科专职医生,两名专职眼科技师。儿童眼科专家 12 名。其中有 7 个博士(博士后)、8 个硕士。随着经济的发展,各地的儿童眼科也在迅速发展壮大。我认为是时候为推动全国儿童眼科发展贡献一点力量了。

　　2009 年仲夏的广州沙面,在国际奥比斯的支持下,我们召集了第一届"全国儿童眼科主任高峰论坛"。时任中华医学会眼科分会主任委员黎晓新教授,中华医学会眼科分会候任主任委员、斜视与小儿眼科学组组长赵堪兴教授,中华医学会眼科分会副主任委员、中山眼科中心主任葛坚教授参加了会议。儿童眼科的同行们对儿童医院眼科的发展进行了深入的讨论。讨论中,我们发现,大家在工作中遇到的一些问题和困惑是共同的。到目前为止,我们国家尚没有一本实用的小儿眼科学专著。虽然,各种"眼科疾病诊疗常规"在书店常常可见到,但是,其中关于儿童眼病的专门叙述少之又少。美国眼科学会编写的眼科临床指南(preferred practice patterns,PPP),其中所涉及的儿童眼科疾病,也仅仅只有弱视(amblyopia)、外斜视(exotropia)两种疾病。虽然各自儿童医院眼科内部都有自己约定俗成的诊疗规范,但是由于这些规范在儿童医院眼科内部都尚未达成共识,所以当遇到医疗纠纷时,在现行法律中举证倒置的环境下,医生们拿不出证明自己常规工作正确性的、具有法律效应的证据。

　　这就是我们编写这本《儿童眼病诊疗常规》的缘起。这本书从启动到现在,已经过去了将近 5 个年头。我们集合了全国儿童医院眼科的精英力量,对涉及儿童眼科的疾病进行了多次反复深入的讨论,达成共识,汇编成册。

项道满

二〇一四年七月于广州

前　言

正如儿科与内科的区别一样，儿童眼科与成人眼科也有很大不同。儿童不是成人的缩影，儿童有着与成人完全不同的生理病理特点。在儿童眼科中常见的疾病，在成人医院眼科少见。儿童眼科疾病以先天性、发育性疾病为多。许多常见的儿童眼病在一般的医院里普通的医生很少见过。

近年来，眼科事业在全国范围内迅猛发展。儿童眼科专业也发展很快。全国各地儿童医院眼科规模的快速扩张，队伍迅速壮大，就诊患者直线上升。全国儿童医院眼科已经成为儿童眼科的骨干力量。《儿童眼病诊疗常规》的作者几乎囊括了全国各省市的儿童医院眼科主任，包括广州、北京、上海、昆明、河北、湖南、南京、浙江、武汉、郑州、哈尔滨、山西、陕西、江西、深圳、珠海、大连、温州、厦门、新疆、辽宁、吉林等。集中了全国儿童医院（妇幼保健院）眼科的精英力量。

《儿童眼病诊疗常规》针对儿童眼科常见眼病，全国儿童医院的眼科主任曾连续五年召开"全国儿童眼科主任高峰论坛"，就各个医院眼科对每种疾病诊疗情况进行了广泛深入的讨论，通过统一意见，形成常规并且汇编成册。《儿童眼病诊疗常规》所涵盖的内容是五届"全国儿童眼科主任高峰论坛"的成果结晶，同时也是全国儿童医院眼科的行业规范。

本书的读者群是所有从事儿童眼科疾病诊疗的医护人员，包括儿童医院、妇幼保健院、综合医院、眼科专科医院中与儿童眼病相关的医护人员，眼镜从业人员，大专院校学生、研究生和科研人员。该书作为一本手册，不过多着墨于理论细节的平铺直叙，而是注重于对临床一线医生的指导意义，使其具有非常强的实用性与可操作性。该书的内容对儿童眼科疾病针对性强，体现国内外对于儿童眼部疾病的现代的诊断治疗理念。因此，该书对于儿童眼科疾病诊治的从业人员具有重要的参考意义。

目　录

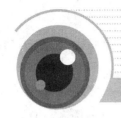

第一章　眼　科　检　查

第一节　视功能检查

小儿视功能检查与成人一样,分为心理、物理学检查和电生理检查。由于小儿生理、心理和认知能力正处于发育阶段这一特殊生理特点,进行定量检查非常不容易,费时费力,所查出的视功能常常只有大体的价值,尤其是婴幼儿。所以临床上只能采用一些特殊的方法和步骤进行评估。

一、远视力检查

【适应证】3 岁以下婴幼儿。

【常用方法】

1. 4 周龄以内的新生儿　采用水平移动的光源或直径 4cm 水平运动的小球,距婴儿眼 20～30cm 反复水平移动,观察其有无视觉反应,以及瞳孔的对光反射是否存在。

2. 1～3 月龄婴儿　小球于婴幼儿 30cm 处水平、垂直运动观察其有无运动浏览注视反应。

3. 3～6 月龄幼儿　于婴幼儿眼前 30～60cm 距离,各方向移动小球,观察其有无运动追视及用于运动捕捉目标,有无防范和眨眼反射。

4. 6～8 月龄幼儿

（1）于 3m 距离处各种直径小球,观察其辨认情况,能辨认直径 1.9cm 的小球,视力相当于 0.1,辨认出直径 1.3cm 小球,视力为 0.16,可视及 0.95cm 小球,视力为 0.25,视及 0.62cm 小球,视力为 0.3。

（2）视动性眼球震颤:将涂有黑白条栅的测试鼓置于婴儿眼前,在鼓转动的同时观察婴幼儿眼球是否有重复的顺向和逆向转动,即视动性眼球震颤。并逐渐将测试鼓的条栅变窄,直到被检婴幼儿不产生视动性眼球震颤,之前的最窄条栅即为婴幼儿的视力。

5. 8～12 月龄幼儿　在 3m 处置前述各直径小球,如果可以分辨即视力可达 0.6。

6. 12~24 月龄幼儿

（1）采用辨认 3m 处各直径小球外。

（2）采用遮盖法了解左右眼的视力情况,分别遮盖双眼,遮盖后小儿表现平静的一侧眼视力应低于遮盖后小儿哭闹并用手抓取遮眼罩的一侧眼的视力。

7. 2~2.5 岁幼儿

（1）捡豆法:幼儿捡起 30~35cm 处各种种子颗粒,观察其分别遮盖双眼后小儿捡回种子颗粒大小的差别,视力正常眼捡回的种子颗粒小于视力异常眼,从而判断左右眼的视力情况。

（2）视物估计法:患儿能捡取眼前 30~35cm 处各直径的小珠子,如能捡起直径 1mm 的小珠子则视力应在 0.3 以上。

（3）儿童视力表测试。

8. 2.5~3 岁幼儿　采用儿童图形视表检查。

9. 3 岁以上儿童视力检查

（1）儿童图形视力表检查:3~4 岁儿童及 4 岁以上智力发育障碍的儿童。

（2）国际标准视力表、标准对数视力表:4 岁以上儿童。检查与记录方法:检查前先向被检查儿童说明观察视力表的方法。双眼分别检查,先查右眼后查左眼。检查一眼时,用遮眼板须将另一眼完全遮住。检查时,让被检者先看清最大一行标记。自上而下,逐级减小。标记指给被检儿童看。直至查出能清楚辨认的最小一行标记。如果估计被检儿童视力尚佳,则可酌情由较小标记行开始而不必由最大一行标记查起。

【观察结果】

1. 幼儿视力检查观察结果方法前文已述。

2. 视力表检查,被检者能辨认最小一行标记的,为其检查结果。如能辨认"0.2"行标记的则记录为"0.2"。部分认不出,如"0.8"行有三个标记不能辨认则记录"0.8^{-3}"。如该行只能认出三个标记则记录为"0.7^{+3}",余类推。

3. 若视力不及 1.0 者,应做针孔视力检查。如针孔视力有增进,则表示有屈光不正存在。

4. 如被检者在 5m 距离不能辨认视力表上任何标记时,可让患者走近视力表直到能辨认表上"0.1"行标记为止。计算方法为:视力 = 0.1 × 被检者所在距离（m）/5（m）举例:如 4m 能辨认出则记录"0.08"（0.1 × 4/5 = 0.08）;同样在 2m 处认出则为"0.04"（0.1 × 2/5 = 0.04）。

5. 如被检者在 1m 处仍不能看清"0.1"行标记则让其数检查者手指,记录能看清的最远距离,例如在 30cm 处能看清指数则记录为"30cm 指数"。如果将检查者手指移至最近距离仍不能辨认者可让其辨认是否有手指在眼前摇动,记录其能看清手动的最远距离。如在 10cm 处可看到则记录为"手动 /10cm"。

6. 对于不能辨认眼前手动者应测试有无光感。在暗室 5m 处两眼分别进行。另一眼严格遮盖不得透光。检查者持一烛光或手电,时亮时灭。让其辨认有无光。如 5m 处不能辨认时将光移近至能辨的最远距离。光感/距离。无光感者记录为"无光感"。有光感者须查光定位,在 1m 处分别将光源置于眼前上、中、下,颞侧上、中、下,鼻侧上、中、下,共九个方位。让其辨认。能辨认者记"+"不能辨认者记"−"。记录法 $\begin{smallmatrix} + & + & + \\ + & & + \\ + & + & + \end{smallmatrix}$,注明眼鼻颞侧。

7. 标准对数视力表检查方法同国际标准视力表检查方法,记录方法采用 5 分记录法。5 分记录法:用 0 ~ 5 分表示视力的等级。0 分表示无光感;1 分有光感;2 表示手动;3 表示 50cm 手动;3.0 ~ 3.9 可用走近法测出。4.0 ~ 5.3 为视力表置 5m 处可测视力范围,5.0 为正常视力。记录时,将被检者所看到的最小一行视标的视力按 5 分记录法记录。

对数视力表 3.0 ~ 3.9 的测定见下图(表 1-1-1)。

表 1-1-1

最近距离(m)	4	3	2.5	2	1.5	1.2	1	0.8	0.6	0.5
视力	3.9	3.8	3.7	3.6	3.5	3.4	3.3	3.2	3.1	3

【注意事项】

1. 检查环境光线亮度适量不刺眼,最好在自然光线下检查。

2. 检查室安静,避免声音的干扰或误导。

3. 分别检查双眼时,另眼遮盖要严实,以防小儿无意识偷看。

4. 视力表安装高度以 1.0 的标记与被检查者的眼等高,表面清楚平整,有适当均匀,固定不变的照明度。

5. 被检查者距表 5m,若室内距离不及 5m 长,则在 2.5m 处置一平面镜来反射视力表。此时最小一行标记应稍高过被检查者头顶。

6. 检查时必须双眼分别检查,姿势端正,禁止眯眼、斜眼,严格遮盖未检查眼,避免遮眼板压迫眼球。

7. 已经带镜者先查裸眼视力后查带镜视力,分别记录 sc(裸眼视力)、cc(带镜视力)。

二、近视力检查

【适应证】1 ~ 3 岁以内婴幼儿。

【检查方法】

1. CSM 视力估计法 用 20$^{\triangle}$ 三棱镜底向下测试。(C 中心注视;S 稳定注视;M 持久注视)检查时让小儿双眼注视目标,在一眼前放置 20$^\triangle$底向下的三棱镜,镜片后的眼球上移,提示该眼有中心注视,去除三棱镜后眼球才下移提示该眼有稳定注视。镜片放置另一眼前,重复该实验,若有相同的反应提示该眼也有中心注视和稳定注视,并且双眼视力基本相等,记录为 CSM。若镜片后的眼球不动,提示另一眼注视,则记录为 nC。遮盖另一只眼,强迫镜片后的眼注视目标,去遮盖后若能持续注视 5 秒以上或眨眼后仍注视,提示该眼为持久注视。去遮盖后,若镜片后眼球注视 2 秒以下或眨眼后不再注视,提示该眼为非持久注视,记录为 nM。

2. 近视力表 3 岁可辨认国际标准视力表及 4 岁以上儿童。近视力表比较通用的有两种,耶格(Jaeger)近视力表和新标准视力表(许广第)。耶格视力表分为 7 个等级,从最小视标 J1 到最大视标 J7,每行视标侧面有号数,记录所能看到的最小视标为检查结果。记录为 J1~7,标准视力表检查记录同远视力表。

【注意事项】

1. 双眼分别检查,先查右眼后查左眼,另眼用遮眼板完全遮盖。

2. 检查距离为 30cm。

3. 检查时光源照在近视力表上,避免反光。

三、色觉检查

【适应证】

1. 2 岁以上儿童普查。

2. 确定色觉缺陷的类型、区别先天性和后天性色觉缺陷。

3. 视网膜和黄斑疾病的治疗效果与预后评估。

【检查方法】

1. 彩色物体识别法 将不同颜色和色调的绒线放在一起,检查者手持不同颜色的并列线条,让被检儿童从绒线团中挑出与检查者所持相同颜色的线条,从而判断其辨色力。

2. 色盲本检查法

(1)在明亮的自然光线或良好的白炽灯照明下检查。

(2)患儿(如患儿戴镜则戴平时近用矫正眼镜)距色盲检查图 50~70cm 距离。分别检查右眼和左眼。

(3)记录:分别记录两眼正确辨认的数量和共检查数量,以及所用检查图的类型。

【观察结果】看 14 个图,3 个以下错误的为基本正常,色盲和色弱的结果判断以所用检查本的说明书为依据。

【注意事项】检查时分别检查右眼或左眼,注意两眼对比检查。

四、视野检查

【适应证】

1. 经过训练的学龄期儿童及 10 岁以上儿童。

2. 青光眼患儿。

3. 神经眼科、视路疾病患者,如偏盲等视野缺损者。

4. 视网膜病变、黄斑病变、视神经炎可疑者。

【检查方法】

1. 对比检查法 被检查者与检查者相对而坐,相距 50cm,眼位等高。检查患儿右眼时,测试者以左眼注视患儿右眼,另眼遮盖,相互对视,测试者将手指置于二人之间,在各方位由外周向中央移动,若被检儿童与检查者同时看到手指,则视野大致正常。同法检查左眼。

2. 周边视野计检查法

(1)弧形视野计检查法:在自然光线或人工照明下进行,被检者坐于视野计前,下颏固定于颏架上,受检眼正对视野计中心,注视视野计零度处的白色周边目标,另眼遮盖,选用适宜的视标(常用直径 3mm 或 5mm)从圆弧周边向中心缓慢移动。嘱被检者刚一发现视标立即告知,将视标的位置记录在周边视野表上。每隔 30° 转动圆弧检查一次,直到圆弧转动一周,把各点连接起来就是该眼的视野检查结果。

(2)Goldmann 视野计:分为动态与静态检查。动态检查基本上同弧形视野计法。静态检查:对动态检查中可疑的或查得的缺损部位所在子午线上,每隔 2° ~ 10° 检查一点,将视野计上的光点视标调到正常人看不见的弱亮度,显示一秒钟,若被检眼也看不到则间隔 3 秒钟后再用强一级的亮度显示,依次逐步增加直到被检眼看见,记录此时所用的光强度,然后用坐标记录或将各点连成曲线。

【注意事项】

1. 检查前与被检儿童充分沟通,说明检查方法,以取得其配合。

2. 10 岁以下儿童视野计检查困难,多采用对比检查法给予粗略评估。

五、视觉诱发电位电生理检查

【适应证】

1. 测试婴幼儿的视功能。

2. 弱视、单侧视神经或黄斑病变。

3. 可疑心理盲(如癔症)、视力检查不合作者。

【检查方法】有闪光 VEP 和图像 VEP。闪光 VEP 适用于婴儿视功能的检查,婴儿平卧熟睡时检测。图像 VEP 适用于能够配合的儿童。

【注意事项】

1. 婴儿检查时要在深睡眠状态下进行。

2. 检查环境要安静。

3. 双眼对比检查。

4. 有屈光不正时必须在矫正状态下检查。

5. 闪光 VEP 形态变异较大,检查结果要与临床结合。

(张红岩)

六、双眼视功能检查

为患者进行双眼视功能的评估目的在于确定其是否有获得双眼单视的潜力。双眼视功能的检查对理解斜视的病因、制定治疗计划、提供治疗预后都很重要。

（一）Bagolini 条纹镜

【检查方法】Bagolini 条纹镜是刻有极细的斜向平行线条的透镜,镶嵌在特制的框架中,或者水平手持,使右眼线条轴向指向 135°,左眼线条轴向指向 45°。检查在半暗室或暗室完成,令被检查者戴 Bagolini 条纹镜注视 33cm 和 6m 远的位置的点光源。

【观察结果】

1. 被检查者看到 X 形的灯像,光点位于交叉点,说明有融合功能。做交替遮盖,如果双眼运动,为异常视网膜对应;如果不动,为正常视网膜对应。

2. 被检查者仅看到表示右眼灯像的斜线,为左眼抑制,右眼为主导眼;仅看到表示左眼灯像的斜线,为右眼抑制,左眼为主导眼。

3. 被检查者看到一条斜线在两条斜线交叉处有缺口,为单眼斜视,黄斑中心凹有抑制。

4. 被检查者看到两斜线交叉,交叉点在电光源之上,说明有内斜视复视;交叉点在电光源之下,说明有外斜视复视。

（二）Worth 4 点灯试验

【检查方法】检查装置,灯箱中的 4 点灯菱形排列。水平两点是绿灯,垂直两点上方为白灯,下方为红灯。红绿眼镜一副。检查在暗室进行。被检查者右眼戴红片,左眼戴绿片,分别在 33cm 和 6m 的距离注视 4 点灯箱。33cm 处检查周边融合功能,6m 检查中心融合功能。

【观察结果】

1. 在 33cm 和 6m 看到 4 个灯,双眼有中心和周边融合功能,包括正常和异常对应。

2. 看到白灯为红色,右眼为主导眼;看到白灯为绿色,左眼为主导眼。

3. 只看到 2 个灯,右眼为主导眼,左眼被抑制;只看到 3 个灯,左眼为主导眼,右眼被抑制。

4. 看到 5 个灯,说明有复视。内斜为同侧复视,外斜为交叉复视。

(三)同视机检查

【检查方法】

1. 视网膜对应检查法 使用同视机同视功能一级图片。检查者将同视机镜筒置于 0 点,令被检查者推动一镜筒,在两画片重合时,所对应的角度即为自觉斜视角;令被检查者注视其中的一画片,检查者推动另一镜筒臂至角膜反光点于斜视眼的角膜中央,交替亮灯或灭灯两镜筒照明灯,观察眼球运动,如有运动,移动画片镜筒,直至交替亮灯或灭灯,两眼完全不动,此时所对应的角度即为他觉斜视角。

2. 运动融合功能检查 使用同视机二级图片。检查从 0° 重合点开始。分别推动镜筒柄作对称集合和分散运动,记录内、外融合力。依次可以做镜筒由 0 开始的上转或下转运动,记录垂直融合力。

3. 立体视觉定性定量检查 使用同视机三级图片。将同视机两张定性立体图片放入画片夹内,将镜筒放于重合点处。令被检者描述所见画面是否有立体觉,即可以看到图像之远近距离顺序。或者依次放入不同锐度的随机点定量图片,记录最终所能辨别的最佳立体视锐度。

【观察结果】

1. 如果他觉和自觉斜视角相等,为正常视网膜对应;如果自觉斜视角小于他觉斜视角 5° 以上,为异常视网膜对应。

2. 正常运动融合力 内融合力:25°～35°;外融合力:4°;垂直融合力:1.5°。

(四)$4^{\triangle}$三棱镜试验

【检查方法】在双眼中心凹功能良好的情况时,将 $4^{\triangle}$三棱镜底向外置于任何一眼的前面,注视 5m 远的点光源,看双眼是否运动。由于三棱镜的作用使物象落在颞侧视网膜上,此眼为了重新黄斑注视,眼球必须内转,在此一瞬间,另一眼也必向外转,即同向运动。

【观察结果】

1. 双眼中心凹无抑制 表现为双眼运动,未放三棱镜眼产生双向运动。

2. 单眼有中心凹抑制暗点 双眼均无运动。则放三棱镜眼有抑制,双眼有运动,而未放三棱镜眼不产生双向运动,则未放三棱镜眼有抑制。

(五)水平(垂直)条状三棱镜

【检查方法】将水平(垂直)条状三棱镜置于一眼前,注视 33cm 和 6m 远的位置的点光源,移动条状镜,直到眼球发生转动。

【观察结果】近距离的正(基底向外)水平融合范围测量值可达 $35^{\triangle}$ ~ $40^{\triangle}$(远距离为 $15^{\triangle}$);负(基底向内)水平融合范围在近距离可达 $10^{\triangle}$(在远距离为 $4^{\triangle}$ ~ $6^{\triangle}$)。

（六）Timus 立体图检查

【检查方法和观察结果】被检者戴偏振光眼镜使双眼分离,观察 40cm 处的具有水平视差的图形,图形依次为:筛选图;苍蝇图,立体视觉锐度 3500″;动物图,A 排立体视锐度 400″、B 排立体视锐度 200″、C 排立体视锐度 100″;圆圈图,立体视锐度从 800″ 开始,循序为 400″、200″、140″、100″、80″、60″、50″、40″,记录能识别的最佳立体视锐度。

（七）Frisby 检查

【检查方法和观察结果】该检查由 3 块厚薄不同的检测板组成,能定量测定人的双眼立体视功能。每块板均印有 4 幅随意网纹结构的图案。在这些图案的中间有一凸出的图案(从另一侧看是凹进去的),被测试者的立体视功能如果正常,在检查时就能很快而准确地指出这幅图案,并能说出是凸出来还是凹进去,以此判断其立体视敏度为多少秒(100″ 为正常)。

将检测板置于被检测者面前,头和检测板都要平行稳定,然后让被检测者水平观测(头不可以移动),并让其指出检测板凸出或凹进去的图案,演示要变化、重复进行,直到被检测者均能很快并准确辨认出或不能辨认出为止。测定时从 1mm 厚的板开始,如辨认出更换 3mm 厚至 6mm 厚的测试版,直到不能辨认为止。然后,用测量尺量出头和板之间的距离,再按对照表中的距离、板厚查出立体觉的定量值。

立体视敏度对照表(表 1-1-2)。

表 1-1-2

观测距离（cm）	检测板厚度（mm）		
	6	3	1
30	600″	300″	100″
40	340″	170″	55″
50	215″	110″	35″
60	150″	75″	25″
70	110″	55″	20″
80	85″	40″	15″

（八）TNO随机点阵

【检查方法和观察结果】TNO图是最早制成的随机点立体图。由7块图形构成，其中3块为立体视觉图定性筛选图，3块为定量测试图，1块为测定抑制暗点图。被检者戴红绿眼镜观察40cm处的随机点图，先检查筛选图，辨别有无立体视觉，再检查定量图，从400″开始，循序识别，记录最终识别的立体视锐度。

（九）颜少明《立体视觉检查图》检查

【检查方法和观察结果】检查应在良好的自然光线下，被检者距离图册30～40cm，右眼戴红片，左眼戴绿片，双眼同时看图，注意力要集中，如有屈光不正，应同时戴矫正眼镜。色盲检查不受影响。

1. 立体视锐度定量检查　视差从800～40″，先从800″开始，待正确识别后，再按图序依次检查。正常立体视锐度阈值≤60″。

2. 交叉视差定量测定　在杂乱无章的随机点中检测出不同突出高度的图形，先从30″开始，再按图依次检查。正常交叉视差极值≥100″。

3. 非交叉视差定量测定　在杂乱无章的随机点中检测出不同凹陷的图形，方法同上。正常非交叉视差极值≥100″。

（乔　彤）

第二节　眼部检查

一、眼睑检查

（一）眼睑的一般检查

可在自然光或人工照明光下进行，也可在肉眼下进行检查。必要时应用放大镜或裂隙灯显微镜进行检查。一般按照先右后左的顺序进行检查。注意双侧是否对称，睁眼和闭眼是否自如。注意眼睑皮肤有无充血、水肿、压痛，有无皮疹、溃疡、瘢痕、肿物以及皮下结节、皮下出血、皮下气肿等情况。注意眼睑位置、形态、睑裂大小，有无上睑下垂、缺损或眼睑闭合不全。注意睑缘有无内翻、外翻、充血、肥厚及炎症等。注意睫毛有无乱生、倒睫、秃睫或睫毛脱色，睫毛根部皮肤有无充血、鳞屑、溃疡和脓痂。若有提上睑肌功能异常，应测定提上睑肌肌力。

（二）泪器检查

包括泪腺、泪道两部分。检查泪腺区有无肿块，注意泪点。位置有无内外翻及闭塞，泪囊区有无红肿、压痛和瘘管，挤压泪囊时有无分泌物自泪点溢出，并通过器械检查泪液的分泌量,泪道是否狭窄及阻塞。

（三）结膜检查

注意结膜的颜色,光滑透明度,有无充血水肿、乳头增生、滤泡、瘢痕、溃疡和新生肿块等。眼球及眼眶检查:检查时应注意眼球的大小、形状位置和眼球的运动,有无不随意的眼球震颤。

二、眼球前段检查

包括角膜、巩膜前部、前房、虹膜、瞳孔、晶状体的检查。

（一）角膜的一般检查

【检查方法和结果判断】主要检查角膜的大小、形态、透明度、弯曲度、表面光滑度、有无异物、新生血管及混浊(瘢痕或炎症)、角膜后有无沉淀物(KP)。在自然光线下也可观察角膜弯曲度的情况,如怀疑圆锥角膜,则可让被检者眼向下注视,此时角膜的顶点可将下睑中央部稍微顶起。同时也应注意是否为球形角膜、扁平角膜、角膜膨隆或角膜葡萄肿。如角膜有混浊可在裂隙灯显微镜采用直接照明法观察,是陈旧性的瘢痕还是炎症引起的水肿、浸润或溃疡。如有新生血管应注意血管在浅层还是在深层,沙眼血管翳的新生血管位于浅层呈树枝状或吻合成网状,色鲜艳。位于深层的新生血管常见于角膜基质炎,色暗红。角膜检查时如见角膜后有沉淀物(KP),裂隙灯显微镜采用后部照明法观察其颜色和分布情况。

【注意事项】

1. 进行角膜检查时动作务必轻柔,避免刺激被检者的角膜。

2. 角膜检查后要注意记录,可按角膜中央部,近中央部和周边部,再按钟表时针所指方向记录病变的位置和大小,并画出简图,病变的深度可按角膜上皮层、前弹力层、基质浅层、中层和深层、后弹力层以及内皮细胞层描述。

3. 角膜知觉检查时要注意无菌原则,避免感染。检查前应避免点眼药,因某些眼药会改变角膜感觉阈值。检查时棉签纤维不可触及眼睑和睫毛。不要让被检者从正前方看到检查者的动作,以免发生防御性的眨眼而影响正确结果。

4. 检查完后,检查者双手应放在消毒液内浸泡2~3分钟后清洗,避免相互传染。

（二）巩膜检查

注意巩膜有无黄染、结节、充血和压痛。

（三）前房检查

注意前房深浅,房水有无混浊、积血、积脓、异物等。前房的一般检查主要是检查前房、前房角的深浅及房水的透明度。

1. 前房简易检查法　可用手电筒侧照法对中央前房深度作大致估计,即用手电光在外眦处平行于虹膜照向内眦,根据虹膜被照亮的范围来初步判断前房的深浅,正常前房内充满透明的房水,但在眼内炎症或外伤等病变以后可使房水变混浊或有积血、积脓。轻度的混浊不能用肉眼看出,积血与积脓因重力的关系沉积在前房的底部,肉眼可看到随头位的变动而移动的液平面。

2. 前房裂隙灯显微镜检查法　裂隙灯显微镜采用强光直接照明法,将光带调节为窄光。观察前房中央部的深浅,正常前房深度约为 2.5～3.0mm,若少于 2mm 提示有发生闭角型青光眼的可能,应作进一步检查。过深前房可能为晶状体脱位或无晶状体眼。在裂隙灯显微镜下要注意房水有无混浊、积血、闪辉、漂浮物、渗出物或积脓等,如怀疑房水混浊可将裂隙灯光线调成细小光柱射入前房,观察前房内有无房水混浊。如果前房内出现乳白色光带,并见光带内有微粒运动,即属 Tyndall 现象阳性。

【注意事项】

1. 检查过程中,光照眼的时间不宜过长。

2. 若有阳性发现应问清病史并作进一步检查。

（四）虹膜检查

注意虹膜颜色、纹理,有无新生血管、萎缩、结节、囊肿、粘连,有无虹膜根部离断、缺损、震颤和膨隆现象。瞳孔检查:注意瞳孔的大小、位置、形状,瞳孔区有无渗出物、机化膜及色素,瞳孔的直接对光反射、间接对光反射、近反射是否存在。

（五）瞳孔检查

正常瞳孔的特征为圆形,两侧对称等大,直径 2～4mm,对光反射灵敏,用肉眼即可满意检查。

当怀疑瞳孔大小有异常时,可在不太明亮的室内,以瞳孔计测量。对不整圆形的瞳孔,应注意有无后粘连或前粘连,必要时以扩瞳来证明后粘连。两侧不等大的瞳孔(大小差异 1mm 以上者),至少一侧是病态。衡量瞳孔直径的意义时,应注意到两侧亦或单侧,还需考虑年龄和屈光等原因。

（六）晶状体检查

注意晶状体透明度、位置和晶状体是否存在。

【注意事项】

1. 若遇感染性眼病,应先查健眼,后检查患眼,以免发生交叉感染。

2. 若有眼球严重外伤、角膜穿孔或即将穿孔时,翻转眼睑时要格外小心,以免眼内容物脱出。

（毛娅妮）

第三节 斜视的检查

一、斜视的定性检查

（一）遮盖 - 去遮盖试验（cover/uncover testing）

【适应证】用于诊断有无显性斜视。

【检查方法】

1. 让孩子注视一目标，如检查者拿在手上的玩具（视近），或图形视力表上的一个视标（视远）。

2. 遮盖注视眼，观察未遮盖的另一眼，即怀疑有斜视的眼有无转动。

【观察结果】如果未遮盖眼由内向外转动，表示存在内斜；如果未遮盖眼由外向内转动，表示存在外斜；如果未遮盖眼由上向下转动，表示该眼存在上斜；如果未遮盖眼由下向上转动，表示该眼存在下斜。

【注意事项】

1. 在检查过程中确定孩子是在注视视标。

2. 遮盖时间为 1～2 秒，过长时间的遮盖会打破融合，从而引出隐性斜视。

3. 如需更换遮盖眼，需让孩子重新双眼注视视标数秒钟，以便建立融合。

4. 如果孩子注视功能差（如单眼重度弱视）、异常视网膜对应（如单眼注视综合征）或检查时不配合，该方法的诊断价值不高。

（二）交替遮盖试验（alternate cover testing）

【适应证】用于诊断有无显性或者隐性斜视。

【检查方法】

1. 让孩子注视一目标，如检查者拿在手上的玩具（视近），或图形视力表上的一个视标（视远）。

2. 遮盖一眼数秒钟。

3. 快速移动遮挡板至另一眼。

4. 反复重复该动作多次。

【观察结果】当遮挡板快速移动遮盖另一眼时，观察原遮盖眼重新注视目标过程中的眼球转动。如果原遮盖眼在重新注视目标过程中表现为由内向外转动，存在隐形内斜或显性内斜；由外向内转动，存在隐形外斜或显性外斜；由上向下转动，该眼存在隐形上斜或显性上斜；由下向上转动，该眼存在隐形下斜或显性下斜。

【注意事项】

1. 遮盖一眼往往需数秒钟，从而打破双眼融合。

2. 遮挡板移向另一眼时动作要迅速,确保在整个检查过程中始终为一眼注视目标。

3. 比较遮盖 - 去遮盖试验和交替遮盖试验的检查结果,有助于单眼注视综合征(monofixation syndrome)的诊断。当斜视度小于 $10^{\triangle}$,遮盖 - 去遮盖试验和交替遮盖试验检查结果均为阳性,但交替遮盖试验检查结果大于遮盖 - 去遮盖试验,则提示存在单眼注视综合征。

(三)眼底红光反射法(Bruckner testing)

【适应证】用于诊断有无显性斜视,尤其适用于微小斜视和残余性斜视的诊断。

【检查方法】调暗检查室光线,在距孩子 50cm 处使用直接检眼镜同时观察双眼眼底红光反射。

【观察结果】比较双眼眼底红光反射的差异,眼底红光反射较强、瞳孔略大的眼别存在有斜视的可能。

【注意事项】

1. 检查时需确定孩子在注视检眼镜的光源。

2. 双眼眼底红光反射存在差异也可发生在其他引起眼底红光反射异常的眼病中,如严重的屈光参差、严重的视网膜疾病、大范围的视网膜脱离以及屈光介质混浊。

二、眼球运动的检查

(一)单眼眼球运动(ductions test)

【适应证】用于检查单眼的最大转动功能,从而判断是否存在麻痹或限制的因素。

【检查方法】完全遮盖一眼,检查另一眼向各个方向最大转动角度。

【观察结果】

1. 内转功能,瞳孔内缘到达上、下泪小点的连线。

2. 外转功能,角膜外缘到达外眦角。

3. 上转功能,角膜下缘到达内外眦连线。

4. 下转功能,角膜上缘到达内外眦连线。

【注意事项】

1. 检查时需要完全遮盖一眼。

2. 检查结果中单眼眼球转动不足时临床意义较大,提示存在麻痹或限制性因素,转动亢进时临床意义相对不大,特别是东方人特有的内眦形状往往容易误判为内转亢进。

（二）双眼眼球运动（version test）

【适应证】用于检查双眼同向转动时的眼球运动功能,也可以检查斜肌的功能异常。

【检查方法】分别检查双眼从第一眼位转右、从第一眼位转左、从第一眼位转上、从第一眼位转下、从上转位转左上、从上转位转右上、从下转位转右下、从下转位转左下。

【观察结果】记录结果 –4～+4,0代表功能正常,+4代表功能极度亢进,–4代表功能严重不足。

【注意事项】当检查斜肌功能时,需保持外转眼注视目标,从而使内转眼更明显地显示斜肌功能,临床上可以借助手指或遮挡板放于两眼之间,使内转眼看不到点光源,检查者观察此时内转眼的斜肌功能。

三、斜视的定量检查

（一）角膜映光法（Hirschberg test）

【适应证】用于对斜视角度的粗略判断,尤其适用三棱镜交替遮盖试验不合作的斜视患儿。

【检查方法】

1. 在距孩子约 33cm 处放置一点光源,让其注视点光源。

2. 检查者在点光源后观察孩子角膜上的反光点与眼前段可透见的解剖标记的相对位置。

【观察结果】在排除 kappa 角因素后,如反光点位于瞳孔缘,提示斜视为15°;反光点位于瞳孔缘与角膜缘中间位置,提示斜视为 30°;反光点位于角膜缘,提示斜视为 45°。

【注意事项】

1. 该方法只能粗略判断斜视角度。

2. 检查结果受检查者的主观因素、Kappa 角等因素的影响。

（二）Krimsky test

【适应证】用于斜视角度测量,尤其适用三棱镜交替遮盖试验不合作的斜视患儿。

【检查方法】

1. 在距离孩子大约 33cm 处放置一点光源,让孩子注视点光源。

2. 检查者手持三棱镜放置于一眼前,棱镜放置方向与斜视方向相反,如内斜视——棱镜底向外,外斜视——棱镜底向内。

3. 调整放置棱镜的大小,直至角膜映光点位于角膜中央。

【观察结果】当所放置的棱镜将角膜映光点移位于角膜中央时,此时的棱镜度即为使用该方法测得的斜视角度。

【注意事项】

1. 对于儿童患者,检查时间要短,以避免其出现不合作的情况。

2. 对于斜视度较大的患儿,可以同时放置两块三棱镜于双眼前。

3. 棱镜可以放置于注视眼前,也可以放置在斜视眼前。当存在有眼肌麻痹或限制的因素时,棱镜应该放置在斜视眼前。

4. Kappa角、棱镜产生的像畸变、棱镜放置是否规范均能影响该检查结果。

(三)三棱镜交替遮盖检查

【适应证】用于斜视角度的精确测量,其测量结果为显性斜视及隐性斜视角度之和,尤其用于斜视手术量的设计。

【检查方法】

1. 做交替遮盖试验打破双眼融合,估计斜视度大小。

2. 在一眼前放置三棱镜,底与斜视方向相反。

3. 做交替遮盖试验,判断所放置的三棱镜为过矫或欠矫,根据检查结果重新放置更为合适的三棱镜。

【观察结果】当交替遮盖试验检查时眼球不再转动,此时眼前所放置的三棱镜度数即为斜视度数。

【注意事项】

1. 视近斜视度数检查距离为33cm,视远斜视度数检查距离为5m,在检查过程中需保持检查距离不变,尤其是在检查视近斜视度时。

2. 注视视标为最佳矫正视力上一行视标,对于低龄儿童也可使用卡通图片,注意不要使用点光源作为检查视标。

3. 在检查过程中需一直保持单眼注视,即使是在更换三棱镜时,也需保持遮盖一眼。

4. 棱镜放置的位置需与眼球平面平行,底与斜视方向相反,不正确放置棱镜会导致检查结果不准确,尤其是检查大度数斜视时。

5. 同一方向的棱镜不能直接叠加,可分散放置双眼上;而水平与垂直的棱镜直接叠加在允许范围内。

6. 检查时需佩戴屈光矫正眼镜,如为部分调节性内斜视,需佩戴远视足矫眼镜。

7. 测量大度数斜视角度时,部分患儿会表现出明显的生理性扫视运动,此时即使放置的棱镜度已中和斜视角度,当做交替遮盖试验,去遮盖眼重新注视视标时仍会表现出一个过度转动,然后回转固视视标,出现这种情况会明显影响该检查的准确性。此时可将遮挡板稍远离遮盖眼,使双眼具有周边融合机会,同时判断扫视运动中两个相反方向的转动幅度是否相等,从而有助于判断所放置的棱镜是否合适。

（四）双眼视功能检查

详见前文。

（王建勋 项道满）

第四节 屈光不正的检查

一、客观屈光检查法

【适应证】

1. 婴幼儿或检查不合作的儿童。

2. 视力低于正常的儿童。

3. 有视疲劳或斜视的儿童。

【常用方法】

（一）直接检影镜检查法

使用直接检影镜进行检查，可粗略估计屈光状态。

（二）检影法又称视网膜检影法

利用检影验光可以测定眼的屈光性质及屈光不正的程度。

1. 使用睫状肌麻痹剂抑制眼调节，同时散大瞳孔。10 岁以下儿童用 1% 阿托品眼膏散瞳，10 岁以上者可用托吡卡胺散瞳。

2. 在暗室内进行，检查者与被检查者相距 1m 对面而坐，检查者手持检影镜将光线透射到被检眼散大的瞳孔区内，轻轻转动镜面，观察由视网膜反射到瞳孔区的光影运动情况。

3. 如光影为顺动，即摇动检影镜时，检影镜发出的光和眼底的红光反射的运动方向一致，表明被检眼的远点位于检查眼的后方，应加凸球镜片于镜架，逐渐增加度数使瞳孔区的光影不动，即达到中和点。

4. 中和点 即瞳孔区光影不动的状态，表明被检眼的屈光状态为 –1.00D 的近视。

5. 如光影为逆动，指摇动检影镜时，检影镜发出的光和眼底的红光反射的运动方向相反，表明被检眼为 –1.00D 以上的近视，应加凹球镜片于镜架，逐渐增加度数，至光影不动，达到中和点。

6. 散光的判断 如在检影中两主径线上的中和点不同，则表明有散光。两条主径线是相互垂直的，可分别找出两主径线上的中和点，其屈光度之差即为散光的度数，其轴向为低屈光度的径线。

7. 试镜　根据检影的结果将矫正镜片置于试镜架上,纠正检影 1m 距离的误差,询问配戴舒适有无症状。当睫状肌麻痹剂药效完全消失后作第二次复验。

(三)自动验光仪法

为目前最为常用的方法,操作简单,快捷,可迅速测定屈光度。检查时使用睫状肌麻痹剂抑制眼调节,同时散大瞳孔。注意让受检者保持头、眼位的相对不动,尽量处于松弛状态,每眼连续测量 3 次,取平均值。

【注意事项】

1. 对于幼儿,尽量做到充分麻痹睫状肌,但要注意中毒反应,一旦出现及时更换药物。

2. 检影是检查者要有良好的视力,否则会影响结果的准确性。

二、主观屈光检查法

【适应证】

1. 检查合作的儿童及视力低于正常的儿童。

2. 不宜使用睫状肌麻痹剂的儿童。

3. 有视疲劳或斜视的儿童。

4. 客观屈光检查后复光的儿童。

【常用方法】

(一)针孔法

受检者位于距离视力表前 5m,在眼前加直径为 1mm 的针孔镜片进行视力检查。如是屈光不正者,其中心视力会有提高;如系屈光介质病变或眼底病变等,则视力没有提高,此法可简单将屈光不正与屈光介质病变、眼底病变进行定性鉴别。但是,无法确定屈光不正的性质和度数。

(二)主觉插片法

无需滴用睫状肌麻痹剂,根据受检者的裸眼视力,先查看眼底,然后试镜以测试最佳视力。

患者坐在距远视力表 5m 处,将试镜架戴好,两眼分别检查,检查时用不透光的黑片遮挡另一眼。如远视力不能达到 1.0,而能看清近视力表到 1.0,则可能为近视眼。应先查看眼底并结合病史选择首用镜片度数,并从 –0.25D 开始递增,至患者能看清楚 1.0。

如远、近视力都不好,可用针孔镜片试之,如视力提高,可能为远视眼,可试"+"球镜片,逐渐增加"+"镜片至视力增加到最好。

如只用球镜片不能满意地矫正视力,嘱受检者注视散光表,若各条线清晰无区别则表明无散光,如一条径线清楚,另一条模糊,则表示有散光,散光轴向与清楚的径线垂直。再使用凹凸柱镜片,并转动柱镜的轴位,直至达到最佳视力。

（三）雾视法

戴高度凸透镜（+2.00～+3.00D）造成近视状态后,嘱受检者看远视力表,开始感觉很模糊,过数秒钟后即觉较清晰,说明调节已开始松弛。此时可加凹透镜片,以 –0.25D 递增,必要时加凹柱镜片,直到获得最佳调节视力。从原加凸镜片度数中减去所加凹镜片度数,即为患者屈光不正度数。

（四）散光的主观测定法

1. **裂隙片法**　让受检者通过裂隙片注视视力表,如转动裂隙片时,视力在某一个径向格外清晰则说明有散光存在。

2. **散光表法**　让受检者注视散光表,若各条线清晰无区别则表明无散光,如一条径线清楚,另一条模糊,则表示有散光,散光轴向与清楚径线垂直。

3. **交叉柱镜法**　检查者可以旋转交叉柱镜把柄并置于初步验光后的球镜前,鉴别有无散光,调整散光度数和轴位。可改变散光轴方向,也可以翻转正面,负面进行调试。镜柄放在 45° 位置,"+"轴在垂直位称第一位,在水平位为第二位。在已校正的球镜前放置交叉柱镜,如果第一位、第二位的视力相同,且均较不加镜片模糊,说明原校正镜片已准确。如果置交叉柱镜某方向清楚,其反转后模糊,说明有散光存在。如"+"轴在 90° 位置清楚,就在 90° 位加"+"柱镜,或在 180° 位加"–"柱镜。

散光轴位矫正法:将交叉柱镜置于已校正镜片前,使其"+"和"–"轴分别在原散光轴的左右各 45° 位置,迅速翻转交叉柱镜,以决定在哪个位置上可增加视力,然后将试用柱镜片的轴,向所用交叉柱镜上同符号之轴的方向转动。根据第一位及第二位视力好坏来移动矫正镜片的轴向,直至视力不因交叉柱镜的反转而改变时为止。

矫正原用散光度的准确性:将交叉柱镜轴位加放在已矫正镜片原来的轴位上,使"+"、"–"号轴交替重叠于原柱镜轴向。令患者注视散光表或视力表,分别根据放置第一位好还是第二位好,增加或减少原有的柱镜屈光度,使视力达到最好的水平为止。

（五）两色试验法

在进行插片验光初步试镜后,可用红绿镜片交替置于受检者眼前,比较有无差别。若红玻璃看得较清楚,应加凹透镜;若绿玻璃看得较清楚,应加凸透镜,直至两色的清晰度相等为止。

（六）综合验光仪

目前国际公认的标准验光设备,可用于屈光不正和调节、集合、隐斜视等的双眼视功能的检查。包括单眼分别验光试镜和双眼平衡,强调达到最佳双眼视功能。

【注意事项】

1. 主观屈光检查是高度个性化的检查,在儿童受检者往往结果不十分可靠,主要用于配合验证客观检查的结果。

2. 进行主观屈光检查之前,一般先进行眼底常规检查。

3. 雾视法的主要目的是减少调节的影响。主要用于远视、远视散光或混合散光的患者。

4. 应用雾视法采用递减镜片测量远视性屈光不正时,注意在未换低一度"+"球镜片以前,不要撤掉原先加载眼前的较高度数的"+"球镜片。

(李传旭)

第五节 早产儿视网膜病变的眼底检查

【适应证】

1. 早产儿或足月低体重儿。

2. 怀疑视网膜母细胞瘤、家族性渗出性视网膜病变等。

3. 早产儿视网膜病变术后。

4. 视网膜母细胞瘤治疗后。

5. 其他特殊需要的眼底检查。

【常用方法】

一、检查前准备

(一)散瞳

使用复方托吡卡胺滴眼液散瞳,每隔 5 分钟一次,共 5 次,散瞳完后 30 分钟左右观察双眼瞳孔大小为 5 ~ 6mm 时可行检查。

(二)麻醉

在眼底检查前 5 分钟使用盐酸奥布卡因滴眼液(如倍诺喜)滴眼,1 ~ 2 滴进入睑结膜囊内。

(三)体位

把患儿平放于检查床,头顶朝向检查者,旁边需有一名护理人员辅助固定患儿头部和双上肢。

二、双目间接检眼镜眼底检查法

(一)调节焦距及录像系统

先戴好双目间接检眼镜的头罩部分,调好双眼目镜的瞳距,检查光源是否在目镜内的视野中央,右手拇指和示指夹持住透镜的周边部,使透镜垂直置于患儿眼球前方 4~5cm,前后稍微调整透镜位置使透镜内眼底图像清晰为止;录像程序:当检查开始时,同时开始眼底录像系统,在检查过程中需有一名工作人员在旁协助观察眼底录像是否清晰。

(二)巩膜压迫器的使用

如果眼底周边视网膜无法窥清,可考虑使用巩膜压迫器协助。右手持透镜,左手持巩膜压迫器的中间部分,把压迫器的 T 形头一端置于患儿角膜缘外 2mm 处,顺着眼球弧度向外/内眦部轻轻下压,使眼球向鼻/颞侧转动以到观察视网膜极周边部情况。

(三)婴幼儿双目间接检眼镜眼底检查法

1. 充分固定患儿头部和躯干四肢。

2. 检查者站在患者头侧,带好双目间接检眼镜头罩,打开光源,调整好目镜位置。

3. 开睑器撑开患儿右眼眼睑,将光源投射到需检查眼部,物镜放入光线中,由远及近直至眼底图像完全充满整个物镜。

4. 检查者转动光线投射方向或用巩膜压迫器转动患儿眼球观察患儿周边部视网膜。

5. 检查完毕滴抗生素眼药水;同上法检查患儿另一眼。

(四)较大可合作儿童双目间接检眼镜眼底检查法

1. 患儿取坐位或站位。

2. 检查者坐于患者对面,带好双目间接检眼镜头罩,打开光源调整好目镜位置,嘱患儿睁开双眼。

3. 将光源投射到需检查眼部,物镜放入光线中,由远及近直至眼底图像完全充满整个物镜。

4. 嘱患儿转动眼球或检查者转动光线投射方向观察患儿周边部视网膜。

5. 检查完毕滴抗生素眼药水;同上法检查患儿另一眼。

三、RetCam 广域视网膜眼底成像系统眼底检查法

1. 受检患儿于检查前 1 小时使用复方托吡卡胺眼药水,散瞳每 5 分钟 1 次共点 5 次。最后一次滴眼药水后 20 分钟进行检查。

2. 充分固定患儿头部和躯干四肢。

3. 开机,打开光源,调试和焦距与亮度。用酒精擦拭镜头。

4. 检查者坐在患者头侧,用盐酸奥布卡因眼药水滴入患儿结膜囊内 1~2 滴,开睑器撑开患儿眼睑。

5. 表面涂氧氟沙星眼凝胶,检查者将检查镜头轻置于角膜表面,转动方

向检查各个方位眼底。

6. 检查完毕滴抗生素眼药水。

按照先右眼后左眼的顺序进行眼底筛查,方法同上。

【观察结果】观察患儿眼底后极部血管有无迂曲扩张,周边部血管是否已达锯齿缘、有无分界线、嵴及纤维血管膜,有无视网膜脱离等;是否有白色实性隆起肿物,视盘有无异常等。

【注意事项】

1. 检查前　需询问患儿目前全身情况、生命体征是否平稳、最近的喂养时间等。

2. 固定　固定患儿时用力应适当,切忌过度压迫,以免发生意外。用被单包裹时不宜包裹太紧,以免抑制呼吸。

3. 散瞳药使用的并发症　由于术前滴用复方托吡卡胺滴眼液散瞳,极少数早产儿会出现心跳暂停、呼吸抑制,严重会危及生命。因此在散瞳期间,护士嘱咐患儿家长需留意患儿的身体变化,如果出现面色苍白、哭闹声减弱、四肢冰凉等情况,及时通知护士和医生,马上给予患儿急救处理,必要时请儿童急诊科医生协助处理。

（项道满　陈　锋　陈丽鸿）

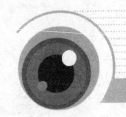

第二章 眼科治疗法

第一节 结膜囊冲洗

【适应证】

1. 急性或慢性结膜炎伴有眼分泌物。

2. 大量结膜异物。

3. 结膜或角膜化学伤。

4. 眼科手术前准备。

5. 荧光素染色后。

【方法】

1. 患儿取卧位,家长协助下固定患儿,将其头部侧向患眼侧。

2. 将受水器紧贴患儿一侧面颊部。

3. 操作者右手持洗眼器先冲洗眼睑及周围皮肤,后用左手的拇和示指轻轻翻开上下眼睑暴露结膜囊冲洗,如患儿可以配合,应嘱患儿尽量睁开眼睛并上下左右转动眼球,再翻转上下眼睑冲洗,然后用消毒纱布或棉球擦干眼睑,取下受水器。

【注意事项】

1. 一般冲洗可用生理盐水作为冲洗液,手术前准备可用 1∶7500 升汞液(对汞过敏者和视网膜脱离手术不宜用此消毒液)冲洗后,再用生理盐水冲洗。

2. 冲洗时应避免直接冲洗角膜,以免刺激角膜。

3. 有角膜穿通伤口或角膜溃疡者禁忌冲洗,以免眼内容物脱出。

4. 冲洗传染性结膜炎患眼时应避免冲洗液流入健眼,以免交叉感染。

(韦美荣)

第二节 泪 道 冲 洗

【适应证】

1. 新生儿泪囊炎。

2. 泪道或内眼手术前的准备。

3. 流泪或泪盈时,检查泪道是否狭窄或阻塞。

4. 泪道探通术后。

【方法】

1. 患儿仰卧,由患儿家属用双手垫毛巾或纸巾挟紧头部颞侧及下颌,固定患儿头部及双手。

2. 医护操作者常规清除患儿结膜囊分泌物,用泪点扩张针垂直伸入患眼的下泪小点,并转向颞侧来回转动扩大下泪小点。

3. 用5ml注射器抽取生理盐水,并套入已磨钝的4～6号头皮针管,排除空气,用钝头针尖垂直插入已经扩张过的下泪小点,有落空感时把头皮针向颞侧转90°呈水平状伸入泪小管,直达泪囊。

4. 此时操作者一手固定头皮针,另一手缓慢推注液体。

5. 泪道通畅的表现:患儿有频繁的吞咽动作或鼻孔有液体流出。

【注意事项】

1. 动作要轻巧,忌粗暴操作,如进针后碰不到骨壁,可向外向下牵拉下眼睑,拉直泪小管,以便顺利进针,切忌强行推进,以免造成泪小管损伤。可改从上泪小点进针,再行冲洗。

2. 推注液体时速度不宜太快,要注意观察冲洗液反流情况及患儿表情变化。如发现有吞咽动作或鼻孔有液体时,立即拔针,以防患儿呛咳或窒息。如患儿出现面色青紫、嘴唇发绀、突然停止哭闹、眼睑肿胀等异常现象应立即将患儿抱起直立,拍其后背,避免口中冲洗液因哭泣进入气管。

3. 若冲洗液从上泪小点溢出时,可用消毒棉球压迫上泪小点,阻止冲洗液分流,此时再逐渐加压冲洗。

（张　莉）

第三节　泪道探通

【适应证】

1. 泪道冲洗后明显泪道不通或通而不畅者。

2. 慢性泪囊炎经泪道冲洗后脓性分泌物消失。

3. 确定泪道阻塞部位。

【方法】

1. 患儿取仰卧位。助手固定患儿头部。

2. 滴表面麻醉剂于患眼泪点处。

3. 扩张泪点并冲洗泪道后选用合适泪道探针,将针头垂直插入下泪小点1mm然后转向颞侧水平位,向下向外拉直下泪小管,用柔和的力量缓慢向鼻侧推进探针,直到针头抵达泪囊窝骨壁。

4. 将针头前端顶住骨壁,再以探针头端为中心,将针柄向上回转,呈垂直位,向下插入鼻泪管。插入时顺其自然管道向下,到达下鼻道。

5. 感觉有明显破膜感后,留置泪道探针 15～20 分钟,拔出探针。

6. 进行泪道冲洗,并严密观察患儿有无吞咽动作,以及面部皮肤有无肿胀。

【注意事项】

1. 泪道探通术有一定的盲目性,应熟悉鼻泪管的解剖位置,如操作过程中阻力较大或有血性液体反流,不可强行下探。

2. 如泪小管进针不能抵达骨壁时,不能强行 90° 旋转探针,防止泪小点撕裂、泪小管损伤或形成假道。上泪小管较直,进针较容易。

3. 泪道探通后最好留针 1 小时扩张泪道。

4. 急性泪囊炎或眼部有其他急性炎症或鼻部畸形者禁忌泪道探通术。

5. 有上呼吸道感染时暂缓手术。

(张 莉)

第四节 电解拔除倒睫

【适应证】

1. 不伴有睑内翻的少量倒睫。

2. 已行睑内翻矫正术,睑内翻基本矫正但仍有少量倒睫时。

【方法】

1. 消毒睑缘皮肤。

2. 表面麻醉。

3. 在倒睫附近皮下浸润麻醉。

4. 检查电解器,阳极板裹湿纱布紧贴患眼同侧颞部;阴极针沿睫毛方向刺入毛囊深约 2mm。

5. 接通电源 10～20 秒,待针周围出现小气泡时,关闭电源,拔针。

6. 用睫毛镊轻拔出睫毛。

7. 术毕眼局部涂抗生素眼药水和眼药膏,不必包扎,不需要换药。

【注意事项】

1. 电解器通电后,如睫毛根部刺入处无白色泡沫溢出,应检查电路是否接通。

2. 电解后如睫毛不脱落,表明睫毛毛囊未被破坏,应调整位置和深度重复电解,直至轻拔睫毛即能脱落为止。

3. 电解针的方向应紧贴倒睫的根部向毛囊方向刺入,不要与睫毛成一角度,否则不能破坏毛囊,反而会伤及附近的毛囊,引起新的倒睫。

（张　莉）

第五节　睑腺炎刮除术

【适应证】

1. 睑腺炎已出现黄白色脓点未破溃时。

2. 睑腺炎已有溃破口但脓液流出不完全时。

【方法】

1. 仰卧位,家长固定患儿四肢。

2. 消毒术野皮肤。

3. 戴无菌手套,铺无菌孔巾。

4. 外睑腺炎不用麻醉,内睑腺炎滴表面麻醉药(如贝诺喜)。

5. 结膜囊内滴表面麻醉剂(如贝诺喜),抗生素眼药水冲洗结膜囊。

6. 切开外睑腺炎　手指固定病灶两侧睑皮肤,12 号尖刀平行于睑缘方向垂直于脓点,迅速切开脓点处皮肤,排出脓液或用镊子夹取脓头排出脓液。内睑腺炎:翻转眼睑,手指固定好已翻转的睑缘,刀尖对准脓点,垂直睑缘方向切开睑结膜,排出脓液,冲洗结膜囊。

7. 结膜囊及切口涂红霉素眼膏,无菌纱布盖眼,第二天换药。

【注意事项】

1. 未成熟的未形成脓点的睑腺炎禁止切开。

2. 已破溃出脓的睑腺炎切忌挤压,以免感染扩散,引起眶内或颅内感染,危及生命。

3. 皮肤面切口要平行于睑缘,结膜面切口要垂直于睑缘。

4. 内睑腺炎结膜面切口不能到达睑缘,以免愈合后留有切迹。

5. 对反复发病的小儿,应加强营养,注意眼局部卫生。

（韦姜荣）

第六节　睑板腺囊肿刮除术

【适应证】

1. 较大的睑板腺囊肿,经保守治疗迁延不愈。当病变区结膜面已经呈现紫红色外观的成熟期睑板腺囊肿时,可以手术。大的睑板腺囊肿,应争取在皮肤溃破前手术,以避免睑皮肤留下不规则瘢痕,影响容貌。

2. 已穿破皮肤的睑板腺囊肿,囊肿内容物排出后,在皮肤形成暗红色结节经久不愈者。

3. 已穿破结膜的睑板腺囊肿,囊肿内容物排出后,在睑结膜表面有红色肉芽组织生长者。

4. 睑板腺囊肿如合并感染,手术应选择适当时机。

【方法】

1. 可选择全身麻醉或局部麻醉。多发性睑板腺囊肿,如家长同意,可住院全麻下手术。如采用局部麻醉,可结膜囊内滴表面麻醉剂(如贝诺喜),需采用适当方式固定患儿四肢,家长固定头部。

2. 仰卧位。

3. 抗生素眼药水冲洗结膜囊。

4. 消毒术野皮肤。

5. 戴无菌手套,铺无菌孔巾。

6. 局部麻醉患者需使用 2% 利多卡因注射液,在病变区穹隆部结膜及相应睑皮肤局部浸润麻醉。

7. 按硬结大小选择合适的睑板腺囊肿夹。睑结膜面切口:将夹的环面放在睑结膜面;皮肤面切口:将夹的环面放在睑皮肤面,肿块位于环的中央。

8. 切开　睑结膜面切口:12 号尖刀垂直于睑缘方向切开睑结膜及囊肿壁,即见囊肿内容物流出,用刮匙将囊腔内容物刮除干净,用弯剪将囊壁与结膜分离,剪除囊壁。皮肤面切口:12 号尖刀平行于睑缘方向切开皮肤及囊肿壁,即见胶样内容物流出,用刮匙将囊腔内容物刮除干净,用弯剪将囊壁与皮肤分离,剪除囊壁,修整皮肤破口边缘,使切口变整齐及平坦,用 6/0 可吸收线缝合皮肤切口 1~2 针。

9. 除去睑板腺囊肿夹。边压迫切口边去除睑板腺囊肿夹,止血后放松手指观察,如无出血,结膜囊及切口涂红霉素眼膏,无菌纱布盖眼,第二天换药。

【注意事项】

1. 注射麻醉药时用小针头,麻药不要注入囊腔内。

2. 皮肤面切口要平行于睑缘,结膜面切口要垂直于睑缘。

3. 结膜面(皮肤面)切口分离底部囊壁时不要用力提起,以免剪穿皮肤(或睑结膜)。

4. 囊壁尽量剪除干净,如不能剪除干净,可用碘酊于囊腔内烧灼,可有效避免复发。

5. 术后手指触摸局部,检查有无硬结残留。

(韦美荣)

第七节　眼睑血管瘤平阳霉素注射治疗

【适应证】

1. 眼睑毛细血管瘤、海绵状血管瘤、草莓样血管瘤及混合型血管瘤。

2. 患者家属同意并签署平阳霉素注射血管瘤知情同意书。

3. 血常规、凝血四项、肝肾功能检查结果正常。

【方法】

1. 给患儿做普鲁卡因的皮试。

2. 20 分钟后看结果。如果结果阴性可以用普鲁卡因进行平阳霉素粉剂的稀释,如果普鲁卡因皮试阳性则需改成利多卡因,需要注意监测心率。

3. 配药。用 2ml 的普鲁卡因(利多卡因)注入 8mg 的平阳霉素粉剂中,摇匀后用 5ml 的注射器抽吸出来,备用。

4. 患儿取卧位,家长协助下固定患儿,将其面部转至血管瘤体暴露最佳的体位。

5. 用碘伏进行眼睑皮肤消毒。

6. 用稀释的平阳霉素注入瘤体内,药物注入尽量做到在瘤体内分布均匀,注射时匀速,若瘤体较大,可分点注射,使药物能到达瘤体的每个部位。注射至瘤体泛白即可。且总量控制在每次 8mg 左右。

【注意事项】要注意控制注入血管瘤内的药物总量与分布,瘤体较大时需分次、分点注射。尽量减少注射部位皮肤组织坏死、溃烂等并发症。

(周红梅)

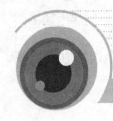

第三章 儿童眼科常用手术方法

第一节 先天性睑内翻矫正术

一、褥式缝线术

【适应证】患儿 3 岁以上,睫毛倒向眼球,刺激角膜。

【方法】

1. 用穿有 1 号丝线的三角针,从下睑穹隆部结膜进针,皮肤睫毛根部出针,于下睑中央,中外 1/3 及中内 1/3 交界处共进针 3 次、形成 2 对褥式缝线。

2. 用尖刀片划开下睑灰线。

3. 线圈下垫以棉片结扎。

4. 术毕下睑呈外翻状,涂抗生素眼膏,纱布包盖术眼。每日换药一次,术后 5 天拆线。

二、星月形皮肤切除术

【适应证】患儿 3 岁以上,睫毛倒向眼球,刺激角膜,睑内翻倒睫伴下睑赘皮、倒向内眦赘皮。

【方法】

1. 用龙胆子画出拟切除下睑皮肤的"星月形",估计切除量以刚好矫正睑内翻为度,平行于下睑缘的皮肤切口约距睑缘 1.5~2mm。长度应超过睑内翻倒睫部位。

2. 眼睑皮肤切除后,露出睑板前眼轮匝肌,若轮匝肌肥厚,可做条状切除。

3. 用 7-0 尼龙线间断缝合皮肤切口,缝合时带上睑板,以睑内翻矫正并稍外翻为度。

4. 涂抗生素眼膏,纱布加压包扎 1 天,每日换药 1 次,术后 5 天拆除缝线。

【注意事项】

1. 切口超过下泪点鼻侧者,注意勿损伤泪小管。

2. 如矫正过度,多由于切除皮肤过多造成,可将缝线提早拆除。

(李世莲)

第二节　上睑下垂矫正术

矫正上睑下垂手术方式很多,大体上分为三类:①利用提上睑肌力量的手术;②利用额肌力量的手术;③利用上直肌提吊的手术(已不采用)。

一、提上睑肌折叠 + 节制韧带悬吊术(经皮肤入路法)

【适应证】轻度先天性或后天性上睑下垂;各种腱膜性上睑下垂。

【方法】

1. 用甲紫标记重睑线,若单侧上睑下垂者,与健侧对比画线,比健侧低0.5～1mm。

2. 在上穹隆结膜下和上睑皮下浸润麻醉。

3. 按标记切开皮肤,轮匝肌,切除2～3mm宽的一条睑板前轮匝肌,于上睑缘中央做牵引缝线。

4. 暴露并剪开眶隔并向上分离暴露出横韧带(节制韧带)。

5. 以4-0丝线穿过节制韧带及提上睑肌腱膜(勿穿透结膜),缝于睑板上缘,做三针褥式缝线,先打活结观察上睑高度及弧度,调整至满意后结扎缝线。

6. 用7-0尼龙线按重睑成形术缝合皮肤切口,做下睑牵引缝线。

7. 涂抗生素眼膏,加压包扎2天改为纱布包盖术眼,7天拆线。

二、提上睑肌缩短 + 前徙术(经皮肤入路法)

【适应证】中度上睑下垂,提上睑肌肌力在中等以上的先天性及后天性上睑下垂。

【方法】

1. 用甲紫标记重睑线,若单侧上睑下垂者,与健侧对比画线,比健侧低0.5～1mm。

2. 在上穹隆结膜下和上睑皮下浸润麻醉。

3. 按标记切开皮肤、轮匝肌、切除切口下2～3mm宽的一条睑板前轮匝肌,在切口前唇皮下做一牵引线。

4. 剪开眶隔膜,将眶脂肪上推或部分切除,分别在提上睑肌前后面向上分离,并剪断内外侧角,必要时剪断横韧带。

5. 量出提上睑肌需缩短量,用3-0丝线分别作3对褥式缝线,缝线层间穿过睑板中上1/3交界处,收紧缝线打活结,观察上睑高度及弧度。必要时调整缝线的松紧或重新缝合,直至高度及弧度调整至满意为止,分别结扎3对缝线。

6. 剪除缩短部分的肌肉。

7. 用 7-0 尼龙线按重睑成形术方式缝合皮肤切口。

8. 涂抗生素眼膏,加压包扎 2 天改为纱布包盖术眼,7 天拆线。

【注意事项】

1. 剪断内侧角时勿过于近鼻侧眶缘或眼球,否则有伤及滑车和上斜肌的可能,剪断外侧角时不能过于靠近颞侧眶缘,否则有伤及泪腺的可能。

2. 理论上提上睑肌缩短 5mm,可矫正 1mm 上睑下垂,前徙 1mm,可矫正 1mm 上睑下垂,但是各人提上睑肌发育程度不同,术中必须根据提上睑肌功能和睑下垂量进行适当调整。

3. 术中若发现上睑皮肤过多,可适当去除。

4. 术中若发现结膜脱垂,可在穹隆部安置 2～3 对褥式缝线,缝线在皮肤面结扎。

三、额肌瓣悬吊术

【适应证】重度上睑下垂提上肌无力者、外伤性上睑下垂、下颌瞬目综合征、额肌有肌力者。

【方法】

1. 用甲紫画出重睑线,重睑线高度一般设计为 4～5mm。若单侧上睑下垂者,与健侧对比画线,比健侧低 0.5～1mm。

2. 用甲紫标记欲分离下移的额肌筋膜瓣的范围(眉的中 1/3 自眶上缘至眉上 10mm),肌瓣鼻侧切口标记在眶上切迹颞侧,肌瓣颞侧切口标记不应高于眉上 10mm。

3. 按标记线切开皮肤及眼轮匝肌,切除切口下唇 2～3mm 宽的睑板前轮匝肌。

4. 在眶隔前、轮匝肌下用组织剪向上潜行分离至眶缘,继之穿过肌层至皮下,紧贴皮下向上分离至眉弓上 10mm,然后进行额肌与骨膜分离。

5. 将额肌筋膜向下牵拉,在肌瓣中央及其两侧用 3-0 丝线各做一对褥式缝线,固定于睑板中上 1/3 交界处,层间穿过睑板。

6. 用 7-0 尼龙线按重睑形成术缝合上睑切口,留置下睑牵引缝线,关闭睑裂。加压包扎 2 天,每日换药 1 次,术后 7 天拆线。

【注意事项】

1. 眉弓部皮下分离时勿过浅,以免损伤眉毛毛囊。

2. 额肌瓣的鼻侧切口一定在眶上切迹外 2mm,避免损伤眶上神经和血管。

四、异体筋膜悬吊术

【适应证】重度上睑下垂提上睑肌无力者,外伤、神经源性上睑下垂,下颌—瞬目综合征。

【方法】

1. 准备两条宽约 3mm、长约 10mm 的阔筋膜条。

2. 在上睑皮肤皱褶内中 1/3、外中 1/3 处各做一平行于睑缘的切口,切口长 5mm,皮下分离,深达睑板。

3. 于眉弓上缘内中 1/3、中央部、内外 1/3 处各做一小切口,切口长 5mm,深达额肌。

4. 用筋膜引针先后将两条筋膜条分别从两个上睑切口引入,经皮下分别从眉部切口引出,形成两个 V 形或一个 W 形连接睑板与额肌的筋膜瓣。

5. 用 4-0 丝线将两 V 形尖端分别缝于上睑切口处的睑板上,注意缝针勿穿透睑板。

6. 用 5-0 丝线缝合上睑皱襞切口。

7. 牵引眉部筋膜条,调整上睑高度及睑缘弧度于适当的位置,将筋膜条缝合固定于该处额肌及骨膜上。

8. 剪除多余筋膜,5-0 丝线缝合眉部切口。

9. 在下睑中央处做牵引缝线,用胶布将其牵引固定在额部上,关闭睑裂。

10. 加压包扎 2 天,术后 7 天拆线。

五、硅胶悬吊术

【适应证】

1. 提上睑肌功能在 4mm 以下的上睑下垂。

2. 先天性上睑下垂,为防止弱视,需要 2 岁前手术,可将此作为先期手术,待以后再做提上睑肌手术。

【方法】

1. 用甲紫在眉上 8mm 处及上睑重睑处做切口标记线。

2. 在眉上方及上睑皮下浸润麻醉。

3. 眉上切口 于眉弓上 8mm 中内 1/3,中外 1/3 处做 2 个皮肤切口,长约 10mm,深达额肌。

4. 上睑切口 重睑线一般高度为 4～5mm,切除切口下唇 2～3mm 宽的睑板前轮匝肌。

5. 用硅胶条(视网膜手术用)剪成 1.5mm 宽,从眼轮匝肌下、睑板上缘进针,眉上切口出针,形成两队 U 形,其睑板端用 4-0 丝线固定于睑板中上 1/3 交界处,眉端固定于额肌上。

6. 用 7-0 尼龙线间断缝合眼睑及眉弓处皮肤切口。做下睑牵引缝线。

7. 加压包扎 2 天,9 天拆除眉弓及眼睑切口缝线。

【注意事项】

1. 上睑皮肤过多者,可切除多余的上睑皮肤。

2. 眶脂肪过多者,可打开眶隔适当去除眶脂。

（李世莲）

第三节 先天性睑裂狭窄综合征矫正术

手术治疗。先行内眦赘皮矫正术,半年后行上睑下垂矫正术。

一、Mustarde 法

【适应证】内眦赘皮、内眦间距增宽及小睑裂综合征。

【注意事项】正常人内眦位于瞳孔中央与鼻梁中线连线的中点,可作为新内眦点的参考。

1. 用亚甲蓝画线,先定患者的实际的眦点 B,A 为新内眦点,作 AB 连线,取其中点 C。

2. 做 CD、CE 与 AB 成 60° 角,长度比 AB 短 2mm。

3. 做 EF、DG 与 CE、CD 等长,CEF 角与 CDG 角各为 45°(图 3-3-1)。

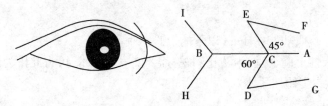

图 3-3-1 Mustarde 法

做 EF、DG 与 CE、CD 等长,CEF 角与 CDG 角各为 45°

4. 从实际内眦点距上、下睑缘 3mm 各做一条 BH 及 BI 与睑缘平行,其长度也等于 CD 及 CE。

5. 在局麻下按画线——切开皮肤及皮下组织。在两对矩形皮瓣下进行剥离(图 3-3-2)。

6. 暴露内眦韧带并折叠缩短将 B 点缝至 A 处(用 5-0 尼龙线)。

7. 将两对皮瓣互换位置,用 5-0 丝线间断缝合(图 3-3-3)。

此法合并内眦韧带缩短术,可使内眦间距减少达 8mm 左右。青春期后,内眦赘皮,内眦间距增宽等都由鼻梁凹陷所致,如能将鼻梁先垫高,然后根据内眦赘皮有无再选手术方法,则更为适宜。

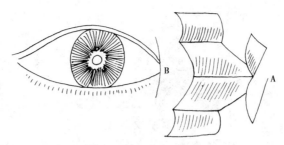

图 3-3-2 Mustarde 法
在局麻下按画线——切开皮肤及皮下组织。在两对矩形皮瓣下进行剥离

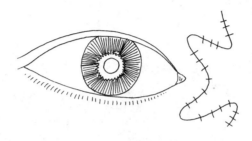

图 3-3-3 Mustarde 法
将两对皮瓣互换位置,用 5-0 丝线间断缝合

【注意事项】
皮瓣分离时必须充分游离,对合整齐,缝合时注意针距以减少瘢痕的形成。

二、Z 成形术(stallard 术)("Z" plasty)

【适应证】适于轻度正向型内眦赘皮的矫正,可与双重睑术同时进行。
【方法】

1. 以亚甲蓝沿内眦赘皮全长画一条轴线,在此轴线的下端作一条与下睑垂直的短线,在内眦上约 4mm 处画一斜向内上方的线(图 3-3-4)。

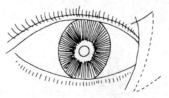

图 3-3-4 Z 成形术
与下睑垂直的短线,在内眦上约 4mm 处画一斜向内上方的线

2. 局部皮下浸润麻醉,沿标记线切开皮肤与皮下组织,游离两个皮瓣
(图 3-3-5)。

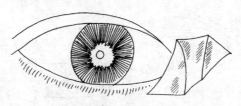

图 3-3-5　Z 成形术

局部皮下浸润麻醉,沿标记线切开皮肤与皮下组织,游离两个皮瓣

3. 两个三角形皮瓣交换位置,用 3-5/0 丝线进行间断缝合(图 3-3-6)。术后轻度加压包扎,5 天拆线。

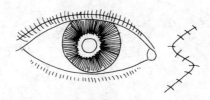

图 3-3-6　Z 成形术

两个三角形皮瓣交换位置,用 3-5/0 丝线进行间断缝合

【注意事项】同上。

三、Y-V 成形术

【适应证】

1. 较严重的内眦赘皮。

2. 内眦间距离增宽的内眦赘皮。

【方法】

1. 用亚甲蓝在内眦部做 Y 字画线,Y 的两臂与上下睑缘平行,Y 的长轴在内眦平面,其长度根据赘皮程度(图 3-3-7)。

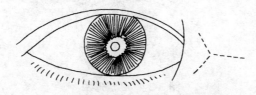

图 3-3-7　Y-V 成形术

用亚甲蓝在内眦部做 Y 字画线,Y 两臂与上下睑缘平行,
Y 的长轴在内眦平面,其长度根据赘皮程度

2. 局麻下沿画线切开皮肤及皮下组织,并进行皮下分离。

3. 如有内眦间距增宽(telecanthus),则暴露内眦韧带,用 3-0 尼龙线做一褥式缝合,使内眦韧带折叠。

4. 将 Y 形切口缝成 V 形。缝皮肤前先在皮下缝 1 针,以减少皮肤的张力(图 3-3-8)。

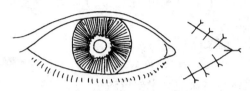

图 3-3-8　Y-V 成形术

将 Y 形切口缝成 V 形。缝皮肤前先在皮下缝 1 针,以减少皮肤的张力

【注意事项】同上。

四、内眦韧带缩短术(shortening of medial ligament)

【适应证】严重眦距过远,如睑裂狭小综合征,内眦部较大肿瘤手术后或内眦部外伤而眶内侧壁未被破坏时。

【方法】

1. 伴有内眦赘皮者,按 Y-V 成形术标记切口。

2. 局部皮下浸润麻醉。

3. 按标记线切开皮肤,分离皮肤与皮下组织,暴露内眦韧带。

4. 从下泪点插入一个探针至泪囊。

5. 游离内眦韧带,注意保护泪囊。

6. 将内眦韧带从中间部分剪断。

7. 用非吸收缝线将内眦韧带的外侧部分缝合到内侧残端上,并在鼻侧骨膜上固定缝合 1 针。

8. 用 3-5/0 丝线间断缝合皮肤创口。

9. 术后轻度加压包扎,7 天左右拆线。

【注意事项】手术分离时小心谨慎,不要损伤泪囊。

(毛娅妮)

第四节　内眦赘皮矫正术

一般儿童较少做单纯的内眦赘皮矫正术。本手术常见于小睑裂综合征的一期手术。

【常见方法】

1. 内眦部皮肤切除法　适用于范围不大的内眦型赘皮患者。此种手术方法效果不太理想,目前已很少用。

2. Y-V 缝合法　适用于轻型内眦赘皮患者。其方法为在内眦部做横 Y 形切口,大小按需要定,上下的宽度一般应大于睑裂。将赘皮向鼻侧牵引缝合,缝合后创面呈横 V 形。

3. Mastarde 法　前文已述。

【注意事项】

1. 术后 6 天之内尽量避免手术部位沾水。

2. 保证手术部位清洁,防止感染。如果伤口上有血痂或分泌物,可用无菌盐水或碘伏擦拭。

3. 手术后可对局部伤口加压包扎或用冰袋冷敷,但压力不宜大,以免损伤眼睛。术后一旦发生出血不止和严重血肿,应及时到医院复诊。

4. 术后应有安静舒适的环境休养。术后 2 周内不要剧烈运动、看电视、写字,以免眼睛过度疲劳或头部位置过低而加重伤口肿胀。

5. 手术当日伤口会有些疼痛,但随着时间的推移会逐渐减轻。患者不要急于吃去痛片,因为阿司匹林类药物会加重伤口出血。

6. 避免进食刺激性食物如辣椒等。

7. 严格遵守医生嘱咐服药及复诊。

(周红梅)

第五节　先天性泪囊瘘切除术

【适应证】先天性泪囊瘘且瘘管活动性者。

【手术方法】

1. 先用探针伸入瘘管了解瘘管的长度、走行等情况。

2. 用一泪道探针亚甲蓝染色后插入泪道瘘口,作为标记。

3. 围绕探针环形切开瘘管周围皮肤与组织。

4. 暴露瘘管组织。

5. 切除瘘管组织,结扎瘘管残端口。

6. 封闭切口,缝合皮肤。

【术后处理】患眼点抗生素眼水及眼膏1周。

【注意事项】

1. 切除瘘管需要达到一定长度。

2. 瘘管口残端需封闭严密,防止复发。

(周红梅)

第六节　急性泪囊脓肿穿刺抽脓术

【适应证】急性泪囊炎保守治疗无效,甚至并发眼眶蜂窝织炎的患儿。

【禁忌证】

1. 急性泪囊炎炎症扩散期。

2. 合并其他全身手术禁忌证者。

【术前准备】

1. CT 或者 MRI 泪囊检查。

2. 手术前全身使用抗生素。

3. 术前术后常规术眼点抗生素眼水3天。

【麻醉】可采用局部麻醉。

【方法】

1. 常规消毒,备5ml注射器一个。

2. 于泪囊区肿胀明显处垂直进针。

3. 突破皮肤进入脓腔后,进行抽吸。

4. 抽出脓血后泪囊区加压包扎。

5. 抽出脓液可行培养并做药敏试验。

6. 手术后第2天,若发现有继发性脓腔形成,可以再次行抽吸术。

【术后处理】

1. 患眼点抗生素眼水及眼膏1周。

2. 术后1周门诊复查。

【注意事项】

1. 术前需要与患儿家属充分沟通,交代术后复发可能。

2. 手术中操作轻柔,勿损伤泪囊周围组织。

(项道满)

第七节 泪 道 手 术

一、Crawford 泪道置管术

【适应证】生后即出现流泪等症状,或存在泪道探通手术失败史的先天性鼻泪管阻塞患儿(年龄大于 18 个月)。

【禁忌证】

1. 同时合并上、下泪小点缺如者。

2. 存在骨性鼻泪管发育异常者。

3. 合并颜面发育畸形者。

4. 合并鼻骨骨折及颜面部严重外伤者。

5. 特殊鼻腔疾病及鼻腔发育异常者。

【术前准备】

1. 检查是否存在泪小点缺如。

2. 泪道冲洗检查。

3. 必要时 CT 泪囊造影检查。

4. 术前常规术眼点抗生素眼水 3 天。

【麻醉】儿童患者宜采用全身麻醉。

【方法】

1. 下鼻道内填充麻黄碱和盐酸奥布卡因混合液棉片收缩鼻黏膜。

2. 泪点扩张器充分扩张上、下泪小点。

3. 分别自上、下泪道将一体式橄榄球形 Crawford 引导探针经上、下泪小点,上、下泪小管,泪总管,泪囊,鼻泪管送入下鼻道。

4. 鼻内镜下确定探针位置,Crawford 钩从下鼻道钩取引导探针。

5. 橄榄球,并将引导探针引出鼻腔。再将与其相连的一体式空心硅管经上、下泪道分别从鼻腔引出。

6. 用 5-0 黑丝线结扎 U 形硅胶管的两个下端,用 5-0 聚丙烯线将硅胶管缝合固定在鼻翼外侧。

【术后处理】

1. 患眼点抗生素眼水及眼膏 1 周。

2. 生理性海水鼻腔喷雾器喷鼻,每日 3 次。

3. 根据术中阻塞情况,确定最终拔管时间,一般是 2 个月拔管。

【注意事项】

1. 术前需要与患儿家属充分沟通,交代术后患儿流泪复发可能。

2. 手术中操作轻柔,勿造成医源性泪小点撕裂或泪道假道形成。

3. 硅胶管结扎及鼻翼固定缝线要结实,避免术后硅胶管脱出导致手术失败。

二、Ritleng 泪道插管术

【适应证】生后患儿即出现流泪等症状,通过临床检查明确诊断为先天性鼻泪管阻塞(年龄大于 5 个月)。泪道探通手术失败或急需施行内眼手术的先天性鼻泪管阻塞患儿。

【禁忌证】

1. 同时合并上、下泪小点缺如者。

2. 存在骨性鼻泪管发育异常者。

3. 合并颜面发育畸形者。

4. 合并鼻骨骨折及颜面部严重外伤者。

5. 特殊鼻腔疾病及鼻腔发育异常者。

【术前准备】

1. 检查是否存在泪小点缺如。

2. 泪道冲洗检查。

3. 必要时 CT 泪囊造影检查。

4. 术前常规术眼点抗生素眼水 3 天。

【麻醉】儿童患者宜采用全身麻醉。

【操作方法】

1. 下鼻道内填充麻黄碱和盐酸奥布卡因混合液棉片收缩鼻黏膜。

2. 泪点扩张器充分扩张上、下泪小点。

3. 自上泪小点将特制漏斗状中空的探针插入泪小管,当探针进入鼻泪管有突破感后,再将聚丙烯软引导系统插入中空的泪道探针内。

4. 当软引导系统的导丝进入探针约 30mm 时,用 Ritleng 特制泪道钩从下鼻道将导丝钩出。将空心探针从泪道轻轻拔出,并将导丝细段经过特制的泪道探针凹槽轨道退出。因引导系统与硅胶管连接,故硅胶管可以轻松滑入泪道内,自鼻腔引出。

5. 采用同种方法,将硅胶管经过下泪小点、泪小管、泪囊、鼻泪管自鼻腔引出。

6. 用 3-0 黑丝线结扎 U 形硅胶管的两个下端,用 4-0 聚丙烯线将硅胶管缝合固定在鼻翼外侧图(图 3-7-1)。

【术后处理】

1. 患眼点抗生素眼水及眼膏 1 周。

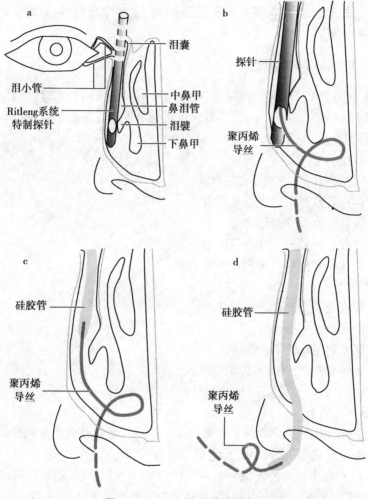

图 3-7-1　Ritleng 泪道插管术

2. 生理性海水鼻腔喷雾器喷鼻,每日 3 次。

3. 根据术中阻塞情况,确定最终拔管时间,一般是 2 ~ 4 个月拔管。

【注意事项】

1. 术前需要与患儿家属充分沟通,交代术后患儿流泪复发可能。

2. 手术中操作轻柔,勿造成医源性泪小点撕裂或泪道假道形成。

3. 硅胶管结扎及鼻翼固定缝线要结实,避免术后硅胶管脱出导致手术失败。

三、球囊管扩张术

【适应证】

生后即出现流泪等症状,或存在反复泪道探通手术失败史的先天性鼻泪管阻塞患儿(年龄大于 6 个月)。

【禁忌证】

1. 同时合并上、下泪小点缺如者。

2. 存在骨性鼻泪管发育异常者。

【术前准备】

1. 检查是否存在泪小点缺如。

2. 泪道冲洗检查。

3. 必要时 CT 泪囊造影检查。

4. 术前常规术眼点抗生素眼水 3 天。

【麻醉】儿童患者宜采用全身麻醉。

【操作方法及步骤】

1. 下鼻道内填充麻黄碱和盐酸奥布卡因混合液棉片收缩鼻黏膜。

2. 泪点扩张器充分扩张上(或下)泪小点。

3. 球囊管探针经上(或下)泪小点、泪小管顺行插入。触及骨壁后垂直探通直至鼻泪管狭窄部,探针的头端带有未行扩张的球囊。

4. 球囊管探针经由泪囊、鼻泪管到达鼻泪管狭窄部,连接球囊管与压力泵,压力泵内注水或注气。

5. 此时球囊管开始扩张鼻泪管远端,持续 60 秒,减压后再加压持续扩张 60 秒,然后调整压力泵,收缩球囊管。

6. 将导管撤回 5mm 使球囊从鼻泪管远端移至鼻泪管与泪囊交界处,再按照上述膨胀收缩步骤重复进行一次扩张,术后减压将导管撤出。

【术后处理】

1. 患眼点抗生素眼水及眼膏 1 周。

2. 生理性海水鼻腔喷雾器喷鼻,每日 3 次。

【注意事项】

1. 术前需要与患儿家属充分沟通,交代术后患儿流泪复发可能。

2. 手术中操作轻柔,勿造成医源性泪小点撕裂或泪道假道形成。

四、经鼻鼻腔泪囊吻合术

【适应证】经过泪道探通、泪道插管、泪道激光等手术治疗无效的复杂先天性鼻泪管阻塞患儿。先天性骨性鼻泪管发育异常或外伤性泪道阻塞患儿。

所有患儿年龄大于 4 岁。

【禁忌证】

1. 合并全身疾病无法耐受全麻手术者。

2. 合并颜面发育畸形者。

3. 合并鼻骨骨折及颜面部严重外伤者。

4. 特殊鼻腔疾病及鼻腔发育异常者。

5. 骨性泪囊窝发育异常者。

6. 合并下泪小点及下泪小管发育异常或阻塞者。

【术前准备】

1. 检查是否存在下泪小点及泪小管异常。

2. 泪道冲洗检查。

3. CT 泪囊造影检查。

4. 耳鼻喉科会诊。

5. 术前常规术眼点抗生素眼水 3 天。

【麻醉】儿童患者宜采用全身麻醉。

【操作方法及步骤】

1. 中鼻道内填充麻黄碱和盐酸奥布卡因混合液棉片收缩鼻黏膜。

2. 以钩突为后界,用镰状刀自中鼻甲腋前上起,做一蒂位于中鼻甲腋上方、约为 2.0cm×1.5cm、深达骨膜下的黏骨膜瓣。向上分离该黏骨膜瓣至蒂部,并将其向上翻转至嗅裂固定。

3. 用咬骨钳自泪颌缝处向前咬除上颌骨额突,分离泪骨前部并将其钳除,形成直径约为 1cm×1.5cm 的骨窗,若上颌骨额突上部骨质较厚,可用电钻磨除。骨窗制作完毕后,即可暴露泪囊内壁,呈淡蓝色。

4. 为了定位准确,经泪小点、泪小管导入探针进入泪囊,经内镜观察可验证是否已将泪囊准确暴露。

5. 镰状刀沿泪囊壁前缘纵行切开,并在切口上下各做一横切口,形成一基底在后缘的泪囊壁黏膜瓣,将此黏膜瓣翻转向后,与钩突前缘黏膜相贴,此时泪囊腔完全敞开。

6. 将鼻腔外侧壁黏膜瓣复位,用儿童 Blaskesley 黏膜咬钳修剪黏膜瓣,使其遮盖骨窗边缘。清除骨窗周围的骨屑和黏膜组织,冲洗泪囊验证其通畅性,将吸血纱布填充于泪囊内。

【术后处理】

1. 术后全身应用抗生素、激素、止血药 3 天。患眼点抗生素眼水及眼膏 1~2 周。

2. 术后第 4 天用生理性海水鼻腔喷雾器喷鼻,每日 3 次,1~2 周。

3. 术后 1 周门诊复查行泪道冲洗检查。

【注意事项】

1. 术前需要与患儿家属充分沟通,交代术后患儿仍可能存在流泪。

2. 手术中操作轻柔,勿造成泪小点撕裂、泪道假道形成、鼻中隔及鼻甲等医源性损伤。

3. 术中仔细辨认局部组织结构,勿造成咬切非泪囊窝骨质,造成继发性鼻骨骨折、眶内壁骨折、脑脊液漏等情况出现。

4. 骨窗要做到足够大小,否则术后局部瘢痕化,会造成吻合口再次阻塞。

五、先天性泪囊突出破囊术

【适应证】保守治疗无效或继发急性泪囊炎甚至眼眶蜂窝织炎的先天性泪囊突出患儿。

【禁忌证】

1. 合并全身疾病无法耐受全麻手术者。

2. 特殊鼻腔疾病及鼻腔发育异常者。

【术前准备】

1. CT 泪囊造影检查。

2. 耳鼻喉科会诊。

3. 术前常规术眼点抗生素眼水 3 天。

【麻醉】儿童患者宜采用全身麻醉。

【操作方法及步骤】

1. 下鼻道内填充麻黄碱和盐酸奥布卡因混合液棉片收缩鼻黏膜。

2. 鼻窦内镜下定位下鼻道囊性肿物。

3. 鼻黏膜钳充分咬切破坏肿物囊壁。

4. 残存肿物囊壁应用切吸钻彻底去除。

5. 泪道冲洗证明泪道通畅性。

【术后处理】

1. 患眼点抗生素眼水及眼膏 1 周。

2. 术后用生理性海水鼻腔喷雾器喷鼻,每日 3 次,1～2 周。

3. 术后 1 周门诊复查。

【注意事项】

1. 术前需要与患儿家属充分沟通,交代术后患儿肿物复发可能。

2. 手术中操作轻柔,勿造成鼻中隔及下鼻甲等医源性损伤。

（于 刚）

第八节　先天性青光眼手术治疗

一、前房角手术

【适应证】

主要适用于先天性婴幼儿青光眼,尤其是前房角发育异常表现为单纯性小梁发育不良者(第一组房角发育异常)。

【禁忌证】

1. 对于年龄较大的儿童及青少年,角膜直径超过 15mm,角膜已明显混浊,或第二组和第三组房角异常者,不宜做此手术。

2. 出生后角膜即表现为白色混浊的患儿不能进行此手术,原因是其Schlemm 管可能缺乏或已萎缩,况且角膜不透明,手术刀刺入前房后不能准确在前房角内进行操作,故手术难以成功。

【术前准备】

1. 基本的术前评价、解释和指导包括:病史和体格检查、眼部评价、解释和指导等。

2. 为准确了解患眼的术前眼压,应在患儿服用水合氯醛或全身基础麻醉(氯胺酮)后测量眼压。

3. 术前用药　可以适当用药降低眼压,缩小瞳孔。由于低浓度的噻吗洛尔滴眼也可引起婴幼儿的全身副作用,如新生儿呼吸暂停,故一岁以内婴幼儿要慎用噻吗洛尔眼药水。

4. 器械准备　调试手术显微镜。供前房角切开用的接触镜、前房角切开刀。

【麻醉】

患儿宜采用全身麻醉。

【操作方法及步骤】

1. 将患儿头部像手术者的相反方向转 45°,助手用有齿镊隔着球结膜牢固的夹住上、下直肌止端,或用牵引锋线固定术眼处于适当的位置。

2. 放置手术用前房角镜于角膜偏鼻侧部位,用手指或角膜镊按住,暴露颞侧部位角膜,以便进刀。

3. 在手术显微镜观察下,Barraquer 或 Swan 房角切开刀在颞侧角膜缘前1～2mm 透明角膜处斜行穿刺。

4. 进入前房后,必须保证维持较深的前房,在清晰窥见虹膜与晶状体的情况下手术刀平行虹膜面进行并越过瞳孔区直至对侧房角。

5. 为避免房水外溢或前房消失,前房内可注入黏弹性物质或采用特别附有注水器的针刀。

6. 再校正显微镜放大倍率,看清房角结构,直视下用刀尖对准并紧靠虹膜根部附着处稍前方的小梁网;缓慢切开左侧 60° 范围的小梁组织,继而反转刀刃切开相反方向右侧 60° 范围的小梁组织。切开小梁网时至少要保持有 4/5 房角切开刀的刀尖能在前房窥见且不应有抵抗感,以免切开过深或刺穿巩膜。

7. 一旦准确切开小梁后,在房角镜下应清晰看见一条细白色的小梁组织分离线,虹膜根部后退和房角隐窝加深,即可退刀。刀退后房水会流出,前房变浅,可注入黏弹剂保持前房深度,如有前房积血应同时冲洗。最后轻轻按摩角膜切口使其自行闭合,一般不需缝合,若闭合不佳,房水外渗,则以缝合线间断缝合一针。

【手术并发症及处理】

1. 术中前房变浅或消失 应注意防止手术刀被虹膜缠绕和损伤晶状体。如果发生虹膜缠绕手术刀应立即退刀,设法恢复前房后再重新进刀。

2. 房角小梁切开位置错误 如果切口位置偏后会伤及睫状体及虹膜动脉大环并引起严重的眼内出血,以及引起严重的虹膜根部离断和睫状体分离。小的睫状体分离可不需处理。如伤及晶状体会导致术后白内障发生。因此应在角膜保持清晰及较大放大倍率下看清房角结构方行小梁切开。

3. 前房积血 术中发生出血会妨碍房角小梁准确切开,此时应增加前房内平衡盐业灌注速率或注入黏弹性物质,以清除手术区血液及压迫出血的血管。如果平衡盐液外溢迅速或未能压迫止血,前房内注入大的空气泡以停止出血。小的出血相对常见且迅速吸收。严重前房积血罕见,但易引起严重并发症如眼压升高和角膜血染,需迅速降低眼压,必要时行前房积血冲洗术。

4. 其他并发症 眼内感染罕见发生。致病微生物有葡萄球菌、表皮菌、假单胞菌和链球菌属。前房角切开术本身并不引起巩膜葡萄肿,但当前房角切开术失败和持续性眼压升高时,其后将导致巩膜变薄和葡萄肿发生。

二、小梁切开术

【适应证】

1. 主要适用于单纯性小梁发育不良(第一组房角发育异常)的婴幼儿或青少年型先天性青光眼。

2. 角膜直径大于 15mm、角膜水肿或瘢痕混浊的晚期先天性青光眼,两次房角切开术失败的单纯性发育不良的先天性青光眼。

【手术方法】

1. 作结膜瓣在 5 倍放大率手术显微镜下,于上方 12:00 方位作似穹隆部为基底的结膜瓣,暴露巩膜范围宽 7mm× 高 5mm,也可作以角膜缘为基底的结膜瓣。巩膜表面烧灼止血。

2. 做巩膜瓣在 10 倍放大率手术显微镜下,于上方 12:00 方位采用显微小刀(如 Beaver 刀)或钻石刀,作以角膜缘为基底的方形或三角形巩膜瓣,大小为 3mm×3mm,厚度约 3/4 巩膜厚度,向前分离并进入透明角膜内 1.0～1.5mm。

3. 在板层巩膜瓣下,正确辨认外部手术标志的三个带区,最靠近角膜缘是透明的角膜带,其后是窄的灰蓝色小梁网带,接着为白色致密混浊的巩膜带。于小梁网带后缘和白色巩膜带接合处(相当于巩膜嵴处)的前方 1mm 和后方 1mm,作 2mm 长垂直放射状切口。

4. Schlemm 管定位和 Schlemm 管外壁切开在 15～25 倍放大率显微镜下,继续缓慢地加深切口,并把巩膜纤维向切口两旁推移,细心寻找深层的黑色点,此即为 Schlemm 管。如在黑点处有少量房水渗出(偶尔混合有血液),则表示 Schlemm 管外壁已被切开。仔细继续加深切口直至看见 Schlemm 管内壁,该内壁特点是具有轻微色素沉着并由交叉纤维组成。

5. 当 Schlemm 管准确定位后,Vannas 剪的一刃沿着管腔插入,另一刃搁在臂外壁的表面上,分别在外壁切口每侧作两个平行切开,即向左右剪开外壁各 1mm,以便切除一细条 Schlemm 管外壁组织并暴露 1.0～1.5mm 管腔。

6. 小梁切开在 15 倍放大率手术显微镜下,采用特制的小梁切开刀如 Harms 型、Mcpherson 型或 Luntz 型。该刀有上下两刃,两刃间距离为 1mm,每刃长 10mm,直径为 0.2mm。下刃供插入管腔内作切开小梁用,上刃在管腔外作为操刀时起引导作用,以保证下刃不会穿通管的内壁或向上拱而产生假性巩膜通道。另外,Luntz 小梁切开刀的刀柄分为三段,中间 1/3 段供左手握稳,而右手围绕着中间 1/3 段转动上、下 1/3 段,使下刃旋转进入前房。如此操作可避免刀刃顶端前后移动,避免损伤虹膜或引起角膜板层分裂。当小梁切开刀的下刃沿着术者左侧的管腔徐徐推进时,通常会有碰到管内瓣膜的轻阻力触感及容易向前滑动的感觉,继续往前推进约 9～10mm 后,其后向前房方向平行虹膜面旋转刀柄,在虹膜与角膜之间操刀切开 Schlemm 管内壁和小梁网,最后小心撤刀。更换另一把小梁切开刀,以同样操作方法切开另一端(右侧)的 Schlemm 管内壁和小梁网,共切开 120° 范围。

7. 切口缝合巩膜瓣用 10-0 尼龙线间断缝合。以穹隆部为基底的结膜瓣可用 8-0 可吸收线分别缝合在角膜缘两侧。

8. 术后应作前房角镜检查,以明确是否准确切开小梁网。

【手术并发症及处理】小梁切开术的术中及术后并发症与房角切开术类似,滤过泡形成是其额外并发症。滤过泡无需处理,它也许有利于眼压控制。

三、滤过性手术

小梁切除术是最具有代表性的防护性滤过术,它几乎适用于各类型青光眼。

【适应证】

1. 原发性开角型青光眼　如用最大耐受量药物或氩激光小梁成形术,均未能控制眼压至安全范围,视乳头凹陷进行性扩大或视野进行性缩小,视神经或视功能进行性恶化时,应进行小梁切除术。

2. 原发性闭角型青光眼　药物未能控制眼压,房角粘连闭合范围超过 1/2 圆周的急性或慢性闭角型青光眼又不适合周边虹膜切除术者。

3. 先天性青光眼。

4. 继发性青光眼　对色素性青光眼和剥脱性青光眼疗效更佳。

【手术方法】

1. 开睑及眼球固定。

2. 在放大率 5~7 倍手术显微镜下制作结膜瓣。

3. 在 7~10 倍放大率手术显微镜下,于选定的手术区,其后以 3~4 个轻微烧灼点标出 5mm×5mm 大小的方形巩膜瓣范围,烧灼点宜尽量避开拟分离的巩膜瓣部位。

4. 先从巩膜瓣的后缘开始,用 15° 角的显微刀沿标记范围作深达 1/2 巩膜厚度且与角膜缘平行的垂直巩膜切口,其后在该切口的两端分别作两个等距的放射状垂直切口。

5. 用无齿细镊提起巩膜瓣一个后角向前进行巩膜层间剖切,做一个巩膜瓣,其板层必须厚薄均匀,巩膜瓣切口边缘要垂直及整齐,巩膜瓣不能出现破口或撕裂。

6. 在 10 倍放大率手术显微镜下,于离巩膜瓣稍远位置的角膜缘区或角膜缘血管前的透明角膜处,用 15° 角的尖刀或 25 号针头作前房穿刺道。

7. 在 10~15 倍放大率显微镜下,于板层巩膜下用显微刀划出待切除的角膜 - 小梁组织边界。从前切口或双侧放射状切口开始,逐渐划开并进入前房,让房水缓慢渗出,接着扩大前切口或放射状切口的全厚层破口,直至切口内能伸入小梁剪并完成前切口剪开,再向后沿每侧放射切口剪开并直达后切口的两端。反转此小组织瓣内面,于色素小梁网后方沿巩膜嵴或在巩膜嵴之前切除该区域内 4mm×1mm 或 3mm×1mm 大小组织块。

8. 在 10 倍放大率手术显微镜下,先将虹膜恢复至正常位置及瞳孔正圆后,轻轻提起切除区中央颜色较浅的周边虹膜组织。

9. 回复巩膜瓣,缝合巩膜瓣与巩膜床,缝线应埋藏在巩膜组织内。结膜瓣的水密闭合:以角膜缘为基底的结膜瓣应作原解剖部位分层缝合 Tenon 囊和球结膜。

10. 于前房穿刺口再次注入平衡盐溶液重建前房,仔细检查滤过泡隆起的状态、前房深度恢复情况,眼压的高低,甚至局部点荧光素以发现结膜是否存在渗漏。

四、联合小梁切开 / 切除术

对于前房角切开术效果差的病例和出生及发病、严重角膜混浊和既往做小梁切开术效果欠佳的特殊人群,有些术者提倡小梁切开和切除联合手术。有报道这种手术方法对于合适的病例效果很好。

五、前房人工引流物植入术

【适应证】

1. 现代前房长管分流植入物手术适用于最大耐受药物治疗仍不能控制高眼压但又不适合做滤过性手术的患者,或曾联合应用抗纤维化药物的滤过手术失败者。

2. 这些情况包括有开角型、闭角型、先天性青光眼和许多滤过性手术后可能具有很低成功率的青光眼。

【术前准备】

1. 由于接受前房引流物植入术的患者可能存在特殊的全身和眼部情况,因此术前应作好充分准备。

2. 控制血糖、血压,新生血管性青光眼术前应尽可能先行广泛视网膜光凝治疗或虹膜与房角新生血管光凝术,控制活动性葡萄膜炎及持续的高眼压。

【手术方法】

1. 球结膜切口及结膜瓣制作 结膜切口类型取决于手术医生的习惯和球结膜瘢痕的位置,而球结膜切口的长度主要根据巩膜外植体的大小来决定。

2. 巩膜暴露 于球结膜 -Tenon 囊切口下方,在相邻两条直肌之间沿巩膜表面向后分离至距角膜缘 20mm 处。采用 6-0 至 8-0 丝线作巩膜牵引缝线和在直肌采用肌钩或丝线牵引直肌,以充分暴露相邻两直肌之间的足够大小巩膜术野,使巩膜外植体能置于直肌止端后方和外植体前缘至少离角膜缘 8 ~ 10mm。

3. 前房引流物的外植体植入和固定 前房引流物植入之前,先将其浸浴在抗生素溶液内。

4. 前房引流管的植入

(1)角膜缘切口:调整长引流管方位并置在角膜上,以确定进入前房的角膜缘切口位置。角膜缘切口可置在板层巩膜瓣的床内,通常采用 4mm × 4mm

或 4mm×6mm 大小、1/2 厚道巩膜厚度的巩膜瓣,该瓣中央 2mm 处应剖入透明角膜。

(2)采用 23 号注射针头穿刺进入前房,切口位置是角膜缘,穿刺切口应以倾斜角度沿虹膜平面刺入 2~3mm 长。

(3)前房引流管的准备与植入:一般要求引流管植入前房内约 2~3mm 长度,用无齿镊或特制的引导管沿预先穿刺好的角膜缘通道将引流管植入前房内。引流管在前房内的正确位置应进入前房内 2~3mm,前面不应接触角膜、后面亦不应接触虹膜或晶状体。巩膜表面上的引流管,于其中间处以 10-0 尼龙线环绕并固定引流管在巩膜上。

(4)巩膜瓣和结膜瓣缝合:应用至少 4mm×4mm 大小甘油保存的尸体巩膜植片,覆盖引流管的角膜缘部和宿主巩膜瓣(如果已作巩膜瓣)。手术结束时,局部点阿托品眼药水和结膜下注射抗生素及糖皮质激素。

【并发症】

1. 术中并发症 术中并发症发生多与前房引流管植入有关。

(1)角膜缘切口过大:采用 23 号注射针头作穿刺切口,将产生一个合适的切口。

(2)进入前房的引流管位置不适当:引流管植入方向不适当,可能会损伤虹膜、晶状体和角膜,甚至管口被虹膜组织阻塞。

(3)巩膜穿破:多发生在外植体固定缝合时,其时眼球变软和针口进入位置玻璃体脱出,应在穿破位置上行视网膜冷冻治疗。

(4)前房引流管撕破:尤其发生在引流管插入前房期间,采用有齿镊抓持引流管,如管损伤严重应更换新的引流物。

2. 术后早期并发症(3 个月内)

(1)低眼压和扁平前房:大量房水直接流入外植体周围较大的赤道部潜在间隙或房水经角膜缘管周围渗漏,导致扁平前房、低眼压和脉络膜脱离。

(2)炎症:通常炎症反应较严重。处理:局部滴糖皮质激素眼药水,每 1~2 小时一次;阿托品眼药水,每天两次。

(3)引流管阻塞:前房引流管远端(前房部)可被虹膜、纤维素、血液、硅油或玻璃体堵塞。

(4)眼压升高:术后早期眼压升高可能与房水分流到外植体周围的包裹囊状滤过泡、房水激惹滤过泡的炎症反应有关,应用缩瞳剂可加重这种情况,也可能与局部糖皮质激素眼药水应用有关。

3. 术后后期并发症(3 个月以上)

(1)眼压升高:后期眼压升高和手术失败的原因很多,处理后不能改善时,最好进行滤过泡修复术。最后若手术失败,可能需要植入另一个新的引流物,甚至采用由含肝素聚合物材料制成的外植体引流物。

（2）低眼压:由于术后引流过畅的低眼压,如引起低眼压性黄斑病变视力下降、脉络膜脱离、前房显著变浅和严重眼内炎症,应进行手术修复。如果对这些方法仍然失败的顽固性低眼压,则需要取出引流物。

（3）引流管移动:引流管退缩和退出前房或引流管进入前房内过深是由于巩膜表面外植体的滑动,可能是巩膜固定缝线松脱或是采用可吸收固定缝线溶解所致。可采用非吸收缝线将外植体重新固定缝合在巩膜上。

（4）植入物侵蚀与外露:引流管侵蚀结膜和外露常发生在巩膜植片溶解时,首先应拆除促使侵蚀结膜的外露缝线。

（5）角膜功能代偿失调:角膜损伤最常见是进行性角膜内皮细胞丧失。可对前房引流管重新定位或取出,严重的角膜功能代偿失调可能需行角膜移植术。

（6）白内障:引流管与晶状体接触可引起白内障形成,通常晶状体混浊仅局限在与管接触的区域。如果白内障严重,需行晶状体摘除术。

（7）植入物钙化:钙化来源不清楚。如果钙化广泛,需撤除或更换引流物。

（8）眼内炎:罕见,必须鉴定是无菌性或感染性眼内炎,可使用抗生素和糖皮质激素治疗,严重者可能需要取出引流物。

（9）复视:许多接受后部长管引流物植入术后患者将会发生暂时性复视,其中多数患者的复视症状会随着眼周围组织水肿消退而消失。首先采用三棱镜治疗,若对三棱镜治疗难以忍受,可取出引流物。需要是在颞上象限重放另外的引流物。

（冯光强）

第九节　先天性白内障的手术治疗

【适应证】全白内障、位于视轴上混浊大于3mm的核性或绕核白内障、致密的后囊下性白内障,已经合并斜视、眼球震颤或检查视力低下（低于0.3）者,应尽快手术。

【禁忌证】全身条件不允许全麻手术,合并严重玻璃体视网膜病变,泪道阻塞或泪囊炎人工晶状体植入禁忌证:青光眼,持续或反复发作的葡萄膜炎,显著小眼球,无虹膜（相对禁忌）。

【手术时机】一旦确诊须立即手术,应在出生2个月内（发生眼球震颤前）进行,单眼患儿应更早（出生6周内）。

1岁以内双眼手术患儿先行白内障囊外摘除,待2岁行Ⅱ期人工晶状体植入;2 岁以上手术者行白内障囊外摘除联合Ⅰ期人工晶状体植入。单眼手术患儿尽可能Ⅰ期植入人工晶状体,或者在 6 个月~1 岁时即植入。小于 7 岁、后囊膜中央混浊机化、不能配合激光治疗(智障、眼震等)的手术患儿,需联合Ⅰ期后囊膜切开及前段玻璃体切除。

【术前准备】

1. 全面的眼部检查 常规术前检查:生命体征,血常规及血生化,胸片,心电图等。

2. 双眼泪道冲洗以确定是否泪道通畅。

3. 需要植入人工晶状体者根据生物测量结果(眼轴 L、角膜曲率 K)计算 IOL 度数,一般采用 SRK Ⅱ公式:$P = A - 2.5L - 0.9K$(A 依据不同的人工晶状体设计和生产厂家而不同),眼轴(<22mm)过短时可用 Holladay Ⅱ公式,有条件者应用 IOL Master 仪器测算。由于儿童眼具有眼轴增长、近视漂移的发育特征,选择人工晶状体度数时以看远正视眼的远期效果为目的,婴幼儿期植入的人工晶状体应适度欠矫:1 岁测算值减 6D,2 岁减 5D,3 岁减 4D,4 岁减 3D,5 岁减 2D,6 岁减 1D,7 岁以上按测算值。选择疏水性丙烯酸酯折叠型人工晶状体最理想,最好预先进行肝素表面处理,不宜用硅凝胶或板状人工晶状体。

4. 与患儿家属交代手术相关并发症 全身麻醉的风险;术中,驱逐性眼内出血,后囊膜破裂和玻璃体脱出;术后,葡萄膜炎反应,切口渗漏,眼内出血,眼内感染,角膜混浊或角膜失代偿,黄斑水肿,瞳孔粘连或移位,人工晶状体嵌顿或异位,青光眼及视网膜脱离的高风险,强调视功能预后情况。签署手术同意书。

5. 抗生素眼液点眼 2~3 天。

6. 术前常规用药,充分散瞳。

【手术关键步骤】

1. 白内障囊外摘除

(1) 作角巩膜缘隧道切口:沿角膜缘切开上方球结膜,角膜血管弓后 0.5mm 作 2mm 长双平面或三平面隧道切口,越过虹膜根部穿刺入前房;双手操作时可用鼻上、颞上角膜缘双切口。需植入人工晶状体者作 2.8~3.2mm 长切口。

(2) 撕前囊:前房注入高分子量的黏弹剂,可应用撕囊镊(针)或电子撕囊技术行中央连续环形撕囊,撕囊方向难以控制时应及时改为开罐式截囊,前囊孔直径约为 4.5~5mm。必要时可用染色剂提高囊膜可见度。

(3) 清除晶状体组织:充分的水分离后,用单通道或双通道灌注抽吸方式将混浊物质、残存皮质及晶状体上皮细胞清除干净。条件允许时最好应用超声乳化灌注抽吸系统。

（4）后囊膜切开联合前段玻璃体切除：必须具有前段玻璃体切割功能的手术设备，前房及囊袋内充分注入黏弹剂，应用撕囊镊或电子撕囊技术在后囊作中央连续环形撕囊，也可用玻切头咬切囊膜，直径约3mm；常规进行前段玻璃体切除，以低吸力高切速甚至干切方式，切除中央区前部1/4~1/3玻璃体。

（5）彻底清除残留黏弹剂后，用10/0尼龙线缝合角巩膜切口。

（6）双眼白内障患儿通常双眼同时手术。

2. 人工晶状体植入

（1）Ⅰ期植入时，可在切开后囊膜之前或之后进行；Ⅱ期植入时，需先仔细分离晶状体囊膜与虹膜后表面的粘连，适当调整瞳孔大小和位置，重建睫状沟。

（2）必要时根据所植入IOL光学面直径和材料扩大角巩膜切口，最好经小切口（3.2mm）植入一片式丙烯酸酯折叠式后房型人工晶状体。Ⅰ期植入者应行双襻囊袋内固定；当囊袋条件不允许或Ⅱ期手术无法囊袋重建时，选择三片式人工晶状体行睫状沟固定。若残余囊膜不足以支撑人工晶状体（1/2以上囊膜缺失），可行单襻或双襻缝线固定，但建议选择虹膜夹持式前房型人工晶状体。

（3）术毕，检查是否瞳孔圆形居中及前房水密性，发现前房内玻璃体残留时须用剪除或玻璃体切割方式及时加以清除。结膜下注射抗生素和糖皮质激素（地塞米松），涂眼膏并包眼。

（4）术后第二天起开放滴眼，用含激素的抗生素的眼液和眼膏约1个月，复方托吡卡胺活动瞳孔数个月，必要时联合使用非甾体类抗炎眼药水、强效散瞳剂。

【随访】

术后早期2周、1个月、3个月复诊，以后可每6个月复诊一次。

【术后疗效评估】

检查视力或注视情况，眼位，眼球震颤的改善程度，手持裂隙灯检查（角膜透明性、前房深度及炎症反应、瞳孔形态和对光反射、瞳孔区清亮或后囊膜混浊情况，人工晶状体位置），眼压，必要时检查屈光状态、眼底及B超检查。针对具体情况进行相应药物治疗。对于婴幼儿，注意通过遮盖厌恶试验或选择性观看、视觉诱发电位检查判断双眼视力差异，调整遮盖方案。

尽管进行了Ⅰ期后囊膜切开或联合前段玻璃体切割，后发障的形成也常常难以避免，必要时应及时进行Nd：YAG激光后囊膜切开术。人工晶状体夹持影响视功能、瞳孔区机化膜形成或增殖粘连严重、瞳孔显著移位或变形时，应尽早进行二次手术。

【注意事项】

1. 建议角巩膜缘隧道，不宜作透明角膜切口；切口内口越过虹膜根部，防止术中虹膜膨出；避免反复进出切口，易造成组织水肿、切口撕裂、术后炎症反应重；所有切口必须缝合。

2. 婴幼儿前囊膜较厚而韧且弹性大，易放射状撕裂或开口过大，注意技术控制或使用电子撕囊。

3. 眼球组织脆弱，手术操作难度增大，注意保持前房稳定。

4. 必须清除所有晶状体组织，尤其赤道处晶状体残余皮质和上皮细胞，以减少术后增殖；清除残留黏弹剂，以避免术后高眼压；清除前房内残留玻璃体，以防止瞳孔变形、虹膜粘连、人工晶状体夹持等反应。

5. 选择正确度数和材质的人工晶状体。

6. 术后 1 个月加强抗炎、抗感染，数月坚持活动瞳孔。

（刘 恬）

第十节 后发性白内障的手术治疗

【适应证】后囊混浊遮挡瞳孔区并明确影响视功能，患眼视力下降与后囊混浊程度相关，须早期发现早期治疗。

【禁忌证】全身条件不允许全麻手术，眼部炎症急性期，角膜混浊。

【术前准备】

1. 全面的专科检查，确定手术时机和方式。

2. 与患儿家属交代手术相关并发症：全身麻醉的风险；具体手术方式可能根据术中情况而变；术中损伤人工晶状体；术后，葡萄膜炎反应，一过性高眼压或继发性青光眼，虹膜粘连或增殖复发，必要时需再次行激光或手术治疗；强调视功能恢复仍需积极后续视觉康复治疗。签署手术同意书。

3. 抗生素眼液点眼 2～3 天。

4. 术前常规用药，充分散瞳。

【麻醉】激光手术：小于 6 岁或不合作（智障、眼震等）的患儿，选择氯胺酮基础麻醉加眼表麻醉；大龄合作患儿选择表面麻醉。内路手术：采用全身麻醉。

【操作方法和步骤】

1. Nd:YAG 激光后囊膜切开术 置专用角膜接触镜，将瞄准光聚焦于瞳孔区后囊膜后表面，以瞳孔区牵张力较强的部位或皱褶为突破口，治疗过程中根据爆破点确切位置调整聚焦部位。采用单脉冲、从低能量开始，一般所需能量在 1.8～3.6mJ。后囊切开范围 3～4mm 透明区。对于后囊有张力的采用"十"字形切开，对于后囊无明显张力或囊膜混浊增厚明显的采用"Q"环形切开法。

激光治疗 IOl 前膜时聚焦在前膜前表面。

2. 后囊膜切开联合前段玻璃体切除术

（1）用前段玻璃体切割头经角膜缘入路：选择原手术切口，较常用，便于分离虹膜粘连、抽吸再生皮质、联合人工晶状体植入，切开视轴区后囊膜 3 ~ 4mm 并切除前段玻璃体，人工晶状体眼经 IOL 赤道部操作；酌情联合瞳孔成形术；伴有人工晶状体瞳孔夹持时进行人工晶状体复位。

（2）20G 玻切器械通过睫状体扁平部双通道，或透明角膜切口灌注并 25G 玻璃体切割头经扁平部入路：尤其对于人工晶状体眼较为推崇，利于手术操作，在前房操作少，对眼内组织扰动较小，术后炎性反应较轻，将视轴区再次发生混浊的危险性降至最低。

【术后处理】

1. 激光术后无需包眼，内路术后第二天开放术眼，局部抗炎 1 个月，活动瞳孔数月，激光术后 1 周用降眼压药。

2. 出院后 2 周、1 个月、3 个月复诊，此后按需或每 6 个月复诊一次。

【注意事项】

1. 充分术前评估，准确选择手术方式。

2. 激光术中，避免过多击射导致残留过多瞳孔区囊膜碎片或混浊皮质，避免游离块状漂浮物。

3. 激光术中避免损伤人工晶状体，注意击射点避开瞳孔中央区及控制激光能量。

4. 术后密切观察眼内炎症和眼压情况。

（刘 恬）

第十一节 外伤性白内障的手术治疗

【适应证】晶状体混浊影响视力或视功能发育；晶状体皮质膨胀或溢出；影响检查和治疗眼后段病变；诱发葡萄膜炎或继发青光眼；合并明显晶状体脱位。

【禁忌证】全身情况不耐受全麻手术，屈光介质混浊或眼前段结构不清，急诊手术技术条件不具备。

【术前准备】

1. 首先应注意有无全身重要脏器的合并损伤，应由有关科室进行抢救，对症支持治疗，待生命体征平稳后再行眼外伤检查处理。

2. 充分临床评估，确定手术时机和方案。

3. 与患儿家属交代手术相关情况：全身麻醉的风险；具体手术方式可能根据术中情况而变；术后葡萄膜炎反应重，后发性白内障发生率高，继发性青光眼、视网膜脱离、眼内炎等风险；分期手术；强调视功能预后不良可能性大。签署手术同意书。

4. 加强局部抗炎抗感染，术前 1/2～2 小时预防性全身用抗生素；开放性外伤应注射抗破伤风血清。

5. 除穿通伤急诊手术外，术前充分散瞳。

【麻醉】儿童患者采用全身麻醉。

【操作方法和步骤】根据具体外伤情况，必要时选择不同的联合手术。

1. 切口　对于角膜穿孔伤先行角膜伤口修补后，选择上方或相对最正常位置的巩膜或角巩膜做隧道切口，避开虹膜根部离断和晶状体悬韧带离断部位，原则上不从原创口摘除晶状体。

2. 前囊膜处理　尽量使前囊膜破口转化为完整连续撕囊口，不必强求圆形和居中，尽量保留周边前囊；必要时用染色剂；皮质明显膨胀时，撕囊前先经前囊裂口吸出少量皮质，降低囊袋张力；前囊破口不规则或已裂达赤道部可用开罐式或部分撕囊法；疑有后囊破裂较大者尽量保留较多前囊以代替后囊；皮质溢出较多影响操作时，可在清除白内障后二次撕囊。电子撕囊及波切头咬切截囊更安全。

3. 清除脱出的玻璃体　用低流量、低灌注、低负压的干切技术，先切除切口或伤口处玻璃体，再彻底清除前房内玻璃体，必要时结合眼内剪。

4. 清除晶状体皮质　后囊膜完整且不伴悬韧带离断时，用常规灌注抽吸；悬韧带离断超 1 个象限先植入囊膜张力环再抽吸；若后囊膜破裂或晶状体脱位范围大时，应用波切头联合抽吸和咬切技术清除混合的皮质及玻璃体。

5. 后囊膜处理　无论是否合并后囊膜破裂，无论 Ⅰ 期或 Ⅱ 期白内障手术，儿童患者均需 Ⅰ 期切开视轴区后囊膜联合前玻璃体切除。

6. 经扁平部切口入路时，将玻切头自晶状体赤道部插入，以抽吸联合切割方式清除晶状体皮质及其周围玻璃体，充分切除前段玻璃体。

7. 人工晶状体植入　后囊膜完好，Ⅰ 期植入人工晶状体时尽量行囊袋内固定；玻璃体脱出较多时，可先行前段玻璃体切除再行后房人工晶状体植入，或保留前囊行晶状体咬切并将人工晶状体植入前囊前睫状沟内；后囊膜破裂较大或二期植入人工晶状体应固定于睫状沟，可将人工晶状体光学区嵌顿于前囊膜开口。囊膜支撑不足时选用悬吊固定，不建议用前房型人工晶状体。根据年龄、测量度数及健眼屈光状态选择人工晶状体度数，避免严重的近视漂移及屈光参差。选择 PMMA 或丙烯酸材料，肝素表面处理。

8. 联合手术　角巩膜伤口清创缝合术，虹膜修补及瞳孔成形术，玻璃体切除术或晶状体玻璃体咬切术,异物取出术等。

【术后处理】

1. 术后第二天起开放术眼,术后加强局部或联合全身抗炎抗感染用药,活动瞳孔,必要时联合使用非甾体类抗炎眼药水、强效散瞳剂。

2. 出院后 2 周、1 个月、3 个月复诊,此后按需或每 6 个月复诊一次。

【注意事项】

1. 术前及时正确评估损伤程度和视功能,对确定治疗方案、做好术前准备、估计预后很重要。做好后囊膜破裂和悬韧带断裂的器械准备。

2. 囊膜破裂时,灵活应用前囊膜处理的手术技巧。

3. 术中清除干净前房内玻璃体,避免玻璃体嵌顿于伤口及切口,可用缩瞳剂或前房内注入气泡检查。

4. 晶状体皮质与玻璃体混合时,避免单独使用抽吸方式,应联合切除技术。

5. 年龄越小,术后葡萄膜炎反应越重,后发性白内障发生越快,加强术后抗炎和活动瞳孔,密切随访,必要时及时再次手术处理。

（刘　恬）

第十二节　儿童视网膜脱离手术

【适应证】

1. 简单型裂孔性视网膜脱离,裂孔小,单个或多个聚集在一起的,边缘无翻卷,玻璃体无明显牵拉,PVR-B 级以内的,一般采用巩膜外冷凝、硅胶填压及视网膜下放液术。

2. 多发性视网膜裂孔,分布在两个象限以上,较大的裂孔、边缘翻卷或牵引。视网膜脱离范围广泛,PVR-B 级到 C1 级者,一般采用巩膜外冷凝、硅胶填压及环扎及视网膜下放液术,部分病例需眼内气体填充。

3. 多发性、散在分布的大裂孔或巨大视网膜裂孔,边缘明显卷缩、全视网膜脱离、增生性玻璃体视网膜病变 PVR-C2 以上者需联合玻璃体手术及眼内填充。

【手术时机】一旦确诊应尽早手术。

【术前准备】

1. 全面的眼部检查　常规术前检查:生命体征,血常规及血生化,胸补 X 线片,心电图等。

2. 双眼泪道冲洗以确定是否泪道通畅。

3. 充分眼底检查,三面镜下裂孔定位。

4. 详细检查对侧眼。

5. 散瞳 常规给予1%阿托品眼膏保持瞳孔散大,抗生素眼液滴眼,每天4次,术前洗眼。

【手术方法】儿童一般在全麻下进行。

1. 开睑器开睑。

2. 根据术前设计手术部位做以穹隆部为基底的角膜缘结膜反射切口,分离暴露该象限的两条直肌,0号丝线牵引;环扎手术时需要360°切口球结膜。

3. 间接检眼镜下裂孔定位。

4. 间接检眼镜直视下巩膜外冷凝。

5. 5-0丝线或尼龙线预置巩膜缝线,其跨度取决于裂孔大小,外加压物的大小及厚度等;根据裂孔的位置放置巩膜外硅胶片。

6. 环扎时需在各个象限预置环扎带固定缝线,环扎位置应在眼球最大径线处。

7. 放出视网膜下液。

8. 打紧缝线以形成手术嵴。

9. 检查眼底。

10. 原位缝合结膜切口。

11. 涂阿托品眼膏及抗生素眼膏包眼。

【注意事项】

1. 术中避免穿破眼球,视网膜下放液时注意不宜过深,以免损伤视网膜。

2. 眼压升高 环扎联合硅胶填压、玻璃体腔填充气体时一定注意指测眼压以免压力过高。

3. 术后需避免感染、反应性葡萄膜炎、青光眼等并发症。

(郭梦翔)

第十三节 早产儿视网膜病变(ROP)
玻璃体腔药物注射术

【适应证】

1. 急进型后极部ROP(APROP);

2. 发生虹膜红变、瞳孔小、眼底屈光间质欠清的ROP患者;

3. 常规的冷凝和光凝治疗无效者;

4. 阈值期ROP的单一或联合治疗;

5. 与玻璃体切除术联合治疗 ROP 4B 或 5 期患者。

【禁忌证】

1. 患角结膜炎、葡萄膜炎和视网膜炎等眼部疾病；

2. 患神经系统疾病和心血管疾病者；

3. 全身生命体征不平稳者。

【术前准备】

1. 全身情况评估和对症治疗；

2. 术前常规术眼点抗生素眼水 1~2 天，每天 3 次；

3. 术前 3 小时禁食水；

4. 术前 30 分钟予复方托比卡胺散瞳，每 5 分钟一次，共 5 次。

【麻醉】早产儿患者采用术眼局部表面麻醉，术前 5 分钟术眼滴盐酸奥布卡因滴眼液（倍诺喜）。

【操作方法及步骤】手术过程行心电监护和配备护士、麻醉医生协助。

1. 术眼的常规局部消毒；

2. 由一名手术护士用双手手掌轻夹住患儿头部两侧，使其头部固定；

3. 使用小儿专用型开睑器撑开术眼眼睑；

4. 用眼科有齿镊轻轻夹住术眼一侧角巩膜缘，充分暴露另一侧角膜、巩膜，在距角巩膜缘 1.5mm 处垂直进针，通过散大瞳孔观察是否针头已准确进入玻璃体腔中心，缓慢注入 0.03ml 药液，注入完后缓慢出针，用小棉签压迫注射口，待观察针口出血停止和无药液外流；

5. 术毕，术眼结膜囊涂典必殊眼膏和阿托品眼膏，予小纱块外敷。

【术后处理】

1. 术后第一天，检查术眼眼前节情况和眼压。

2. 患眼点抗生素眼水及散瞳药 1 周。

3. 术后第 3 天检查眼底，如术后效果良好和生命体征平稳可出院。1 周后复查。

【注意事项】

1. 术前需要与患儿家属充分沟通，交代术后 ROP 病变未能控制需多次治疗的可能性。

2. 手术中极少数患儿出现心跳暂停、呼吸抑制，哭闹声减弱，严重会危及生命，立即暂停手术行对症处理，待患儿的生命体征指数恢复正常后再继续手术；如果处理后患儿的生命体征指数未恢复正常，症状无明显好转，可停止手术。

（陈　锋　项道满）

第十四节 早产儿视网膜病变（ROP）光凝术

【适应证】患儿眼底屈光间质透明,无血管区的视网膜无严重水肿,ROP病变为以下情况:

1. 阈值 ROP 病变者（ROP3 期,处于Ⅰ区或Ⅱ区,病变连续累及 5 个时钟范围,或病变虽不连续,但累计达 8 个时钟范围,同时伴 plus）;

2. 阈值前病变Ⅰ型者（Ⅰ区任何期病变伴有 plus、Ⅰ区 3 期病变不伴有 plus、Ⅱ区 2 期或 3 期病变伴有 plus）;

3. 急进型后极部 ROP（APROP）者。

【禁忌证】

1. 眼底屈光间质欠清或无血管区的视网膜严重水肿者。

2. 眼底病变已出现严重的玻璃体视网膜牵引者。

3. ROP 晚期（4B 或 5 期）。

4. 患严重的心肺脏器疾病者。

【术前准备】

1. 全身情况评估和对症治疗。

2. 术前常规术眼点抗生素眼水 1~2 天,每天 3 次。

3. 术前 3 小时禁食水。

4. 术前 30 分钟予复方托比卡胺散瞳,每 5 分钟一次,共 5 次。

【麻醉】早产儿患者采用术眼局部表面麻醉,术前 5 分钟术眼滴盐酸奥布卡因滴眼液（倍诺喜）。

【操作方法及步骤】手术过程行心电监护和配备护士、麻醉医生协助。

1. 设定好眼底 532 激光机的参数［功率（power）:200~300mJ;间隔（interval）:0.03s;时长（duration）:0.03s］。

2. 由一名手术护士用双手手掌轻夹住患儿头部两侧,使其头部固定。

3. 使用小儿专用型开睑器撑开术眼眼睑。

4. 一手持巩膜压迫器轻压迫术眼一侧球结膜穹隆部,另一手持 30D 透镜检查眼底,使 ROP 病变附近的无血管视网膜区充分暴露,眼底激光瞄准相应无血管区进行光凝,形成有效光斑,每两个光斑之间间隔半个光斑大小,勿对正常视网膜、病变分界线和嵴进行光凝治疗。

5. 术毕,术眼外涂阿托品眼膏和典必殊眼膏,予小纱块外敷。

【术后处理】

1. 患眼点抗生素眼水及散瞳药 1 周。

2. 术后第 3 天检查眼底,如术后效果良好和生命体征平稳,可出院后 1 周复查。

【注意事项】

1. 术前需要与患儿家属充分沟通,交代术后 ROP 病变未能控制需多次治疗的可能性。

2. 手术中极少数患儿出现心跳暂停、呼吸抑制,哭闹声减弱,严重会危及生命,立即暂停手术行对症处理,待患儿的生命体征指数恢复正常后再继续手术;如果处理后患儿的生命体征指数未恢复正常,症状无明显好转,可停止光凝手术。

(陈　锋　项道满)

第十五节　眼球摘除术

【适应证】

1. 严重的眼球破裂伤,视力已完全丧失,恢复无望者。

2. 眼内恶性肿瘤。

3. 伴剧烈疼痛的绝对期青光眼。

4. 严重的眼球萎缩,角膜巩膜葡萄肿,治疗无望,影响美观者。

【操作步骤】

1. 沿角膜缘 360° 剪开球结膜。

2. 分离球结膜及筋膜。

3. 用斜视钩依次钩出四条直肌及上下斜肌,分别用 3/0 丝线结扎并剪断。

4. 用止血钳夹住内直肌的残端,将眼球向外侧牵拉,从眼球鼻侧伸入眼球摘除弯剪,剪断视神经,摘除眼球,眼内恶性肿瘤应尽量多剪除一段视神经,以免残端残留有肿瘤组织,摘除眼球送病检。

5. 将四条直肌缝线重叠结扎。

6. 充分止血后,水平连续缝合球结膜伤口,结膜囊内涂抗生素眼膏,填入凡士林纱条,单眼绷带包扎。

7. 7 ~ 10 天拆除结膜缝线,3 周以后装配义眼片。

【注意事项】

1. 用止血钳提拉眼球内直肌残端时不能用力过猛,以免撕破眼球。

2. 眼球摘除后立即用热盐水纱布塞进筋膜囊内止血。

(李世莲)

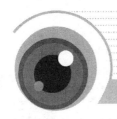

第四章 眼睑疾病

第一节 上睑下垂

【病因】先天发育异常或上睑炎症、外伤、肿瘤、神经麻痹、重症肌无力等后天原因所致。

【诊断】

1. 临床表现

（1）单眼或双眼提上睑肌功能不全或丧失　自然睁眼平视时,轻者上睑缘遮盖角膜上缘超过 3mm,中等程度下垂遮盖角膜 1/2,重度下垂者超过角膜 1/2 或遮盖全部角膜。

（2）双眼上视时,下垂侧眉毛高竖,以额肌皱缩来补偿提上睑肌功能的不足,患侧额部皮肤有明显横行皱纹。双侧下垂者常需仰头视物。先天性上睑下垂有的可合并上直肌功能不全或麻痹。

（3）重症肌无力引起的肌原性上睑下垂可以是单侧性,但多为双侧性的,伴有或不伴有眼外肌运动障碍。晨起时症状较轻,渐之症状加重,肌肉运动越多上睑下垂越明显。

2. 检查

（1）检查双眼视力及矫正视力,判断有无屈光不正及弱视。

（2）检查双眼眼外肌运动有无障碍,有无 Bell 现象,让患者咀嚼观察有无瞬目反射。

（3）测量原位时睑裂高度及眼睑下垂量,判断上睑下垂的程度。

（4）指压眉弓测试提上睑肌功能。睑缘活动度 4mm 以下者表示肌力很差,5～7mm 为中等,8mm 以上为良好。

（5）新斯的明试验,排除重症肌无力。

（6）胸部 X 线透视或摄片,心电图。

3. 诊断标准

（1）先天性上睑下垂:

1）自然平视时上睑缘遮盖角膜上缘超过 3mm。

2）上视时下垂侧眉毛高竖,额部皮肤起皱。

3）指压眉毛测试眼睑不能睁开、睁大。

4）部分患者伴有眼球上直肌及其他眼外肌麻痹。

5）鉴别 Macus-Gunn 征。

（2）后天性上睑下垂：

1）重症肌无力者新斯的明试验阳性。

2）机械性上睑下垂，眼睑有淀粉样变性、严重沙眼或肿瘤，外伤，炎症等因素存在。

3）神经麻痹性上睑下垂，有动眼神经或交感神经麻痹一系列症状及体征。

【治疗】

（一）先天性上睑下垂

1. 应采用手术治疗

提上睑肌肌力中等以上者宜行提上睑肌缩短术。

提上睑肌肌力差者或完全肌无力者可行额肌瓣悬吊术。

2. 手术时机的选择

（1）先天性上睑下垂一般以3～5岁以后手术为宜。严重的双眼上睑下垂，可提早至1岁左右在全麻下手术，以避免日后产生头向后仰畸形。

（2）单侧先天性上睑下垂如不伴有斜视、屈光不正或屈光参差，一般很少会发生弱视，也可在入学前手术。

（3）先天性上睑下垂伴有 Macus—Gunn 征者，一般随年龄增大而减轻。如青春发育期后症状仍无减轻和消失才考虑手术。

（二）后天性上睑下垂

针对病因进行相应的治疗。

（郭梦翔　洪　流）

第二节　眼睑闭合不全

【病因】面神经麻痹最为常见，其次为瘢痕性睑外翻，眼眶容积与眼球大小比例失调，全身麻醉或重度昏迷时亦可发生眼睑闭合不全。少数正常人睡眠时，睑裂也有一缝隙，但角膜不会暴露，称为生理性兔眼。

【诊断】

1. 临床表现

（1）轻度：大部分人闭眼时眼球反射性上转（Bell 现象），只有下方球结膜暴露，引起相应结膜充血、干燥、肥厚和过度角化。

（2）重度：角膜暴露，因表面无泪液湿润而干燥，导致暴露性角膜炎或角膜溃疡。有些患者的眼睑不能紧贴眼球,泪点不能与泪湖密切接触,引起溢泪。

2. 检查

(1)裂隙灯检查眼前节,观察眼睑闭合不全程度及眼表情况。

(2)荧光素钠染色,根据着染情况了解结膜或角膜损伤范围与程度。

3. 诊断标准 根据眼部临床表现,可以明确确诊。

【治疗】

1. 首先应针对病因进行治疗。对于面神经麻痹采用激素、B 族维生素和理疗、针灸等方法治疗。瘢痕性睑外翻者应手术矫正。甲状腺相关眼病眼球突出时可考虑对垂体及眼眶组织行紧急放射治疗,减轻组织水肿,制止眼球突出;否则可考虑眶减压术。

2. 在病因未去除前,应及早采取有效措施保护角膜。

(1)对轻度患者,结膜囊内可涂用抗生素眼膏及生长因子眼用凝胶,以防治感染、促进修复,然后牵引上下睑使之互相靠拢,再用眼垫遮盖。或用"湿房"保护角膜(用透明塑料片或胶片做成锥形空罩,覆盖于眼上,周围以粘膏固定密封,利用泪液蒸发保持眼球表面湿润)。

(2)重症者可选择行睑缘缝合术。由于引起眼睑闭合不全的原因复杂多样,故手术方法各异,需根据患者的发病原因正确地选择手术方式,并且严密手术操作,以制定个性化的治疗方案。

(黄 静 洪 流)

第三节 睑 内 翻

【病因】

1. 先天性睑内翻 大多由于内眦赘皮、睑缘部轮匝肌过度发育或睑板发育不全所引起。如果婴幼儿较胖,鼻梁发育欠饱满,也可引起下睑内翻。为常染色体显性遗传病。其他如无眼球或小眼球,眼睑失去正常依附,在眼轮匝肌作用下可形成先天性睑内翻。

2. 痉挛性睑内翻 儿童多为结膜炎、角膜炎、睑缘炎等炎症刺激,引起睑轮匝肌、特别是近睑缘的轮匝肌反射性痉挛,导致睑缘向内倒卷形成睑内翻,称为急性痉挛性睑内翻。另外,眼部长期过紧包扎、小眼球、无眼球等都可引起眼轮匝肌痉挛收缩,造成睑内翻。

3. 瘢痕性睑内翻 由睑结膜及睑板瘢痕性收缩所致。沙眼引起者常见。此外结膜烧伤、结膜天疱疮、白喉性结膜炎等病之后也可发生。

【诊断】

1. 临床表现　先天性睑内翻多为下睑,常为双侧,近内眦部睑缘内翻多见,痉挛性和瘢痕性睑内翻可为单侧。睑内翻临床症状往往比倒睫更为明显,患儿有畏光、流泪、下方球结膜充血、异物感、刺痛、眼睑痉挛、摩擦感等症状。患儿瞬目增多,常用手挠揉患眼。检查可见睑板、尤其是睑缘部向眼球方向卷曲,整排的睫毛一致或局部分地段的睫毛一致地倒向眼球,睫毛乱生,睑缘后唇变钝。摩擦角膜,角膜上皮可脱落,荧光素弥漫性着染。如继发感染,可发展为角膜溃疡。如长期不愈,则角膜有新生血管,并失去透明性,引起视力下降。

2. 检查

(1)观察眼睑的位置,有无炎症、瘢痕等,以及有无内眦赘皮等先天异常。

(2)角膜荧光素染色、泪膜破裂时间、泪液分泌试验,观察角膜有无溃疡,角膜上皮的情况。以及有无角膜水肿、角膜新生血管等。

(3)检查有无沙眼、结膜炎等,以及结膜充血的部位、性质、程度。

(4)检查双眼视力及矫正视力,判断对视力的影响。

3. 诊断标准

(1)先天性睑内翻:黄种人多见,多见于婴幼儿,女性多于男性,可见内眦赘皮、睑缘部轮匝肌过度发育或睑板发育不全等。如果婴幼儿较胖,鼻梁发育欠饱满,也可引起下睑内翻。其他如无眼球或小眼球,眼睑失去正常依附,在眼轮匝肌作用下可形成先天性睑内翻。

(2)痉挛性睑内翻:儿童多为结膜炎、角膜炎、睑缘炎等炎症刺激,引起睑轮匝肌、特别是近睑缘的轮匝肌反射性痉挛,导致睑缘向内倒卷形成睑内翻,称为急性痉挛性睑内翻。另外,眼部长期过紧包扎、小眼球、无眼球等都可引起眼轮匝肌痉挛收缩,造成睑内翻。多发生于下睑。

(3)瘢痕性睑内翻:上下睑均可发生。由睑结膜及睑板瘢痕性收缩所致。沙眼引起者常见。此外结膜烧伤、结膜天疱疮、白喉性结膜炎等病之后也可发生。

【治疗】

1. 先天性睑内翻　出生初期的患者,由于睫毛很软,即使睫毛接触角膜也不会对角膜造成损伤,部分患者随年龄增长可自行消失,因此2~3岁前不必急于手术治疗。如果患儿2~3岁以后,睫毛仍然内翻,会刺激角膜造成流泪、畏光等刺激症状,则需要手术治疗,可行睑内翻矫正术。

2. 痉挛性睑内翻　应及时治疗结膜炎、角膜炎。一般炎症消除后,睑内翻即消除。包扎过紧应解除包扎。眼球摘除后无眼球者可通过装置义眼进行治疗。

3. 瘢痕性睑内翻　必须手术治疗,可采用睑板楔形切除术、睑板切断术或睑结膜瘢痕松解唇黏膜移植术。对于多次术后复发者,常因眼睑缘间组织缺损,需要做睑缘间再造以矫正之。

（陈志钧）

第四节　睑　外　翻

【病因】

1. 先天性睑外翻　单独存在的先天性睑外翻少见,多同时伴有睑垂直径短、小睑裂、双行睑等先天异常,为常染色体显性遗传病。

2. 瘢痕性睑外翻　眼睑皮肤面瘢痕性收缩所致,较为常见。为小儿睑部创伤、烧伤、化学伤,以及眼睑炎症、溃疡、坏疽、眼部手术等致眼睑瘢痕性收缩,导致睑外翻。

3. 痉挛性睑外翻　较少见。小儿皮肤紧张且富有弹性,急性炎症可导致眼轮匝肌周围部分痉挛,致眼睑向外翻转。

4. 麻痹性睑外翻　小儿少见。仅限于下睑。由于面神经麻痹,眼轮匝肌收缩功能丧失,又因下睑重量使之下坠而发生。

【诊断】

1. 临床表现

（1）轻度:仅有睑缘离开眼球,但由于破坏了眼睑与眼球之间的毛细管作用而导致溢泪。

（2）重度:睑缘外翻,部分或全部睑结膜暴露在外,使睑结膜失去泪液的湿润,最初局部充血,分泌物增加,久之干燥粗糙,高度肥厚,呈现角化。下睑外翻可使泪点离开泪湖,引起溢泪。更严重时,睑外翻常有眼睑闭合不全,使角膜失去保护,角膜上皮干燥脱落,易引起暴露性角膜炎或溃疡。

2. 检查

（1）观察眼睑的位置,有无炎症、溃疡、瘢痕等,以及有无小睑裂等先天异常。

（2）角膜荧光素染色、泪膜破裂时间、泪液分泌试验,观察角膜有无溃疡,角膜上皮的干燥情况。

（3）检查结膜充血的部位、性质、程度。

（4）检查有无面神经麻痹。

（5）检查双眼视力及矫正视力,判断对视力的影响。

3. 诊断标准　睑缘离开眼球,向外翻转的异常状态即可诊断为睑外翻。

较轻者仅睑缘后唇稍离开眼球。睑结膜并向外暴露。较重者则睑缘向外翻转,泪点及部分甚至全部睑结膜暴露于外。病因诊断如下:

(1)先天性睑外翻:极为少见,先天性睑外翻多同时伴有睑垂直径短、小睑裂、双行睑等先天异常。往往有结膜水肿,水肿的结膜甚至可以脱垂于睑裂外。

(2)瘢痕性睑外翻:小儿有睑部创伤、烧伤、化学伤以及眼睑炎症、溃疡、坏疽、眼部手术等病史,眼睑有瘢痕形成。

(3)痉挛性睑外翻:有眼轮匝肌痉挛病史,可有角膜结膜病变、高度眼球突出、结膜水肿或肥厚变性等。

(4)麻痹性睑外翻:仅限于下睑。有面神经麻痹,眼轮匝肌收缩功能丧失等病史。小儿少见。

【治疗】

1. 先天性睑外翻　少数病例生后 3～4 周内自行消失。合并睑裂闭合不全者,结膜囊内应经常滴抗炎眼水,睡前应涂多量眼膏,以防角膜、结膜干燥,避免感染。

2. 痉挛性睑外翻者　应去除病因,眼睑复位,并绷带加压包扎至痊愈。

3. 麻痹性睑外翻　关键在于积极治疗原发病。可用眼膏、牵拉眼睑保护角膜和结膜,或作暂时性睑缘缝合术。

4. 瘢痕性睑外翻　应行手术治疗,原则是增加眼睑前层的垂直长度,消除眼睑垂直方向的牵引力。对外翻较严重,影响睑裂闭合者,应将瘢痕组织切除,眼睑复位,皮瓣移植修复皮肤缺损创面。对外翻较轻,不影响睑裂闭合者,可行单纯睑皮肤瘢痕切除术,尤其适合于眼睑疖肿或外伤后遗留的眼睑瘢痕。将皮肤表面的乳头状、索条样瘢痕组织逐个剪除。桥状或盲囊样瘢痕皮肤皱襞内可沉积较多皮质污垢,应一并剪除。间断剪除较厚且硬的瘢痕组织,使其边缘露出正常皮肤。皮下组织不必触动,剪除区域不必缝合,邻近上皮长入可自行修复。正常皮肤不宜剪除过多,以免修复过程中瘢痕收缩,加重睑外翻。手术隔日换药,5 天即可痊愈。

(陈志钧)

第五节　先天性睑裂狭小综合征

【病因】先天性睑裂狭小综合征的特征为睑裂较小为常染色体显性遗传,可能为胚胎 3 个月前后,由于上颌突起发育抑制因子量的增加,与外鼻突起发育促进因子间平衡失调,因此,还有两眼内眦间距扩大,下泪点外方偏位,日本人中较多见。

【诊断】

1. 临床表现　与正常相比,双眼睑裂左右径及上下径明显变小,有的横径仅为13mm,上下径仅为1mm,合并上睑下垂、逆向内眦赘皮、内眦距离过远、鼻梁低平、下睑外翻、上眶缘发育不良等一系列眼睑和颜面发育异常,面容十分特殊。

2. 检查

(1) 检查睑裂大小、高度、内眦间距。

(2) 检查双眼眼外肌运动有无障碍,有无 Bell 现象,观察患者咀嚼时有无瞬目联动反射。

(3) 测量额肌肌力及提上睑肌功能。

3. 诊断标准　同时具备上睑下垂、逆向内眦赘皮、内眦距离过远、鼻梁低平、下睑外翻、睑裂缩小等一系列眼睑和颜面部发育异常的特殊面容者。

【治疗】可分期进行整形手术。手术矫正应分2次完成,分步解决4联畸形,即先做内外眦成形术,再做上睑下垂矫正术,2次手术间隔时间不低于3～6个月。

（毛娅妮）

第六节　倒睫与乱睫

【病因】能引起睑内翻的各种原因均能导致倒睫,如沙眼、睑缘炎、睑腺炎、睑外伤或睑烧伤,由于睑缘部或眼睑瘢痕形成,睫毛倒向眼球。乱睫也可由先天畸形引起。

【诊断】

1. 临床表现　倒睫多少不一,有时仅1～2根,有时一部分或全部睫毛向后摩擦角膜。患儿常有眼痛、流泪和异物感。由于睫毛长期摩擦眼球,导致结膜充血,角膜浅层混浊、血管新生,角膜上皮角化,角膜溃疡。

2. 检查　肉眼下即可发现倒睫或乱睫。检查下睑时,应嘱患者向下视,方能发现睫毛是否触及角膜。

3. 诊断标准

(1) 上睑或下睑倒睫,数量不一。

(2) 一部分或全部睫毛向后摩擦角膜。

【治疗】如仅有1～2根倒睫,可用拔睫镊拔除,重新生长时可予以再拔;较彻底的方法可在显微镜下切开倒睫部位除去毛囊,或行电解法破坏倒睫的毛囊；如倒睫较多，应手术矫正，方法与睑内翻矫正术相同。

（孙 梅）

第七节 双 行 睫

【病因】是先天性睫毛发育异常，为显性遗传病。

【诊断】

1. 临床表现　在正常睫毛后方另发生一行睫毛，此睫毛由睑板腺口内长出。数目少者 3～5 根，多者 20 余根。多见于双眼上下睑，亦有只发生双眼下睑或单眼者。双行睫毛细软短小，色素少，排列规则，直立或向内倾斜，常引起角膜刺激症状。

2. 检查　裂隙灯检查可见角膜下半部染色阳性。

3. 诊断标准　根据典型临床表现即可诊断。

【治疗】可将睫毛用冷冻、电解破坏其毛囊，或在显微镜下切开缘间进行分离，暴露出双行睫毛的毛囊，连同睫毛一块摘除，将切口的前后唇对合复位。

（孙 梅）

第八节　单纯疱疹性睑皮炎

【病因】眼睑单纯疱疹系因 1 型单纯疱疹病毒感染所引起。这种病毒通常存在于人体内，当身体发热或抵抗力降低时，便趋于活跃。

【诊断】

1. 临床表现　初发时眼睑皮肤出现丘疹，常成簇出现，很快形成半透明水疱，周围有红晕。自觉刺痛、灼烧感。水疱易破，渗出黄色黏稠液体，一般不化脓，约在一周内干涸，逐渐结痂，脱痂后不留瘢痕。但可复发。本病多发生于下眼睑，并与三叉神经眶下支支配范围符合，同时在唇部及鼻前庭也可有同样损害，如发生在近眼睑缘部位，有可能蔓延至角膜，出现角膜点状浸润或呈树枝状角膜炎，通常不合并结膜炎。

2. 检查　参考临床表现。

3. 诊断标准　根据病史和典型的眼部表现可以诊断。

【治疗】眼部保持清洁，防止继发感染，不能揉眼；眼睑疱疹无角膜炎并发症时，10～14 日自愈。早期涂 0.5 碘苷，3% 阿昔洛韦眼膏。病变蔓延至角膜，可用阿昔洛韦、利巴韦林眼药水滴眼,或注射丙种球蛋白。

（孙　梅）

第九节　接触性睑皮炎

【病因】引起皮炎的原因有原发性刺激与过敏反应两种。原发性刺激者多由与眼睑接触的某些化学物质或药物引起,如眼镜架、染发剂、洗涤剂、化妆品、磺胺类药物、抗生素、汞剂、碘剂、气雾剂、高浓度的酸或碱等。过敏反应者多为第Ⅳ型变态反应刺激因子作用于皮肤后,使具有特异性过敏体质的人发病。一般初次接触并不立即发病,而需要一至数日的潜伏期,或反复接触后才发生皮炎。

【诊断】

1. 临床表现　腺病质及营养不良的儿童容易发生,患儿自觉眼痒和烧灼感。急性期来势急,轻者局部仅有充血、有鲜红色斑。重者在红斑的基础上发生丘疹、水疱、糜烂并伴有微黄黏稠的渗出液,易因摩擦或手抓继发感染而化脓或形成溃疡。可继发结膜炎、角膜浸润等并发症,有畏光、流泪等刺激症状。急性期过后,渗出液减少,红肿减轻,但皮肤表面变得粗糙,有痂皮及脱屑,有时结膜也显得肥厚。偶尔也发生于长期用阿托品或毛果芸香碱滴眼液患者。

2. 诊断标准　根据接触致敏原的病史和眼睑皮肤湿疹的临床表现可以诊断。

【治疗】立即停止接触致敏原。除去病因、避免刺激、禁止搔抓。局部用3% 硼酸湿敷,清洁创面,涂 5% 氧化锌软膏。口服抗组胺药物如氯苯那敏(扑尔敏)、阿司咪唑(息斯敏)等。病情严重时可静脉注射葡萄糖酸钙、地塞米松、抗生素等。

（孙　梅）

第十节　睑　缘　炎

睑缘炎(blepharitis)是睑缘表面、睫毛毛囊及其腺组织的亚急性或慢性炎症。

【病因】其病因十分复杂。睑缘富于腺体组织和脂肪性分泌物,常暴露在空气中,易沾上尘垢和病菌,从而导致感染。

关于睑缘炎的分类,目前尚无统一标准。

在徐国兴主译的《临床眼科学》(英 Jack J.Kanski 著)中,国外将睑缘炎分为 3 类:①前部睑缘炎:因葡萄球菌感染引起,或脂溢性皮炎引起,或二者兼有。②后部睑缘炎:可伴随前部睑缘炎存在,也可单独发生。其两个主要类型是睑板腺功能失常(睑板腺皮脂溢)和睑板腺炎。前者以睑板腺的旺盛分泌为特征。后者以炎症和腺体分泌受阻为特征。③混合性睑缘炎:前部及后部兼有的睑缘炎。

国内则习惯将睑缘炎分为鳞屑性、溃疡性、眦部睑缘炎三种。其中鳞屑性睑缘炎多为卵圆皮屑芽胞菌感染;溃疡性睑缘炎以葡萄球菌为主;眦部睑缘炎则是莫 - 阿(*Morax-Axenfeld*)双杆菌感染引起。其他如风沙、烟尘、热和化学因素等刺激,屈光不正、视疲劳、睡眠不足、全身抵抗力降低、营养不良如 B 族维生素的缺乏等都是引起三种类型睑缘炎的共同诱因。

【诊断】

(一) 临床表现

1. 鳞屑性睑缘炎(squamous blepharitis)

(1) 患儿症状轻微,睑缘局部有刺痒感或无症状,家长可发现孩子频繁眨眼,反复用手搓揉眼睛。

(2) 睑缘充血、红肿,睫毛根部及睑缘表面覆有白色鳞屑或黄色蜡样干痂,去除鳞屑和干痂后露出充血的睑缘。

(3) 无溃疡及脓点,睫毛脱落后可再生。

(4) 长期不愈者睑缘肥厚,泪小点外翻而溢泪。

(5) 对葡萄球菌敏感者还可发生周边部上皮角膜炎。

2. 溃疡性睑缘炎(ulcerative blepharitis)

(1) 症状较前者重,为三型中最严重者,分泌物多,睫毛根部有黄痂黏着,将睫毛粘成束,去痂皮后可见出血的溃疡面及小脓疱。

(2) 由于睫毛毛囊的破坏和溃疡愈合后瘢痕收缩,引起秃睫、睫毛乱生及倒睫。

(3) 长期患此病可引起睑缘圆钝、肥厚,泪小点外翻甚至下睑外翻溢泪,下睑湿疹形成。

(4) 葡萄球菌感染蔓延引起内外睑腺炎及复发性睑板腺囊肿。

(5) 结膜轻度充血及慢性乳头状结膜炎。葡萄球菌性睑缘炎的角膜并发症主要累及下 1/3 角膜,包括毒性点状上皮性角膜炎,周边角膜新生血管形成、周边上皮下混浊及 Salzmann 结节变性。

3. 眦部睑缘炎(angularis blepharitis)

(1) 患儿自觉眦部痒感、烧灼感、畏光、流泪,多为双侧病变,以外眦部多见。家长可发现孩子频繁眨眼,用手搓揉眼角,视物时眯眼或不愿睁眼。

(2) 内、外眦部睑缘及附近皮肤充血、糜烂。伴有结膜炎时结膜充血、肥厚,有黏液性分泌物。

（二）检查

1. 鳞屑性睑缘炎 睫毛根部及睑缘表面附有头皮样鳞屑,局部无溃疡面。

2. 溃疡性睑缘炎 睫毛根部有出血的溃疡面和小脓疱,溃疡愈合后形成瘢痕,泪小点闭塞。

3. 眦部睑缘炎 内、外眦部皮肤发红、糜烂,有黏稠性分泌物。

【治疗】

1. 去除病因 避免一切刺激因素,讲究用眼卫生,矫正屈光不正,加强营养,锻炼身体,治疗全身其他慢性病,提高机体素质。

2. 鳞屑性睑缘炎

（1）保持眼部清洁,用无刺激性肥皂水或2%碳酸氢钠溶液清洗后除去痂皮。伴有的结膜炎、睑板腺炎和睑板腺囊肿也应予相应治疗。

（2）局部抗生素眼药水点眼,1～2%黄降汞或抗生素激素复合眼膏涂搽睑缘,每日2～3次,愈后继续用药两周,以防复发。

（3）症状较重者可以全身应用抗生素治疗,包括口服四环素、红霉素、多西环素,这些亲脂性抗生素通过减少细菌产生脂肪酶及降低脂肪成分的毒性来发挥作用。服用数周后起效,持续应用数月。但四环素类药物可引起儿童牙釉质异常,因此妊娠期妇女、儿童慎用。

（4）睑缘炎控制后,由于角膜表面泪膜不稳定,伴发的干眼症状明显,可使用不含防腐剂的人工泪液支持治疗,以减轻患者不适感。

3. 溃疡性睑缘炎

（1）同上清洁眼部,每日局部热敷2～4次,以松解眼睑上碎屑及溶化睑板腺分泌物,清除痂皮,挑开脓疱,拔去患处睫毛。

（2）眼睑涂以抗生素眼膏,局部抗生素首次治疗宜选择杆菌肽和红霉素,长期治疗推荐使用新霉素及氨基糖苷类药物。

（3）局部使用糖皮质激素仅适合治疗角膜过敏性浸润或新生血管生成的病例。

（4）此病较顽固,治疗应力求彻底,不可中断。治疗持续2～8周,直至患者症状消失,以防复发。屡犯和长期不愈的病例应作细菌培养和药物敏感试验,以选择有效药物,并可采取自身疫苗或葡萄球菌类毒素疗法。

（三）眦部睑缘炎

1. 清洁眼部,用0.5%的硫酸锌液点眼,此药能阻止莫-阿双杆菌所产生的蛋白溶解酶侵蚀组织。

2. 局部应用抗生素眼膏或黄降汞眼膏。

3. 慢性病例可口服四环素、多西环素或红霉素,但妊娠期妇女、儿童慎用四环素。

4. 服用维生素 B_2 或复合维生素 B 对病情恢复有所帮助。

（熊永强）

第十一节 睑 腺 炎

睑腺炎（hordeolum）是一种眼睑腺体的急性、痛性、化脓性、结节性炎症病变，又称"麦粒肿"。睑板腺（Meibomian 腺）受累时形成较大的肿胀区，称之为内睑腺炎；眼睑皮脂腺（Zeis 腺）或汗腺（Moll 腺）感染则肿胀范围小而表浅，称之为外睑腺炎。

【病因】多为葡萄球菌感染，其中金黄色葡萄球菌感染最为常见。健康人眼睑有防御外界病菌侵袭的能力，小儿常哭闹，经常用接触了许多不洁物品的脏手揉眼，细菌就会乘虚而入。此外，在患儿患有眼睑缘炎、过度疲劳、营养不良等身体不适的状况下（如学习负担过重、体力消耗大、消化不良、糖尿病等），身体抵抗力减弱，细菌就会乘虚而入，容易反复发作。另外，患有近视、远视、用眼过度、屈光不正也为该病的诱因。

【诊断】

1. 临床表现

（1）眼睑有红、肿、热、痛的急性表现。

（2）外睑腺炎多位于睫毛根部的睑缘处，起病初红肿范围较弥散，疼痛剧烈，可触及压痛性结节，可伴同侧耳前淋巴结肿大和压痛。感染部位靠近外眦部时，可引起反应性球结膜水肿。数日后局部出现脓点，可自行破溃，破溃方向朝向皮肤面。

（3）内睑腺炎位于睑板腺内，局部疼痛明显，可触及硬结。形成脓点后，多向结膜面自行破溃。

（4）睑腺炎破溃后炎症明显减轻，1～2 天内逐渐消退。

（5）若致病菌毒性强烈，或者小儿抵抗力低下者，炎症可扩散为眼睑蜂窝织炎。此时整个眼睑红肿，波及同侧颜面部。眼睑睁开困难，触之坚硬，压痛明显，球结膜反应性水肿剧烈者脱出于睑裂外。多伴有全身症状，如发热、畏寒、头痛等。处理不及时还可能引起败血症或海绵窦脓毒血栓，甚至危及生命。

2. 辅助检查 细菌培养和药物敏感实验可协助致病菌诊断和选择敏感药物进行治疗。

3. 诊断标准 眼睑皮肤局限性红、肿、热、痛，触之有硬结。睫毛根部，近睑缘皮肤或睑结膜面出现脓点。细菌培养和药物敏感实验可协助致病菌诊断和选择敏感药物进行治疗。

【治疗】局部初期冷敷,24 小时后硬结未软化时可辅以温水热敷。热敷能扩张血管,改善局部的血液循环,对促进炎症吸收、缩短病程很有帮助。具体的做法是,用清洁毛巾浸热水后稍拧干直接敷在患眼皮肤上,每日 3～4 次,每次 15 分钟,热毛巾的温度约 45℃左右,家长可先用手背或自己的眼睑皮肤试温,以患儿能接受为度。

局部抗生素眼液滴眼,结膜囊内涂抗生素眼膏有助于感染的控制。症状较重者或发展为眼睑蜂窝织炎者需口服或肌注抗生素。

超短波理疗或清热解毒中药内服也有一定疗效。

脓肿形成后考虑切开排脓。当脓肿尚未形成时不宜切开,更切忌用手挤压,因眼睑及面部静脉无静脉瓣,挤压致病菌进入血管可引起海绵窦血栓或败血症,导致生命危险。一旦发生这种情况,尽早全身给予足量敏感抗生素,并按败血症治疗原则处理。

顽固复发病例可用自身疫苗注射,应检查有无糖尿病可能。治疗相关睑缘炎可减少复发率。

【注意事项】治疗期间注意休息,避免进食辛辣刺激性食物,多饮水,多吃新鲜的蔬菜水果,保持大便通畅。

有些家长认为睑腺炎形成脓肿后会自行破溃,不用去医院。可实际情况是,常见这样的病例——由于脓液引流不畅,形成肉芽组织,致使睑腺炎经久不愈,最后在皮肤上留下瘢痕,影响孩子的外貌,严重的还会造成眼睑畸形。所以要在病情初期及时到医院检查。

家长要教育孩子不要用脏手揉眼睛,注意用眼卫生,避免将细菌带入眼内,引起感染。多带孩子到户外活动,增强抗病能力。孩子若有近视、远视,应避免长时间用眼,若有屈光不正,应及时到医院进行矫正。

做足治疗措施为何还不见病情好转?

可能一:如果孩子睑腺炎久治不愈应小心孩子患上其他眼部疾病。

可能二:由于平时大部分时间家长要上班,无法时刻看管孩子,孩子眼睛一有不适,便用不干净的手揉眼睛,这样又使好转的眼睛再度感染。因此用药后家长要尽量避免孩子揉眼睛。

可能三:孩子抵抗力较差,营养不良,饮食过于辛辣所致。可给孩子补充适量维生素,积极锻炼身体,提高身体抵抗力。

如果反复发生或出现多发性睑腺炎(也就是一只眼睛上有 2～3 处睑腺炎病损的情况),应当到医院做全面检查,尽快查明病因以便根治。因为结膜炎、睑缘炎都可成为睑腺炎的重要诱因。此外,患有糖尿病或消化道疾病时,因血糖升高或身体抵抗力弱,细菌在人体内容易繁殖,这也是易引起眼部化脓性感染的因素。

（熊永强）

第十二节 睑板腺囊肿

【病因】睑板腺囊肿，又称霰粒肿，是睑板腺排出管道阻塞、分泌物潴留形成的睑板腺慢性肉芽肿。

【诊断】

1. 临床表现 睑板上可触及单个或多个无红痛之结节样硬性肿块，肿块可大小不等，大如樱桃，小如绿豆。病程进行缓慢，小型肿块者可自行吸收，但一般情况下肿块长期不变或逐渐长大变软，可自行破溃，排出胶样内容物，在睑结膜面呈肉芽组织生长，亦可在皮下形成暗红色肉芽肿经久不愈，甚至瘢痕收缩致下睑外翻。

2. 检查

（1）睑板上可触及境界清楚的坚硬肿块，不红不痛，表面皮肤隆起，但与肿块无粘连。在正对肿块的睑结膜面呈紫红色或灰红色。

（2）囊肿自结膜面穿破可露出肉芽组织。

（3）反复发作者应行病理检查，以便与睑板腺癌鉴别。

3. 诊断标准

（1）无自觉症状，眼睑皮下有无痛性结节，与皮肤无粘连。

（2）正对囊肿处之结膜面呈局限性灰红，暗红色，或有肉芽露出。

【治疗】

1. 小型睑板腺囊肿一般无需治疗，可任其自行吸收。较大的睑板腺囊肿则须手术。

2. 对于单发睑板腺囊肿，预计手术时间较短，患儿可配合情况下，可采取局部麻醉下手术。用睑板腺囊肿镊子夹住囊肿部位的眼睑，垂直切开睑结膜并向两侧分离，将囊肿完整摘除或用刮匙刮除内容物并剪除纤维化囊壁。术毕注意加压止血，结膜囊内涂抗生素眼膏，无菌眼垫遮盖，次日除去。

3. 对于多发性睑板腺囊肿，预计手术难度大，手术时间较长，患儿不配合情况，可采取全身麻醉下手术。术前再次仔细检查双眼，明确肿块部位及数量，确定最终的手术方式。为避免多次全麻手术带来的手术风险，对于发现的已成熟的睑板腺囊肿，争取一次性刮除。手术方法同上述局麻。

（黄 静）

第十三节　眼睑毛细血管瘤

【病因】血管组织先天性发育异常。

【诊断】

1. 临床表现　多见于婴幼儿，无痛，质软，生长迅速，有自行消退趋势。表浅者受累皮肤鲜红色，扁平或稍隆起，部位深在者呈紫蓝色。深在的血管瘤可能累及眼眶，导致眼眶扩大。患眼可因血管瘤压迫产生散光，导致屈光参差、弱视或斜视。

2. 组织病理学　表现为增生的毛细血管和内皮细胞组成，位于表皮下真皮内，可见多数毛细血管和内皮细胞构成条索状或实体状。

3. 鉴别诊断　毛细血管瘤要注意与炎性色素痣鉴别，后者颜色更深，由扩张的窦状血管组成，出生后就存在，静止状态既不增大也不消退，常伴有Sturge-Weber 综合征，皮质激素治疗无效。

【治疗】眼睑毛细血管瘤有自行退缩的趋势，因此可观察一段时间，一般到 5 岁以后治疗。但因肿瘤引起眼睑不能睁开，阻挡瞳孔，则不能等待，以免造成弱视。瘤体小者可用瘤体内注射糖皮质激素或博来霉素、冷冻疗法，如无效，可手术切除，瘤体大者则应手术切除。

（段文秀）

第十四节　先天性眼睑缺损

【病因】可能为多种原因导致的胚胎发育期内，角膜上下方的外胚叶发育不良所致。亦可能为遗传性疾病，患儿可伴有染色体异常。

【诊断】

1. 临床表现　一睑可有多个缺损，缺损也可以表现为双眼上眼睑缺损或者单眼的上下眼睑都缺损。发生于上睑者较多。缺损部位以中央偏内侧者占绝大多数。缺损的形状多为三角形，基底位于睑缘。但也有成梯形或横椭圆形者。如缺损较大，可使角膜失去保护而发生干燥或感染。还可有角膜混浊，圆锥角膜，结膜下脂肪瘤，永存性瞳孔膜，瞳孔异位，虹膜缺损，前极性白内障，晶状体脱位，泪阜畸形和眼外展功能不全等。

2. 诊断标准　根据病史及临床表现可做出诊断。

【治疗】手术修补，以保护角膜或改善面容。缺损横径小于眼睑全长 1/4 应争取全层直接缝合修复；缺损横径大于眼睑全长 1/4 小于 1/2 者多可利用周围组织形成旋转,推进皮瓣结合睑板、结膜瓣移植等方法修复;缺损横径大于眼睑全长 1/2 者多累及全层,需分为前层重建和后层重建,只能有一层为游离组织移植,另一层只能选择皮肤组织瓣来修复。

（段文秀）

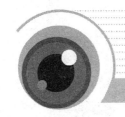

第五章 结 膜 病

第一节 急性细菌性结膜炎

【病因】常见致病菌为肺炎球菌、埃及嗜血菌（Koch-Weeks 杆菌）、流行性感冒杆菌、葡萄球菌、链球菌等。通过接触传染。

【诊断】

1. 临床表现

（1）发病急，多为双眼，可先后发病。

（2）眼红、异物感、烧灼感、畏光、分泌物。

2. 检查

（1）结膜充血，以穹隆部和睑结膜最为显著。

（2）中等量的脓性或黏液脓性分泌物。

（3）角膜点状上皮病变。

（4）严重感染者可在结膜表面形成伪膜。

（5）常无耳前淋巴结肿大。

3. 诊断标准　严重病例可做结膜刮片染色检查、细菌培养和药物敏感试验。

【治疗】按经验应用抗生素　局部滴用广谱抗生素滴眼液如氧氟沙星、妥布霉素滴眼液等，每日 4 次；睡前涂抗生素眼膏，保持结膜囊内的药物浓度。当抗生素药物敏感结果得出后给予特异的抗生素治疗。

（王　弘）

第二节 淋菌性结膜炎

【病因】病原菌为淋病奈瑟菌。新生儿通过患有淋菌性阴道炎的母体产道分泌物感染。

【诊断】

1. 临床表现

（1）潜伏期短 10 小时至 2～3 天，发病急剧。

（2）眼红痛、畏光、流泪、分泌物。

2. 检查

（1）眼睑肿胀、结膜充血、球结膜水肿。

（2）大量脓性分泌物常带血，可有伪膜形成。

（3）治疗不及时，可出现角膜并发症，角膜浸润，中央部发生溃疡穿孔。

（4）常伴有耳前淋巴结肿大。

3. 诊断标准　结膜刮片染色检查、细菌培养和药物敏感试验。革兰染色检查示革兰阴性细胞内双球菌，则可确诊。

【治疗】局部生理盐水或 1：10 000 高锰酸钾溶液冲洗结膜囊，清除脓性分泌物。眼局部用 5000～10 000 单位 /ml 青霉素滴眼液或左氧氟沙星等强效抗生素滴眼液频繁滴眼，1 次 / 小时。病情缓解后可逐渐延长滴药间隔时间。

全身治疗：如没有侵犯到角膜，全身应用 1 次头孢曲松 1g 肌内注射即可。如有侵犯到角膜，需要每天给予头孢曲松 1～2g 静脉滴注，5 天为 1 疗程。

（王　弘）

第三节　慢性卡他性结膜炎

【病因】多种原因引起的结膜慢性炎症，可分为感染性、非感染性和继发性三类。

1. 感染性　为毒力不强的细菌感染所致，致病菌如葡萄球菌、卡他球菌、大肠埃希菌、*Morax-Axenfeld* 双杆菌等。也可为急性细菌性结膜炎未愈而转为慢性者。

2. 非感染性　不良环境因素如粉尘、烟雾、有害气体等刺激，眼部长期应用刺激性药物。

3. 继发性　继发于其他疾病如倒睫、睑缘炎、慢性泪囊炎、干眼病、屈光不正等，有的与睡眠不足、刺激性饮食有关。

【诊断】

1. 临床表现　自觉症状轻重不一，因人而异，主要症状有眼痒、异物感、视疲劳等。

2. 检查

（1）结膜充血、睑结膜可有少量滤泡增生。

（2）眼分泌药物不多，为黏液性，黄色或白色泡沫状，聚集在眦部。

【治疗】去除病因，根据不同病因进行适当治疗。

（王　弘）

第四节 流行性出血性结膜炎

【病因】病原体为肠道病毒 70 型,偶可由柯萨奇病毒 A24 型引起。通过接触传染。

【诊断】

1. 临床表现

(1) 潜伏期短(8~48 小时),发病急,传染性强,刺激症状重。

(2) 眼剧烈疼痛、异物感、畏光、流泪、水样分泌物。

(3) 可伴有发热、乏力、咽痛等病毒性上呼吸道感染症状。

2. 检查

(1) 眼睑红肿、睑及球结膜高度充血、水肿。

(2) 睑及穹隆结膜有大量大小不等的滤泡增生、尤以下睑及穹隆最多。

(3) 结膜下细小点状出血,可扩大成点、片状,从上方球球结膜开始向下方球结膜蔓延。

(4) 角膜损害 一过性点状上皮型角膜炎,重症病例可发生角膜上皮下及基质浅层混浊。

(5) 耳前或颌下淋巴结肿大。

【治疗】

1. 局部滴用抗病毒滴眼液,常用的有 0.1% 阿昔洛韦、0.2% 阿糖胞苷、环胞苷等。

2. 抗生素滴眼液滴眼,预防混合感染。

3. 病情严重者可配合全身抗病毒治疗。

(王 弘)

第五节 流行性角结膜炎

【病因】腺病毒为主要的病原体。目前已经分离出的腺病毒数型之多,其中以腺病毒Ⅷ最多见,常造成暴发流行。其他型腺病毒多为散发病例,如 7、19、29、37 型。本病为双眼发病,通过接触传染,是一种传染性较强的眼病. 在家庭,学校,公共场所容易流行。

【诊断】

1. 临床表现

(1) 发病急骤,潜伏期一般为 5~12 天,以 8 天为最常见。

（2）双眼先后发病。

（3）初起时眼睑水肿,眼球结膜充血水肿,半月皱襞处尤为明显。结膜可形成大量滤泡。

（4）分泌物为水样、较少。1/3 的患者可见伪膜。

（5）有异物感,刺痒,烧灼感,畏光和流泪。

（6）小儿可伴有发热、咽痛等,耳前淋巴结肿大并有胀痛。

（7）病程一周左右渐好转,约半数以上症状加重并出现角膜损害,有畏光流泪等。

2. 检查

（1）睑结膜充血,水肿,分泌物多为水样。

（2）耳前淋巴结肿大和压痛。

（3）涂片检查可见单核细胞增多。

（4）并发浅层角膜炎角膜染色阳性。

3. 诊断标准

（1）有与患者接触史。

（2）典型的眼部症状和体征及耳前淋巴结肿大。

（3）分泌物涂片单核细胞多。

（4）分泌物或刮片用聚合酶链反应技术检查致病原。

【治疗】局部治疗 抗病毒眼水 0.1% 碘苷(疱疹净),更昔洛韦眼用凝胶。配合抗生素眼液防止继续感染。支持疗法、清热解毒、局部冷敷。

（陈　敏）

第六节　沙　　眼

【病因】病原体为沙眼衣原体,沙眼的分泌物能传染此病。沙眼原发感染愈合后可不留瘢痕,在流行地区,卫生条件差,常有重复感染。原发感染使结膜组织对沙眼衣原体致敏,再遇沙眼衣原体时,则引起迟发超敏反应。多次的反复感染加重原有的沙眼的血管翳及瘢痕形成,甚至睑板肥厚变形,引起睑内翻、倒睫、加重角膜混浊,损害视力,甚至失明。除重复感染外,合并其他细菌性感染。

【诊断】

1. 临床表现

（1）乳头增生:表现为睑结膜充血和粗糙不平,外观呈红色天鹅绒,乳头小而微突起,好发于近内外眦及靠近睑板上缘的睑结膜。

（2）滤泡形成：早期为轻度隆起或隆起不明显的黄白色小点大小不一，呈圆形，椭圆形或不规则形，为黄色或暗红色丘形胶状颗粒。乳头滤泡均为沙眼的活动病变，1~2个月后进入慢性期。

（3）瘢痕形成：充血减轻结膜肥厚，乳头增生，滤泡形成，经过数年及十余年结膜病变逐渐为结缔组织所代替形成瘢痕，初期瘢痕常出现在上睑结膜的睑板沟，呈白色横纹，瘢痕广泛者呈白色片状，炎症消退，充血中断，而后出现沙眼的并发症。

（4）角膜血管翳：是沙眼病原体侵犯角膜造成的原发损害，为沙眼所特有的临床表现，具有诊断价值，早期即有血管从角膜上方侵入角膜缘内，位于角膜透明部浅层，重者如垂帘状，常发生于上 1/3 处，严重者形成溃疡。

2. 检查

（1）急性沙眼：呈现急性滤泡结膜炎症状，睑红肿，结膜高度充血，因乳头增生睑结膜粗糙不平，上下穹隆部结膜满面滤泡，合并有弥漫性角膜上皮炎及耳前淋巴结肿大。数周后急性炎症消退，转为慢性期。

（2）慢性沙眼：因反复感染，病程迁延数年至十多年。充血程度虽减轻，但与皮下组织有弥漫性细胞浸润，结膜显污秽肥厚，同时有乳头增生及滤泡形成，滤泡大小不等，可显胶样，病变以上穹隆及睑板上缘结膜显著。同样病变亦见于下睑结膜及下穹隆结膜，严重者甚至可侵及半月皱襞。角膜血管翳：它是由角膜缘外正常的毛细血管网，越过角膜缘进入透明角膜，影响视力，并逐渐向瞳孔区发展，伴有细胞浸润及发展为浅的小溃疡，痊愈后可形成角膜小面。细胞浸润严重时可形成肥厚的肉样血管翳。

3. 诊断标准

（1）潜伏期 5~12 日，自觉有流泪及异物感。可有少许分泌物。

（2）结膜充血，特别在上睑结膜和穹隆部结膜处。

（3）结膜有乳头增生和滤泡形成。

（4）中后期可出现瘢痕，呈灰白色线状或网状。

（5）在炎症期，可波及角膜引起角膜浅层血管新生，称为"血管翳"。

（6）中后期可出现并发症或后遗症。如睑内翻、倒睫、睑球粘连、上睑下垂、实质性结膜干燥症等。亦可发生慢性泪囊炎和角膜溃疡。

典型的沙眼根据睑结膜的乳头、滤泡、角膜血管翳和结膜瘢痕的出现较易诊断。由于睑结膜的乳头增生和滤泡形成并非为沙眼所特有，因此早期沙眼的诊断在临床病变尚不完全具备时较困难，有时只能诊断"疑似沙眼"，要确诊须辅以实验室检查。沙眼的诊断至少要符合下列临床表现中的两项：①上睑结膜滤泡；②角膜缘滤泡及后遗症（Herbert 小凹）；③典型的睑结膜瘢痕；④膜缘上方血管翳。

实验室检查有助于确立沙眼的诊断。结膜刮片后行 Giemsa 染色,但不是都可以找到。也可用荧光抗体染色、酶联免疫测定、聚合酶链反应等方法来检测沙眼衣原体。

【沙眼分期】为了统一进行流行病学调查和指导治疗,国际上对沙眼的表征进行了分期。国际上常用 MacCallan 分期法:

Ⅰ期(浸润初期):上睑结膜与穹隆结膜呈现充血肥厚,上方比下方明显,且发生初期滤泡与早期沙眼血管翳。

Ⅱ(活动期)上睑结膜有明显的活动性病变,即乳头、滤泡.角膜有血管翳。

Ⅲ(瘢痕前期)同我国Ⅱ期。

Ⅳ(瘢痕期)同我国Ⅲ期。

我国 1979 年在全国第二届眼科学术会上也制定了沙眼的分期法:

Ⅰ期(进行活动期) 上睑结膜乳头和滤泡并存,上穹隆结膜模糊不清,有角膜血管翳。

Ⅱ期(退行期) 上睑结膜自瘢痕开始出现至大部分变成瘢痕,仅留少许活动病变。

Ⅲ期(完全瘢痕期) 上睑结膜活动性病变完全消失,代之以瘢痕,无传染性。

1987 年世界卫生组织介绍了一种新的简单分期法来评价沙眼严重程度。衡量时主要根据有无发生滤泡性结膜炎症、弥漫性结膜炎症、睑结膜瘢痕、倒睫或睑内翻角膜混浊等 5 个体征。

【治疗】局部用药为主,全身用药为辅,必要时可行手术治疗。自磺胺及抗生素应用后,沙眼治疗上有了显著进步。实验研究证明,利福平、四环素、金霉素、土霉素、红霉素、磺胺及喹诺酮类等对沙眼衣原体有抑制作用。

1. 局部治疗 0.1% 利福平眼液,10%～15% 磺胺醋酰钠滴眼液,0.5% 红霉素眼膏,0.5% 金霉素眼膏点眼。疗程为 8～10 周,新生儿在治疗眼部感染的同时不应忽视其他部位的衣原体感染。

2. 全身治疗 口服红霉素和磺胺类制剂。

3. 针对沙眼的后遗症及并发症,目前少见。

乳头增生严重的,可行药物摩擦,以棉签或海螵蛸棒蘸磺胺或四环素,摩擦睑结膜及穹隆结膜。滤泡多者行压榨术,局麻下以轮状镊子挤破滤泡,排出其内容,同时合并药物治疗,促进痊愈。对消眼的后遗症如少数倒睫可行电解术,睑内翻倒睫者,需做手术矫正。

(陈 敏)

第七节 新生儿滤泡性结膜炎

新生儿滤泡性结膜炎又称包涵体性结膜炎。

【病因】是一种性源性传染性的急性或亚急性滤泡性结膜炎。新生儿主要为产道感染,病原体为沙眼衣原体抗原型的 D-K。

【诊断】

1. 临床表现

(1)为一种轻型,良性,病程有一定自限性的新生儿眼病。

(2)潜伏期为生后 5 ~ 14 天,眼睑轻度水肿,大量黏液脓性分泌物,畏光、睁不开眼。

(3)睑结膜充血,浸润增厚、乳头增生,可出现假膜,重症者与淋病性结膜炎相似。球结膜明显充血,水肿,角膜上皮点状着色。

(4)耳前淋巴结肿大,炎症持续 2 ~ 3 周转入慢性期,有时可伴有衣原体性呼吸道感染,肺炎,中耳炎病变。

(5)晚期有显著滤泡形成,3 ~ 12 个月自行消退,一般不留瘢痕,无角膜血管翳。

2. 检查

(1)眼睑红肿充血、主要见于下穹隆以及下睑结膜。

(2)结膜刮片可见包涵体。

(3)诊断标准

1)新生儿结膜囊有大量脓性分泌物。

2)结膜刮片后 Cram 染色或 Giemsa 染色行细胞学检查无细菌、可见包涵体。

3)眼睑结膜充血、肥厚、乳头肥大。

4)与新生儿淋菌性结膜炎鉴别。

【治疗】

1. 局部治疗 局部滴用 0.1% 利福平或 15% 磺胺醋酰钠眼水,睡前加用红霉素眼膏。

2. 全身治疗 新生儿或婴幼儿口服红霉素。40mg/(kg·d)分四次口服,病程至少 2 周。

(陈 敏)

83

第八节 过敏性结膜炎

可分为:速发型超敏反应性结膜炎和迟发型过敏反应性结膜炎。

一、速发型超敏反应性结膜炎

临床上分为:春季卡他性结膜炎、巨乳头性结膜炎、枯草热性结膜炎(又称季节性变应性结膜炎)以春季卡他性结膜炎为多见。

(一)引起速发型超敏反应性结膜炎因素

1. 接触一些抗原过敏而引起的结膜炎。

2. 抗原主要有花粉、灰尘、湿冷空气、尘螨、动物毛发、香皂、香水、化妆品、药物、隐形眼镜及其护理液等。

3. 因个体差异常见引起过敏性结膜炎的过敏物质是植物花粉,这种过敏性结膜炎的症状多呈季节性变化。若过敏物质是灰尘、尘螨或动物的毛发等,因为这些过敏原常年存在,所以过敏的症状也是全年连续的,症状较轻,但也可能随季节不同而加重。

4. 本病多见于儿童及青年,男性较多。

(二)春季卡他性结膜炎

下文详述。

(三)枯草热性结膜炎(又称季节性变应性结膜炎)

【病因】

1. 季节性过敏性结膜炎以中青年最常见,起病迅速。

2. 接触致敏物即发生,脱离致敏原症状缓解。

3. 接触性过敏性结膜炎有明确接触史,例如药物或化妆品接触史。避免接触后症状缓解。

【临床表现】

1. 眼睑及结膜极度瘙痒并有烧灼感和刺激症状。

2. 眼睑水肿、潮红、湿润或湿疹样损害。

3. 早期病变出现于眦部,迅速扩展至上下眼睑。

4. 睑结膜充血、水肿、有乳头增生及大量排列形成的滤泡。

5. 球结膜轻度充血,水肿较重,呈粉红色隆起。

6. 分泌物成浆液或黏液性。同时伴有哮喘和鼻炎。

7. 去除致敏原后症状和体征短时间内消失,不留瘢痕。

【治疗】

1. 去除致敏原。

2. 局部滴用抗过敏眼水。

3. 3% 硼酸水热敷。

4. 口服抗过敏药物,如氯苯那敏(扑尔敏)等。

5. 有细菌性混合感染者,局部加用抗菌药物。

(四)巨乳头性结膜炎

【病因】常有隐形眼镜(角膜接触镜)配戴史。为免疫和外伤所致。

【临床表现】

1. 患眼痒及烧灼感。

2. 睑结膜充血和巨大乳头。

3. 有黏液性分泌物或血性分泌物。

【治疗】

戴接触镜者应终止戴接触镜、局部滴用糖皮质激素和色甘酸钠眼水,有角膜炎者对症治疗。

二、迟发型过敏性结膜炎

根据病变发生的部位临床分为泡性结膜炎、泡性角结膜炎及束状角膜炎。

(一)引起迟发型过敏性结膜炎因素

1. 各种药物,如阿托品、新霉素、汞剂、可卡因、抗生素等。

2. 化妆品、染发剂、眼睫毛染料等。

3. 微生物蛋白质引起的迟发型变态反应性疾病。

(二)泡性结膜炎

1. 发生在球结膜的结节呈灰红色,直径约 1～4mm,结节周围限局性结膜充血。

2. 结节易破溃,顶端形成溃疡。随后上皮细胞由边缘向内生长,1周左右溃疡愈合,一般不留瘢痕。

3. 在较严重的病例,有时形成较大的溃疡,病变可深及浅层巩膜、愈合后遗留瘢痕。少数在睑结膜或睑缘。

(三)泡性角结膜炎

下文详述。

(四)药物性变态反应性结膜炎

【临床表现】

1. 眼睑及结膜极度瘙痒并有烧灼感和刺激症状。

2. 眼睑水肿、潮红、湿润或湿疹样损害。

3. 睑结膜充血、水肿、有乳头增生及大量排列形成的滤泡。

4. 球结膜轻度充血,水肿较重,呈粉红色隆起。

5. 分泌物成浆液或黏液性。

【治疗】

1. 去除致敏原。

2. 局部滴用抗过敏眼水及眼膏。

3. 口服抗过敏药物,如氯苯那敏等。

4. 有细菌性混合感染者,局部加用抗菌药物。

(五)束状角膜炎

见角膜病章节。

（陈　敏）

第九节　春季结膜炎

春季角结膜炎,又名春季卡他性结膜炎,好发于青春期,多双眼发病,男孩发病率高于女孩。发病特点为季节性发病,见于春夏季。

【病因】本病是对外源性过敏原的高度过敏反应,通常是花粉。

【诊断】

1. 临床表现

(1) 症状:眼部瘙痒,流泪,有分泌物,伴异物感、灼热感。

(2) 体征:

1) 睑结膜型:病变位于上睑结膜,有扁平、肥大、地图样、形状不规则,硬韧的乳头,呈铺路石样排列,可有毛细血管丛。严重者可有伪膜形成。一般不侵犯穹隆部,下睑结膜很少受侵,分泌物量较少。

2) 角结膜缘型:角膜缘附近球结膜增厚呈黄褐色或污红色胶样,增厚的球结膜围绕角膜形成隆起。部分急性期可在角膜缘见到白色 Horner-Trantas 结节。

3) 混合型:同时兼有以上两种病变。

2. 检查

(1) 好发于男性,季节性反复发作;

(2) 眼部瘙痒,流泪,有分泌物,伴异物感或灼热感;

(3) 上睑结膜乳头增生呈扁平的铺路石样或角膜缘部胶样增生;

(4) 显微镜下结膜分泌物涂片和 Horner-Trantas 结节活检行 Giemsa 染色,每高倍视野出现超过 2 个嗜酸性粒细胞。

【鉴别诊断】

1. 巨乳头性结膜炎　本病多由佩戴结膜接触镜、长期佩戴义眼等引起,无季节性反复发作,临床表现与春季结膜炎相似。

2. 接触性结膜炎 本病多由于长期应用某种药物引起结膜变态反应,常伴眼睑皮肤的变态反应。

【治疗】由于过敏原难以确定,即使确定也难以避免接触过敏原,所以治疗完全是对症处理,缓解症状。

1. 药物治疗

(1)糖皮质激素眼水:症状严重者可短期应用糖皮质激素眼水。

(2)细胞膜稳定剂:如2%色甘酸钠,可抑制过敏介质释放。

(3)血管收缩剂:含0.1%肾上腺素溶液的眼水。

(4)抗组胺药物点眼或口服:含马来酸氯苯那敏等抗组胺药物的眼水都有很好的止痒效果。严重者可口服扑尔敏、曲普利啶(克敏)等抗组胺药物。

(5)非甾体类眼水:抗炎症反应。

(6)分泌物过多时可用3%碳酸氢钠溶液冲洗结膜囊。

2. 其他 微波热凝,中医治疗等。患者治疗效果不佳时,可考虑移居寒冷地区。

【疗效标准】

1. 治愈 痒及异物感消失、充血消退、结膜胶样隆起消除、乳头扁平。

2. 好转 痒及异物感明显减轻、充血消退,胶样隆起及乳头存在。

3. 无效 治疗前后无变化。

（林 珊）

第十节 泡性角结膜炎

【病因】微生物蛋白质引起的迟发型免疫反应。常见致病微生物包括结核分枝杆菌、金黄色葡萄球菌、白念珠菌等。

【诊断】

1. 临床表现

(1)症状:初期为异物感或灼热感,侵及角膜可有疼痛、畏光、流泪等症状。

(2)体征:

1)泡性病变一般1~4mm,可单发或者多发。

2)泡性病变初起为实性,周围有局限性充血。

3)随着病程进展,顶端破溃形成溃疡,结膜部位愈合不留溃疡,角膜部位愈合可留有浅淡瘢痕。

4)角膜缘处的溃疡可向角膜中央逐渐发展成束状混浊,结膜血管也进入此束中,并向束端溃疡处行进,称之为束状角膜炎。

2. 检查

(1) 好发于幼儿及青少年、营养不良、体弱、偏食等人群;

(2) 患者有眼部异物感、流泪等刺激症状;

(3) 角膜或结膜病初为实性结节样小泡,周围有充血;

(4) 结节破溃时,位于结膜部位病变荧光素染色呈黄色,位于角膜部位病变荧光素染色呈绿色。

【鉴别诊断】表层巩膜炎:好发于年轻人,多单眼受累,主诉为无痛性眼红,自然光线下表现为鲜红色充血,结节性表层巩膜炎部位的结膜在结节之上滑动。

【治疗】本病可自限,易复发,要改进全身状况,预防复发。

1. 糖皮质激素眼水　结核菌体蛋白引起的泡性结膜炎对激素治疗敏感。

2. 非甾体类眼水　抑制炎症反应。

3. 抗生素眼水　局部破溃应使用抗生素防治感染。

4. 全身用药　补充各种维生素、钙剂等。

5. 其他　中医治疗。

(林　珊)

第十一节　结膜下出血

球结膜下血管破裂或其渗透性增加引起。通常结膜下出血只是症状,而不是真正的病种。

【病因】

1. 结膜炎　柯-魏双杆菌(Koch-Week 杆菌)感染时,常可见点状、小片状出血,流行性出血行角膜炎可伴大片结膜下出血。

2. 外伤　眼外伤、头部或胸部受挤压伤。

3. 全身性疾病　高血压、糖尿病、动脉硬化、肾炎、血液病、传染性疾病。

4. 特发性结膜下出血　无明显病因及诱因,可能与血液流变学改变有关。

【诊断】

1. 临床表现

(1) 症状:结膜充血。

(2) 体征:球结膜下可见点、片状出血,初期为鲜红色,逐渐变为棕色,病情严重者可出现整个球结膜下出血。

2. 检查　裂隙灯下见球结膜下点、片状出血,可明确诊断。

【治疗】

1. 患儿要注意休息,避免剧烈运动。

2. 首先要查找病因,才能针对病因进行治疗。

3. 出血早期可以冷敷,收缩血管,到后期可以热敷,促进吸收。

4. 光凝术 封闭血管。

5. 预防性抗生素使用 夜间可使用眼膏保护球结膜。

（林 珊）

第十二节 结 膜 结 石

【病因】慢性炎症所致的结膜脱落的上皮细胞和变性的白细胞凝固而成。

【诊断】

1. 临床表现

（1）结膜表面可见单个或群集成簇的边界清楚的黄白色,硬韧的小颗粒物。尤以上睑结膜为著。

（2）一般无自觉症状,若突出结膜表面可有异物感。

（3）可伴随有结膜滤泡、乳头、瘢痕形成等慢性炎症表现。

（4）有时可损伤角膜而引起磨、痛、畏光、流泪等症状。

2. 检查

（1）检查结膜表面有无黄白色坚硬小结节,尤以上睑结膜为重点。

（2）检查结膜结石有无突出结膜表面。

（3）检查结膜有无慢性炎症的表现和角膜有无损伤。

3. 诊断标准

（1）根据结膜表面黄白色坚硬的小结节可以诊断。

（2）要与睑板腺腺体阻塞相鉴别。

【治疗】

1. 无自觉症状者,无需治疗。

2. 突出结膜表面结石者,可在表面局部麻醉下剔除。

（潘爱洁）

第十三节 结膜血管瘤

【病因】先天性血管组织发育畸形所致。

【诊断】

1. 临床表现:分为毛细血管瘤和海绵状血管瘤。

(1) 出生时或出生不久即出现,单纯发生结膜者较少,多于眼睑、巩膜、眼肌或眼眶血管瘤共存。合并青光眼称为 Sturge-Weber 综合征。

(2) 毛细血管瘤表现为结膜面团状扩张的毛细血管,范围小,位置浅,无明显界限,可带蒂。

(3) 海绵状血管瘤表现为一隆起的紫红色肿瘤,范围大,位置深,边界清楚,有包膜。

(4) 瘤体有压缩性,随结膜一起移动。

2. 检查

(1) 检查结膜表面瘤体的位置深浅、范围、有无压缩性。

(2) 检查瘤体邻近组织状况。

(3) 检查眼球运动有无障碍。

(4) 检查眼压、眼底、屈光间质状况。

(5) 进行 CT 或磁共振检查,了解眼眶或颅内有无血管瘤。

3. 诊断标准

(1) 出生时或出生不久出现。

(2) 结膜表面孤立团状扩张的毛细血管,边界不清,有压缩性。

(3) 结膜表面弥散的紫红色隆起的肿物,边界清有包膜,有压缩性。

(4) 可伴有眼睑及邻近组织的血管瘤。

(5) 伴有青光眼表现的称为 Sturge-Weber 综合征。

(6) 应与结膜毛细血管扩张症相鉴别。

【治疗】

1. 口服普萘洛尔。

2. 瘤体内注射平阳霉素或硬化剂、糖皮质激素。

3. 激光治疗。

4. 手术切除治疗。

(潘爱洁)

第十四节　结膜乳头瘤

【病因】乳头瘤病毒引起,属良性肿瘤,有恶变的可能。

【诊断】

1. 临床表现　按生长部位分为结膜型和角膜缘型两种。

（1）结膜型外观似菜花或桑葚状,质软而色红,隆起于结膜表面,其下有蒂,常多发,多见儿童;好发于泪阜,半月皱襞及穹隆部,很少恶变。

（2）角膜缘型起源角膜缘处或角膜附近的球结膜上,可向角膜表面扩散而覆盖角膜表面呈息肉状,初起瘤体较小,色粉红,呈草莓状,基底宽,有恶变的可能。

（3）裂隙灯角膜显微镜检查可见乳头内含有新生弯曲的血管。

（4）肿瘤表面由于眼睑长期摩擦可能出现角化。

（5）病理检查示:乳头瘤有覆盖以增殖上皮的结缔组织芯。

2. 检查

（1）检查双眼视力,判断有无视力受损。

（2）检查肿瘤发生的部位、形态、色泽、大小、数目、活动度、表面血管状况。

（3）检查肿瘤是否向角膜扩散及角膜状况。

（4）检查双眼屈光间质及眼底。

（5）组织活检可确诊。

3. 诊断标准

（1）结膜型:结膜表面任何部位可见外观呈红色桑葚状或菜花状带蒂的瘤体。

（2）角膜缘型:角膜缘处及附近球结膜可见菜花状,色粉红,基底宽的瘤体,可向角膜扩展而覆盖角膜表面呈息肉状。

（3）病理检查可确诊。

【治疗】

1. 手术切除,要彻底,防止复发。

2. 基底部行烧灼或药物腐蚀。

（潘爱洁）

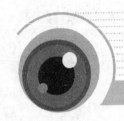 # 第六章 泪 器 病

第一节　新生儿泪囊炎

【病因】

1. 新生儿泪囊炎是由于先天性泪道发育障碍,鼻泪管下段的胚胎性残膜,也称为 Hsaner 瓣没有退化,管腔被上皮细胞残屑阻塞,阻塞鼻泪管下端而引起的继发感染。

2. 少数以泪道及鼻泪管骨部狭窄或鼻部畸形所造成,特别是鼻低平或面部狭窄者,黏膜稍有肿胀即可导致阻塞,若发育时期鼻泪管管道不全或黏膜皱褶形成,官腔内径会太小,黏膜肿胀可使之完全阻塞而引起继发感染。

3. 一旦分泌物在泪囊内积聚形成囊肿,泪囊壁会失去张力而扩张,分泌物在泪囊内积聚形成囊肿。在内眦韧带下方有一波动的突起,挤压时有分泌物从泪小管回流或压入鼻腔,一旦因为炎症上下泪小管闭塞,囊肿将继续扩张,在皮下形成囊性肿块。

4. 泪液分泌过多和滞留可使泪囊张力减弱,同时又是慢性激惹,泪囊壁抵抗力降低,易受细菌侵袭而发炎。

5. 异物　如从泪小点进入的睫毛或从鼻腔进入鼻泪管的异物亦可引起泪囊炎。

6. 新生儿泪囊炎的主要致病菌是葡萄球菌,而其他的慢性泪囊炎以肺炎球菌为主,其次才为葡萄球菌及大肠埃希菌。

【诊断】

1. 症状　新生儿泪囊炎的主要症状为溢泪,或伴有分泌物多,检查压迫泪囊即可见有黏液性或脓性分泌物溢出。

2. 体征　溢泪使泪囊部皮肤潮红、糜烂,出现慢性湿疹表现。挤压泪囊区有黏液或粘脓性分泌物自泪小点溢出,鼻侧球结膜充血,如泪囊内分泌物长期引流不畅,则泪囊可逐渐增大形成泪囊黏液囊肿。

3. 实验室检查　分泌物行革兰染色,血琼脂培养以确定感染细菌类型。

4. 鉴别诊断

(1) 累及内眦部的面部蜂窝织炎:挤压泪囊区无分泌物自泪小点溢出。

（2）急性筛窦炎：鼻骨表面疼痛、肿胀，发红区可蔓延至内眦部。

（3）急性额窦炎：炎症主要累及上睑，前额部有触痛。

【治疗】

1. 早期发现即应施行泪囊按摩治疗，用示指自泪囊上方向下方（鼻泪管方向）挤压，同时压住泪小管，使分泌物向下冲破先天残膜，观察泪小点是否狭小、膜闭、畸形等。

2. 冲洗泪道的目的是为了彻底清除脓性或黏液性分泌物，加强药物疗效。

3. 选择毒性低、浓度低的适宜新生儿应用的抗生素眼水，如妥布霉素滴眼液，每次1~2滴，每日3~4次，泪囊区挤压按摩后、泪道冲洗前后和泪道探通前后均需点药治疗。

4. 对于保守治疗2周以上无效者，应该积极尽早选择泪道探通手术。其中2~4个月新生儿泪囊炎行泪道探通手术效果最佳，泪道组织若没有长期炎症造成的多发性粘连和狭窄，手术一次探通成功率较高。

5. 对于鼻泪管下端为骨性阻塞，大泪囊，患儿年龄若较大，应采用传统的鼻腔泪囊吻合术。

6. 少数以泪道及鼻泪管骨部狭窄或鼻部畸形所造成的泪道阻塞而引起的新生儿泪囊炎，经过多次探通效果不佳者需采用泪道置管术，目前国内已经有相关报道，早期行泪道探通手术治疗泪道阻塞已为大家所公认。

（吴 倩）

第二节 急性泪囊炎

【病因】急性泪囊炎在小儿多由先天性鼻泪管下端残膜阻塞引起，也有由于局部外伤所致鼻泪管阻塞导致，也可以由于结膜炎，炎性分泌物阻塞鼻泪管，也有由慢性泪囊炎引起的急性发作。

常见致病菌为葡萄球菌、链球菌、假白喉杆菌等。

【诊断】

（一）症状

1. 局部症状

（1）出生后数日或数周发现患儿溢泪。

（2）患眼内眦以下泪囊区有红肿及压痛，可伴睑结膜充血水肿、流泪，分泌物多等局部不适，压迫泪囊即可见有黏液脓性或脓性分泌物溢出。

（3）局部红、肿、热、痛，重者肿胀可蔓延到下眼睑、鼻根部及面颊部，加重可形成脓肿，疼痛可向额部放射，数日后红肿局限，极少数可并发眼眶及颜面部的蜂窝织炎。

（4）严重患儿脓肿形成，穿破皮肤可形成泪囊瘘。

2. 全身症状

（1）耳前和颌下淋巴结肿大、压痛。

（2）白细胞增高，伴随体温升高等全身不适。

（二）体征

（1）患眼内眦以下泪囊区皮肤红肿有压痛，向下睑、鼻根部及颊部蔓延。

（2）轻压泪囊区可见脓液由泪小点反流。

（3）行血常规检查，白细胞多增高。

（4）分泌物多抗生素不敏感时可行分泌物革兰染色，血琼脂培养以确定感染细菌类型培养及药敏试验。

（三）实验室检查 分泌物或脓液行革兰染色，血琼脂培养以确定感染细菌类型。

【治疗】泪道阻塞应该早期积极治疗，不要等到形成泪囊脓肿了再治疗，这样会对孩子造成终身损伤。

1. 泪囊按摩治疗 用示指自泪囊上方向下方挤压，使分泌物向下冲破先天残膜，挤压后滴入抗生素眼药水，妥布霉素滴眼液，4 次 / 日，滴药水前应用棉签将脓液擦拭干净。并全身应用抗生素药物控制感染。

2. 泪道冲洗 反复进行泪道冲洗引流出泪囊脓液，对于急性泪囊炎的孩子不要行泪囊切开。

3. 全身和局部抗感染 一旦炎症控制，应针对病因手术治疗泪道阻塞。

（1）如保守治疗无效，2 ~ 4 个月大时，可局麻下行泪道探通术。

（2）泪道探通失败的患者应行泪道插管手术，否则可能引起泪囊周围组织感染，或形成泪囊瘘。

（吴 倩）

第三节　慢性泪囊炎

【病因】慢性泪囊炎常因鼻泪管阻塞所致。鼻泪管阻塞可发生在先天性鼻泪道阻塞、沙眼或慢性鼻炎、鼻黏膜、鼻黏膜肥厚、鼻中隔偏曲和鼻息肉等病。泪液的滞留继而引起细菌感染，以肺炎双球菌多见。

【诊断】

1. 临床表现

（1）溢泪，眼分泌物增多，外观皮肤正常或者内眼角部位的皮肤湿疹，泪阜、半月瓣及内眦部结膜充血,泪囊部位无压痛,挤压泪囊有黏液性、黏液脓性或脓性分泌物自泪小点溢出。

（2）有时由于分泌物的聚集、泪囊失去张力,在皮肤表面可看到泪囊部有一半球形隆起,触之较硬用力挤压后有大量黏液性分泌物溢出称为泪囊黏液囊肿。

（3）慢性泪囊炎作为眼部的感染病灶,对眼球构成潜在威胁。如果眼球外伤或施行内眼手术,容易引起化脓性感染,发生细菌性角膜溃疡或化脓性眼内炎。

2. 检查

（1）观察外观皮肤有无湿疹,结膜充血情况,泪囊部位有无压痛,挤压泪囊有无分泌物自泪小点溢出。

（2）冲洗泪囊时,可以见到分泌物反流。

（3）CT 检查:慢性泪囊炎形成囊肿时,表现为圆形或类圆形囊状水样密度影。CT 泪囊造影可发现鼻泪管阻塞、狭窄及扩张的部位及程度,并可显示泪道系统及眶周结构和鼻部的病变。

3. 诊断标准

（1）溢泪,眼分泌物增多,挤压泪囊有黏液性、黏液脓性或脓性分泌物自泪小点溢出。

（2）冲洗泪囊时,可以见到分泌物反流。

（3）CT 检查示圆形或类圆形囊状水样密度影。CT 泪囊造影显示鼻泪管阻塞、狭窄及扩张。

【治疗】

1. 保守治疗　各种抗生素眼药水频滴患眼,并将泪囊脓液挤压干净。

2. 泪道冲洗　用生理盐水加抗生素冲洗。

3. 手术疗法　经过一个时期冲洗,待分泌物消失时方可采用。泪道探通术操作简单,但易复发;泪道插管术,适当延长置管时间,成功率较高,可作为首选,以上无效者可考虑以泪囊鼻腔吻合术。

（于　刚）

第四节　泪道狭窄或阻塞

【病因】由于泪道系统胚胎发育异常或创伤、烧伤、炎症粘连、异物、肿瘤、结石、药物毒性或手术后瘢痕等造成的泪道狭窄或阻塞,使泪液不能进入泪道。可发生在泪点、泪小管、泪囊与鼻泪管交界处以及鼻泪管下口等泪道系统。

【诊断】

1. 临床表现

(1)单眼或双眼持续性溢泪,结膜囊可见新月形的泪湖形成,部分患儿由于长期溢泪可出现下睑皮肤浸渍或粗糙及颜面部湿疹。

(2)伴发感染时出现反复的结膜囊黏液脓性分泌物,结膜充血,指压泪囊区有脓性分泌物从泪小点溢出。可有急慢性泪囊炎发生,该病可同时并发耳炎或咽炎。

2. 检查

(1)泪道冲洗不通或不畅 冲洗液全部或部分反流,甚至可见黏液或脓性分泌物。

(2)荧光染料消失试验(fluorescein dye disappearance test,FDDT)

阳性:观察患儿结膜囊荧光素染色后 5 分钟后荧光素排泄的情况,分为四级(0～1 级为 FDDT 阴性,2～3 级为 FDDT 阳性):

0 级:荧光素排泄干净结膜囊内无荧光素染色;

1 级:结膜囊内边缘处仅见较窄的荧光素着染的泪液条带;

2 级:介于 1 级与 3 级之间;

3 级:结膜囊内可见宽厚明亮的荧光素着染的泪液条带。

(3)泪道造影:直观显示泪道狭窄或阻塞的情况及部位。

3. 诊断标准

(1)具有单眼或双眼的持续性的溢泪、眼睑湿疹、反复的结膜囊黏液脓性分泌物等临床表现。

(2)泪道冲洗不畅或不通,FDDT 试验阳性,泪道造影可见狭窄或阻塞。

【治疗】

(一)非手术治疗

大部分先天性 Hasner 阻塞可自行开放或通过按摩和局部应用抗生素眼药水治愈,但随年龄增长自愈率降低。

(二)手术治疗

适用于非手术治疗无效的先天性泪道阻塞患儿或其他原因引起的泪道阻塞。

1. 泪道探通术 简单易行,适用于年龄较小的先天性泪道阻塞患儿,常作为非手术治疗失败后的首选手术方式。但随着治疗年龄的增加,治愈率明显下降,且对于较为复杂的泪道阻塞,手术成功率又有明显的下降。

2. 泪道置管术 与传统的泪道探通术比较,泪道置管术具有更高的一次成功率。目前应用的治疗方式有 Ritleng 泪道插管术、Crawford 泪道插管术、记忆导丝引导 Y 型泪道插管术及双泪小管鼻插硅胶管术等。对于泪道探通失败或者较为复杂的泪道阻塞患儿可使用泪道插管术。

3. **球囊扩张术** 是目前国际上较为先进的一种泪道微创手术,在儿童泪道阻塞的治疗当中可以很好的在狭窄的局部起到扩张泪道的作用,避免单纯的泪道探通术后因为泪道狭窄而再次阻塞,特别是对于曾经进行过泪道探通术失败或者年龄比较大的患儿,手术的成功率远远高于普通的泪道探通术。但器械材料较昂贵。

4. **泪道内镜** 是近年来开展的一项新技术。其能够在窥镜引导直视下对病变部位、类型和程度进行直观的观察,并可同时进行相应治疗,对于阻塞部位可联合采用激光或微型骨钻处理,并可在直视下引导硅胶管的植入,使手术更为方便、安全和微创。对于一些难治性泪道阻塞性疾病、特殊病因引起的泪道阻塞(如异物、肿瘤、结石等),特别是一些合并骨性狭窄或多处泪道狭窄的泪道阻塞患儿的诊治具有更多的优势。

5. **鼻窦内镜** 对于有过探通失败,假道史和鼻泪道低位狭窄阻塞的复杂病例,鼻窦内镜下行泪道探通、鼻腔泪囊吻合、鼻腔泪囊造孔术是一种安全、准确、高效的辅助方法。特别是对于一些少见的先天异常,如泪囊突出,面部畸形和呼吸道缺陷等,及耳鼻喉科相关疾病如腭垂分支畸形、分泌性中耳炎等引起或伴发的泪道阻塞能够很好地协助诊断治疗。

(于　刚)

第五节　泪　道　瘘

【病因】先天性泪道瘘也称泪道瘘,是一种泪道附属器的发育的异常,可为单侧或双侧。瘘管与泪囊相通,为近泪囊上端外侧发出的芽突发育而来,或系皮肤内陷发育而来。

【诊断】

(一)临床表现

1. 面颊区皮肤可见凹陷或瘘管瘘口,开口位置常在鼻外侧,低于内眦韧带,也可位于两泪小管之间,瘘管开口可有单侧或双侧、也有两个瘘管者。因液体排出量少,出生时常不被觉察。患儿哭闹时可见泪液自瘘管溢出,晨起可见瘘管口有分泌物结痂,部分堵塞瘘口。泪液常引起漏口周围皮肤湿疹或脱屑。感染时有脓液排出。

2. 合并泪道及全身的各种遗传性发育疾病,多见于双侧先天性泪囊瘘。如:下泪小点和下泪小管缺如、斜视、Down 综合征、Charge 综合征、EEC 综合征、尿道裂、眼距过宽症、鼻眶筛区脑膜膨出等。

（二）检查

1. **内侧瘘** 瘘管从泪囊直接开口于鼻腔者,临床上不易被察觉。

2. **外侧瘘** 瘘管开口于面颊,瘘管周围皮肤与正常皮肤一样,此型较易发现。外侧瘘又可分为单侧或双侧,也可在一侧有两个瘘管。瘘管开口位置通常在鼻外侧稍低于内眦韧带或略高于上、下泪小管之间。挤压瘘口有清液或黏液脓性分泌物溢出。若瘘口小,常被忽视。有些瘘口较大,周围皮肤可见淡褐色色素斑,囊腔容积较大,裂隙灯下可见囊腔内壁的红色黏膜组织。

3. **泪道探针** 使用 Bowman 探针,注意操作轻巧,遇有阻力切勿强行推进,以免造成假道。

4. **泪道造影** 在常规冲洗泪道以后,注入碘油,然后做 X 线摄片检查,对于内侧瘘及盲端在皮下的瘘管是很好的检测手段。

（三）诊断标准

根据泪囊区皮肤瘘管不断流出清亮液,可做出诊断。泪道冲洗大量液体自瘘管开口溢出,可以明确有无感染及泪道阻塞。

先天性泪囊瘘需与后天性泪囊瘘相鉴别。前者瘘口小,边界整齐,无炎性肉芽组织;后者瘘口是因泪囊炎症破溃后形成,瘘口周围多数有炎性肉芽组织增生。

【治疗】发现先天性泪囊瘘,要寻找与之有关的眼部及身体的异常并进行处理。

对于单纯的泪囊瘘管,如果泪道冲洗通畅,治疗目的在于封闭其在皮肤表面的开口或手术切除瘘管。

如果伴有泪道阻塞或泪囊炎,可以置入泪道引流管,泪道通畅后建议切除瘘管,部分患者泪道通畅后窦道可以封闭。

1. **非药物治疗** 常规行泪道冲洗必不可少,一是清洁泪道,预防伤口感染;二是检查泪道是否通畅。泪道冲洗时需用纱布及手指压住瘘管开口,以免冲洗液自瘘口分流出后冲洗压力降低,在泪道通畅的情况下无鼻腔流水及吞水动作,而作出鼻泪管阻塞的错误判断。

2. **药物治疗** 若瘘管有急性感染,瘘口周围皮肤红肿,应用抗生素控制感染后及时手术。

3. **手术治疗** 先天性泪囊瘘手术的治疗方法很多,一般认为无临床症状者无需处理。对有症状患者的治疗,临床常见有以下几种:①缝合瘘管。②热烙或硝酸银烧灼。③瘘管搔刮术。④手术切除瘘管。⑤泪囊鼻腔吻合术联合瘘管切除术及鼻泪道插管术。

随着内镜技术的发展,在内路直视下进行鼻腔泪囊吻合术并瘘管切除术被认为是较为有效的手术方式。在鼻内镜下操作,可直接观察骨孔大小、位置及开口情况,准确切开泪囊,不损伤肌肉及内眦韧带,保持泪囊的导泪作用。由于不切开皮肤,面部无瘢痕,不影响美观。一些新的创伤小的治疗方法相继被报道:采用 Nd:YAG 激光、KTP 泪道激光治疗泪囊瘘管,均取得了良好疗效。但上述方法仍需要特殊的设备,在一定程度上限制了其在临床上的应用。

（于 刚）

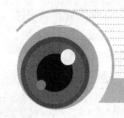

第七章 角膜病

第一节 巨大角膜

【病因】尚不明确。是一种先天性发育异常,男性多见。通常为 X 连锁隐形遗传,也可有常染色体显性或隐性遗传,但较少见。

【诊断】

1. 临床表现

(1)角膜横径在 13mm 以上,纵径 12mm 以上。角膜透明,边界清晰,角膜厚度正常,内皮计数正常。

(2)前房较深,少数伴有虹膜和瞳孔异常。常合并近视及散光,矫正视力正常。

(3)为先天性,双侧性,静止性。男性多见。

(4)可伴有白内障,甚至可以伴有全身先天性异常,如 Marfan 综合征。

2. 检查

(1)角膜直径测量。

(2)角膜超声检查及眼压测量有助于和先天性青光眼所致大角膜区别。

(3)裂隙灯检查眼前节及晶状体。

(4)角膜曲率及屈光度测定。

(5)骨骼、心血管、神经及皮肤检查。

3. 诊断标准　根据发病年龄和角膜直径扩大等特征性改变,可以明确诊断。

【治疗】无需特殊治疗,如出现并发症及视力异常,进行相应对症处理。

建议患儿定期随诊。巨大角膜一般不会随年龄增大而扩大,视力也不会受影响,但先天性青光眼患儿的角膜扩大有随年龄变化的特征。

(赵坡)

第二节 球形角膜

【病因】其病因不明,似为一种与扁平角膜相反的发育异常。另有人认为是一种形态变异,或为水眼病变终止所致。属常染色体隐性遗传。

【诊断】

1. 临床表现

（1）角膜成球形扩大,显著前凸。角膜基质变薄,尤其在周边部最为明显,约为正常角膜厚度的1/3。

（2）前方明显加深,巩膜变薄形成蓝色巩膜,可伴有关节过度伸展。

（3）偶尔可发生后自发性弹力层破裂,引起局灶性基质水肿,几周到几个月后可自行消退。

（4）常为高度近视,可伴有弱视。

2. 检查

（1）检查角膜地形图。

（2）检查视力及屈光情况。

（3）裂隙灯检查前房深度;检查巩膜颜色。

（4）检查有无关节过度伸展。

3. 诊断标准 根据角膜球形隆起,基质变薄以周边部明显,屈光力较正常明显增高,可以诊断。

【治疗】一般无需特殊处理。由于角膜、巩膜组织薄弱,眼部或头部的微小钝挫伤常导致角膜和巩膜的破裂,所以一定要建议这些儿童的父母要提供安全的环境和保护性的眼镜或眼罩。对明显变薄扩张有穿孔趋势者尽早施行角膜移植术。

（赵 坡）

第三节 细菌性角膜溃疡

【病因】引起儿童细菌性角膜溃疡的病原体和成人感染的类似。葡萄球菌、肺炎球菌、假单胞菌是引起儿童角膜感染较常见的细菌,其中最常见的是金黄色葡萄球菌。农作物、指甲划伤、铁屑异物伤是近几年来的致伤因素,随着角膜接触镜在儿童中的应用,接触镜的摩擦伤也日益普遍。

【诊断】

1. 临床表现

（1）自觉症状:显著的畏光,急剧的眼痛、视力障碍、眼睑痉挛、流泪等刺激症状。

（2）体征:

1）高度睫状充血:角膜中央部脓肿,结构模糊不清,前房内有不同程度的积脓,呈黄色或淡绿色。

2）根据菌种不同,角膜溃疡的形成不一:铜绿假单胞菌性溃疡呈环形,其周围角膜高度水肿呈毛玻璃状;匐行性溃疡有灰黄色进展,边缘呈潜行状,其周围的角膜仍透明。

3）匐行性溃疡表面有灰黄色脓液附着,铜绿假单胞菌性溃疡表面有大量黄绿色脓性分泌物黏着。

4）溃疡向纵深发展使后弹力层膨出,溃疡可在2~5天穿孔。

2. 检查 药物治疗前,从浸润灶刮取坏死组织,涂片染色、培养。

3. 鉴别诊断 常见细菌性角膜溃疡鉴别诊断(表7-3-1)。

表 7-3-1

病因	病情特征	诊断要点
葡萄球菌	有结膜炎史,病情发展慢	先有周围边部浅层溃疡,而后中央呈多形性溃疡,前房积脓少
肺炎球菌	起病急、可能有角膜外伤史,溃疡发展很快	位于角膜中央部呈匐行性,有潜掘行状进展缘,呈灰黄色,前房积脓
绿脓假单胞菌	有外伤异物史,溃疡发展迅速,剧痛,刺激症状重	溃疡位于中央呈环形,角膜呈毛玻璃样水肿,溃疡面有黄绿色脓,前房积脓多,2~3日溃疡穿孔
淋病奈瑟菌	多见于新生儿	结膜水肿,角膜周边浸渍,上皮崩解,波及角膜中央,有时有前房积脓

【治疗】

1. 眼部用药 勤滴高浓度强化抗生素眼药水,每半小时一次,采用敏感药物配制眼药水或球结膜下注射,一般不强调全身用药。铜绿假单胞菌者可滴用每 ml 含有 5u 的多黏菌素 B 眼药水,每 15~30 分钟一次,待分泌物减少病情稳定后适当控制滴药次数。对严重病例可作球结膜下注射,每次 17 万 u,每日一次。选用庆大霉素亦可,结膜下注射每次 4 万 u,每日一次,眼药水浓度 1:4000。匐行性溃疡可选用青霉素、庆大霉素或链霉素。

2. 其他治疗 适当配合清创、散瞳和热敷。

3. 手术 经药物控制无法治愈,溃疡将穿孔的病例,可考虑行治疗性板层角膜移植术。重症前房积脓,玻璃体也不健康者,并有眼内炎趋势者,考虑眼球摘除。

(苏 鸣)

第四节　单纯疱疹病毒性角膜炎

【病因】单纯疱疹病毒(HSV)引起的角膜感染称为单纯疱疹病毒性角膜炎(HSK)。同其他任何角膜感染相比,HSV引起的儿童角膜感染有更高的发病率和致盲率。该疾病特点:多类型、易复发、疗法较多。

病原学方面:HSV分两种血清型:HSV-Ⅰ和HSV-Ⅱ,HSV-Ⅰ主要感染部位是生殖器外和腰以上的皮肤黏膜,HSV-Ⅱ主要侵犯生殖器和腰以下的皮肤黏膜,所以新生儿的单纯疱疹病毒感染主要是Ⅱ型。

宿主方面:当机体收到发热、感冒、疲劳、焦虑、冷风烈日、月经、局部药物及创伤等刺激后,全身或局部的免疫功能遭到破坏,潜伏的HSV可能再度活化,导致复发。

【诊断】

（一）临床表现

1. 原发感染　常有全身发热和耳前淋巴结肿痛。眼部主要表现为眼睑皮肤的水疱或脓疱,滤泡性或假膜型结膜炎,点状、树枝状或地图状角膜炎,亦可导致盘状角膜炎。儿童原发性HSV感染并不是该疾病最严重的形式。

2. 复发感染　复发感染不侵犯全身,无全身症状。分浅层型和深层型:浅层型包括在树枝状和地图状角膜炎;深层型包括盘状角膜炎和基质坏死性角膜炎。HSV首次发作后出现复发性病毒感染很常见,这种复发感染是引起角膜瘢痕和视力丧失的主要原因。

3. 新生儿感染　新生儿的HSV感染主要是Ⅱ型病毒。临床表现为播散性和局限性感染。播散性感染可以累及或不累及中枢神经系统,一般包括肝脏,肾上腺,以及肺部等(和脓毒血症相似);局限性感染为局限于中枢神经系统、皮肤、眼部或口腔等。眼部主要为结膜炎和角膜炎,还可引起视网膜脉络膜炎、白内障等。角膜炎多表现为表层点状角膜炎,3周后可出现上皮下浸润。

（二）检查

1. 裂隙灯充分检查角膜,必要时在镇静或麻醉状态下进行。检查时采用荧光素或孟加拉玫瑰红染色。还需查其他眼部结构(前房、晶状体、眼底等)。

2. 检查皮肤、口唇、眼睑皮肤是否有疱疹。

3. 测量体温、耳前淋巴结协助判断原发还是复发感染。

4. 病毒分离,是本病最可靠的检查。从疱疹液、鼻部或眼部拭子、角膜溃疡边缘组织刮片、脑脊液中分离出病毒。

5. 细胞学检查,光学显微镜可以观察到核内包涵体,电子显微镜可以观察到病毒颗粒。

6. 血清学检查,对原发性感染有意义;但在多数复发的急性感染的病例中,该检查通常无意义,滴度的升高则提示感染。

7. 头颅及眼眶 CT 等。

(三)诊断标准

1. 角膜具有典型的树枝状或地图状病灶者。

2. 病灶虽不典型,但有多次复发病史,其中出现过树枝状或地图状病灶者。

3. 同时出现口唇鼻翼及眼睑疱疹的角膜炎患者。

4. 抗生素治疗无效,而糖皮质激素加重者。

5. 病毒分离、细胞学检查、血清学检查有检查阳性者。

【治疗】

(一)药物治疗

1. 抗病毒药物　目前可选择的抗病毒药物是阿糖腺苷、三氮唑核苷(病毒唑)、阿昔洛韦(无环鸟苷)。在美国等多数西方国家,阿昔洛韦眼用制剂尚未通过 FDA 认证。

2. 肾上腺皮质激素　可以起到抑制角膜免疫反应和抗炎作用,但是上皮或角膜浅层炎症禁用皮质激素,因其会促进病毒复制,使病变向深层发展;深层炎症可以用(如:盘状角膜炎),但应同时应用抗病毒药物。

3. 免疫调节剂　干扰素、转移因子或左旋咪唑等可以增强免疫力。

4. 在出现新生儿单纯病毒脑炎播散危及生命的情况下,需要全身应用阿昔洛韦或阿糖胞苷等药物。

(二)手术治疗

1. 病灶清创术　尽量不要损伤 bowman 膜,减少瘢痕形成。

2. 手术　根据病情可以行板层角膜移植术、穿透性角膜移植术等。

(苏　鸣)

第五节　真菌性角膜溃疡

【病因】真菌性角膜炎是一种由致病真菌引起的、致盲率极高的感染性角膜病。一般情况下,真菌不会侵犯正常角膜,但当有眼外伤、长期局部使用抗生素、角膜炎症及干眼症等情况时,非致病的真菌就可能变为致病菌,引起角膜继发性真菌感染。常见的致病菌为曲霉菌,其次是镰刀菌、白念珠菌、头芽孢菌及链丝菌等。因致病菌种不同,角膜溃疡形态不一。真菌性角膜炎并非少见。夏秋农忙季节发病率高。在年龄与职业上,多见于青壮年、老年及农民,儿童较少见。

【诊断】

（一）临床表现

1. 自觉症状　起病缓慢,亚急性经过,刺激症状较轻,伴视力障碍。

2. 体征

（1）角膜浸润灶呈白色或灰色,致密,表面欠光泽,呈牙膏样或苔垢样外观,溃疡周围有胶原溶解形成的浅沟,或抗原抗体反应形成的免疫环。有时在角膜病灶旁可见伪足或卫星样浸润灶,病灶后可有斑块状纤维脓性沉着物。

（2）前房积脓,呈灰白色,黏稠或呈糊状。

（3）真菌穿透性强,进入前房或角膜穿破时易引起真菌性眼内炎。

（二）检查

1. 根据角膜植物损伤史,结合角膜病灶的特征,可作出初步诊断。

2. 实验室检查找到真菌和菌丝可以确诊。常用方法有角膜刮片 Gram 和 Giemsa 染色、10% ~ 20% 氢氧化钾湿片刮片及培养均为阴性,而临床又高度怀疑者,可考虑作角膜组织活检。

3. 此外,免疫荧光染色、电子显微镜检查和 PCR 技术也用于真菌角膜炎的诊断。

4. 角膜共焦显微镜作为非侵入性检查,可直接发现病灶内的真菌病原体。

【治疗】

1. 滴眼液　包括多烯类,如 0.25% 两性霉素 B 眼液、5% 纳他霉素;咪唑类,如 0.5% 咪康唑眼液;或嘧啶类,如 1% 氟胞嘧啶眼液。频滴患眼,通常 1/3 ~ 1 小时一次,晚上涂抗真菌眼膏。抗真菌药物联合应用协同作用,可减少药物用量,降低毒副作用,症状消失后,仍应维持滴眼一段时间,以防止复发。

2. 结膜下注射　对症状严重者,可使用咪康唑 5 ~ 10mg 或两性霉素 B 0.1mg。

3. 全身使用　如静脉滴注咪康唑 10 ~ 30mg/(kg·d),分 3 次给药,每次用量一般不超过 600mg,每次滴注时间为 30 ~ 60 分钟。也可用 0.2% 氟康唑 100mg 静脉滴注。

（苏　鸣）

第六节　棘阿米巴性角膜炎

【病因】因角膜接触被棘阿米巴污染的水源,特别是通过污染的接触镜或清晰镜片的药液感染而发病。

【诊断】

（一）临床表现

多为单眼发病。患者有异物感、视力模糊、流泪、畏光，并常有严重疼痛。大多数病程缓慢，可经数月之久，少数可在数天内即发展成典型表现。

1. 表层点状角膜炎（SPK）　初期表现为 SPK 或上皮下浸润类似单纯疱疹性角膜炎（HSK）呈粗点状、树枝状浸润，或小水疱样病变和地图状上皮缺损。

2. 角膜基质炎　表现为旁中心的盘状或环形角膜基质浸润，其相应的角膜上皮保持完整，易于 HSK 所致的盘状角膜基质炎相混淆。鉴别要点是 HSK 可见 KP，而 AK 绝无 KP 存在；HSK 者角膜感觉全部降低，AK 仅中央降低，而周边增高。

3. 化脓性角膜溃疡　病变进一步恶化时，可形成化脓性角膜溃疡或角膜基质脓肿（上皮完整），并可导致后弹力膜膨出或角膜穿孔发生。AK 很少伴有角膜新生血管形成。

4. 放射状角膜神经炎　部分病例可出现放射状角膜神经炎，是 AK 的特征性体征。表现为由角膜缘部向角膜中央方向，沿角膜神经走行的放射状细胞浸润，相应的角膜上皮保持完整。此点可以解释为何本病角膜知觉减退及眼痛剧烈程度与临床表现不一致。

5. 巩膜炎　本病可伴发弥漫性或结节性巩膜炎。

（二）检查

1. 裂隙灯检查　假树枝样角膜炎或沿神经分布的放射状浸润。

2. 角膜知觉检查　角膜知觉减退或消失。

3. 角膜刮片 Gram 和 Giemsa 染色可见包囊。

4. 共焦显微镜。

（三）诊断标准

1. 角膜基质环形或部分环形浸润。

2. 轻或中度眼睑水肿，伴轻度球结膜水肿或分泌物。

3. 与临床体征不相符的疼痛。

4. 溃疡表面坚硬感且无明显的上皮脱落。

5. 对抗生素或抗病毒治疗缺乏反应。

6. 棘阿米巴角膜炎的临床特征。

【治疗】

1. 病变区清创　清创后溃疡面用 5% 碘酊烧灼或涂 1% 甲紫后生理盐水冲洗每日一次，连续 3~5 天。

2. 药物治疗　药物种类：

（1）双胍类阳离子消毒剂：为首选药。如氯己定，0.02% 聚六亚甲双胍

（PHMB），目前已公认以上两种眼药水是治疗本病的最适宜药物。

（2）芳香二脒类：0.1%羟乙磺酸丙氧苯脒滴眼液、0.2%甲硝唑葡萄糖滴眼液、0.4%替硝唑滴眼液对棘阿米巴也有一定的杀灭作用。

（3）氨基糖苷类：0.5%~1%新霉素，1%巴龙霉素能作用于滋养体胞膜改变其通透性，对包囊作用差。

（4）咪唑类：0.2%伊曲康唑滴眼液，1%克霉唑，0.2%氟康唑等作用，仅作为支持疗法。

用药原则要求联合用药冲击治疗：0.2%氯己定或0.02%PHMB联合0.2%甲硝唑，或者0.4%替硝唑及0.5%~1%新霉素滴眼液每1/2~1小时频繁滴眼冲击治疗。5~7日后依病情逐渐减滴药次数，总疗程不少于6个月。急性炎症时除局部用药外可服用甲硝唑或静点甲硝唑，必要时结膜下注射0.2%~0.5%甲硝唑或口服伊曲康唑。

3. 辅助对症治疗　吲哚美辛、阿托品可缓解症状，在原虫感染未控制之前严禁使用激素。

4. 手术治疗　急性炎症期应首先以药物控制感染，如病变不能有效控制，角膜即将穿孔时，应在药物治疗基础上行治疗性角膜移植。

（赵　伟）

第七节　浅层点状角膜炎

【病因】

1. 细菌性感染　在各种细菌性结膜炎或睑缘炎时，常合并角膜的上皮糜烂和点状表层炎以及多膜边缘部上皮下浸润，这些病变在角膜上有时呈散在性，有时在全角膜上弥漫性分布，特别是角膜周边部较多。

2. 病毒性感染　在各种病毒性结膜炎的早期，常可能先引起角膜点状上皮糜烂。

3. 频繁点眼药水的刺激或紫外线刺激可引起角膜上皮糜烂和炎症。

4. 机械性刺激，可使上皮擦伤，倒睫及营养不良均可导致上皮糜烂和炎症。

5. 其他眼病，如干燥性角膜炎、春季结膜炎、药物过敏均可引起角膜上皮的损害。

【诊断】

1. 临床表现

（1）畏光，刺疼，酸痛、摩擦感，视力模糊或雾视症。

（2）病史长，症状自发性缓解或加剧。

（3）角膜表现为点状上皮角膜炎、点状上皮糜烂和点状上皮下浸润。

（4）结膜反应轻微。

2. 检查

（1）裂隙灯检查。

（2）结膜刮片显示有非典型的上皮细胞，胞质中有空泡，偶有中性粒细胞、单核细胞、变性的上皮细胞和黏液。

（3）细菌培养显示结膜菌群正常。

3. 诊断标准　浅层点状角膜炎在临床上比较常见且其特性各不一样。现将其诊断依据分列如下：

（1）葡萄球菌性的角膜炎：常伴发于慢性结膜炎，集中在角膜下 1/3。为针尖大小皮点状糜烂，呈极细的点状、椭圆或圆形高出上皮的浸润病灶。

（2）红眼性角膜炎：多位于瞳孔区角膜上皮或上皮下呈点状浸润，大小不均。

（3）单疱性上皮型角膜炎：上皮下点状和线状浸润很快发展成树状。

（4）春季结膜炎性角膜炎：多半发于春季结膜炎，点线状上皮剥脱满布于整个角膜上。

（5）沙眼性角膜炎：位于角膜上端、沙眼血管翳末端的上皮及上皮下浸润、糜烂及浅溃疡。

（6）表层点状角膜炎：荧光素染色在角膜瞳孔区有聚焦状的针尖大小细点状上台着色。

（7）药物诱发性角膜上皮炎：均匀分布在角膜全表面细点状混浊，有用药点眼史。

（8）辐射性角膜炎：多见于电光性眼炎，有睫状充血，眼睑痉挛、流泪等自觉症状，睑裂区角膜上皮弥漫性片状剥脱。

【治疗】

1. 病因治疗　腺病毒病毒性结膜炎引起的浅层点状角膜炎约于 3 周内自行消散；睑缘炎、沙眼和干燥性角膜炎需特定的治疗；电光性眼炎，可用作短暂的睫状肌麻痹剂、抗生素眼膏和包封患眼 24 小时；戴用接触镜过久引起的，可用抗生素眼膏治疗，但不要包封患眼；局部药物或防腐剂引起的，则须停用这些药物或防腐剂。

2. 抗生素及抗病毒药物点眼。

3. 微量糖皮质激素药物点眼或配合其他抗生素药物点眼。

（赵　伟）

第八节　丝状角膜炎

【病因】

1. 上皮细胞的异常增殖。

2. 基底膜与前弹力膜接合异常。

3. 类黏液形成过多,多见于干眼病和腺病毒或单胞病毒感染,也可见于神经营养障碍性角膜炎,沙眼或疱疹引起的瘢痕性角膜结膜炎。

4. 其他:角膜擦伤,戴角膜接触镜,内眼手术眼部包扎也可引起本病。

【诊断】

1. 临床表现

(1)患眼异物感或摩擦感。

(2)角膜表面可见数个上皮索条,一端固定,一端游离。

(3)常合并角膜点状上皮糜烂或表层点状角膜炎。

2. 检查　裂隙灯下可见角膜表面有上皮卷丝。

3. 诊断标准　根据临床表现可诊断。

【治疗】

1. 去除诱因。

2. 表面局部麻醉下擦去角膜丝状物。

3. 角膜滑润剂及抗生素眼膏涂眼。

4. 配戴软性角膜接触镜。

（赵　伟）

第九节　神经麻痹性角膜炎

【病因】三叉神经遭受外伤、手术、炎症或肿瘤等损坏所致。

【诊断】

1. 临床表现

(1)症状轻微,仅因眼红、视力下降、分泌物增加等方来就诊。

(2)反射性瞬目减少。

(3)裂隙灯下荧光素染色最初表现为浅层点状角膜上皮着染,继而片状上皮缺损,其至有大片无上皮区域。

(4)继发感染时可演变为化脓性角膜溃疡,极易穿孔。

2. 检查　裂隙灯下可见浅层点状角膜上皮着染,片状上皮缺损,或化脓性角膜溃疡等。

3. 诊断标准　根据临床表现,镜检可诊断。

【治疗】

1. 保持眼表的湿润　使用人工泪液和眼膏。

2. 预防感染　应用抗生素眼液及眼膏。

3. 促进角膜缺损灶的愈合　戴用软性接触镜或包扎患眼。

4. 手术　如治疗无效,可行睑缘缝合术或用肉毒杆菌毒素 A 造成暂时性上睑下垂保护角膜;如已演变成角膜溃疡,则按角膜溃疡病原则处理。

5. 积极治疗三叉神经损害的原发疾病。

（赵　伟）

第十节　大泡性角膜病变

【病因】

1. 有晶状体大泡性角膜病变　如青光眼绝对期,葡萄膜炎晚期,Fuchs 角膜营养不良,穿透角膜移植术后并发虹膜前粘连等。

2. 无晶状体大泡性角膜病变　白内障术后玻璃接触角膜,术中机械性损伤,化学性损伤等。

3. 人工晶状体性大泡性角膜病变　早期因素主要是手术本身造成的角膜内皮损伤,术后继发青光眼,人工晶状体对内皮细胞直接的机械损伤。后期因素主要是人工晶状体接触虹膜引起的慢性低度虹膜炎及年龄增长所造成的角膜内皮损伤。

【诊断】

1. 临床表现

（1）疼痛、畏光、流泪等严重刺激症状。

（2）角膜上皮水肿,失去光泽,其中有一个或数个大泡隆起,泡内充满略显混浊的液体。

（3）大泡破裂形成上皮缺损或卷丝。

（4）大泡反复出现、破裂,最终形成角膜血管翳。

2. 检查　裂隙灯下可见角膜上皮水肿,失去光泽,其中有一个或数个大泡隆起,泡内充满略显混浊的液体;角膜上皮缺损;角膜血管翳等。

3. 诊断标准

（1）发生于青光眼、虹膜睫状体炎、内眼手术、化学伤后失明的眼球上。

（2）有异物感、刺痛等症状,持久不退。

（3）角膜上皮失去光泽,有大小不等的透明水疱,破裂后可复发。

【治疗】

1. 药物治疗　局部点50%高渗葡萄糖,90%甘油或5%生理盐水以减轻角膜水肿,延缓大泡发生破裂。

2. 亲水性角膜接触镜　配戴后可吸收角膜水分,使大泡减少甚至消失。此外还可隔绝眼睑与角膜大泡的摩擦,并消除由于大泡破裂而产生的一系列症状。

3. 手术治疗

（1）烧灼前弹性层。

（2）Gundersen结膜薄瓣遮盖术。

（3）角膜板层移植术或角膜层间嵌置晶状体囊膜术。

（4）角膜层间灼烙术:该手术通过在角膜层间形成一薄层的纤维结缔组织,达到阻挡水分向前渗漏的目的。

（5）穿透角膜移植是目前治疗该病变的首选方法。

（赵　伟）

第十一节　角膜基质炎

【病因】可能与抗原、抗体在角膜基质内发生的剧烈免疫反应有关。先天性梅毒为最常见的原因,结核、单纯疱疹、带状疱疹、麻风、腮腺炎等也可引起本病。

【诊断】

1. 临床表现

（1）先天性梅毒性:是先天性梅毒中最常见的迟发表现,多在青少年时期5~20岁发病,女性多于男性。初期为单侧,数周数月后常累及双眼。起病时可有眼痛、流泪、畏光等刺激症状,视力明显下降。角膜基质深层有浓密的细胞浸润,多从周边向中央扩展,病变角膜增厚、后弹力层皱褶,外观呈毛玻璃状。常伴虹膜睫状体炎。炎症持续数周或数月后,新生血管长入,在角膜板层间呈红色毛刷状。炎症消退后,水肿消失,少数患者遗留厚薄不同的瘢痕,萎缩的血管在基质内表现为灰白色纤细丝状物,称为幻影血管。先天性梅毒除角膜基质炎外,还常合并Hutchison齿、马鞍鼻、口角皲裂、马刀胫骨等先天性梅毒体征。另外通过梅毒血清学检查可得到确诊。

（2）后天性梅毒性:临床少见,多单眼受累,炎症反应比先天型梅毒引起者要轻,常侵犯角膜某一象限,伴有前葡萄膜炎。

（3）结核性：较少见，多单眼发病，侵犯部分角膜，在基质的中、深层出现灰黄色斑块状或结节状浸润灶，有分支新生血管侵入。病程缓慢，可反复发作，晚期角膜遗留浓厚瘢痕。

（4）其他：可见于 Cogan 综合征（眩晕、耳鸣、听力丧失和角膜基质炎）、水痘-带状疱疹病毒、EB 病毒、腮腺炎、风疹、莱姆病、性病淋巴肉芽肿、蟠尾丝虫病等。各有独特表现。

2. 检查

（1）裂隙灯检查可见角膜基质深层的非化脓性炎症。

（2）梅毒血清学检查。

（3）结核菌素实验。

3. 诊断标准　根据临床表现，镜检可诊断。

【治疗】

1. 药物治疗　针对病因全身给予抗梅毒或抗结合治疗。

2. 眼部治疗　伴有虹膜睫状体炎，需 1% 阿托品眼液或眼膏散瞳；点用糖皮质激素可以减轻角膜炎症及症状，但要持续使用，防止症状反复。

3. 对症治疗　患者畏光强烈，可戴深色眼镜。

4. 手术治疗　对于角膜瘢痕形成造成视力障碍者可行角膜移植术。

（赵 伟）

第十二节　角膜软化症

【病因】由严重维生素 A 缺乏所致。导致夜盲和周身上皮组织的过度角化和萎缩。

与腹泻和慢性消化道疾病、人工喂养致维生素 A 的摄取量不足，及消耗性疾病如麻疹、肺炎、中毒性消化不良等病程迁延性疾病对维生素 A 的消耗过多有关。

【诊断】

（一）临床表现

1. 全身或一般症状　多见于 3 岁以下婴幼儿；发展中国家的饥荒或战争年代多见。患儿有重度营养不良或伴有其他原发病，体质衰弱消瘦，并有一种特殊的腥味，双眼畏光紧闭。

2. 眼部病变分 4 期

（1）夜盲期：起病缓慢，为其早期表现。

（2）干燥前期：泪液明显减少，球结膜失去光泽和正常弹性，结膜血管呈现特殊的紫蓝色,眼球转动时球结膜产生与角膜缘平行的皱纹。角膜知觉显著降低。

（3）干燥期:球结膜明显干燥,在睑裂部出现三角形干燥斑即 Bito 斑。银白色泡沫状,泪液不能湿润其表面。下睑结膜及半月皱襞色素沉着。角膜可出现灰白色浊雾状与干燥斑相连。角膜知觉完全消失。

（4）软化期:球结膜污暗、皱褶明显,很快出现角膜融雪状混浊,然后上皮脱落、基质变薄。一般在 1～2 日内整个角膜组织即可溶化穿孔,虹膜、眼内容物脱出;

3. 世界卫生组织将眼表改变分为三个阶段

（1）结膜干燥　无或有 Bito 斑;

（2）角膜干燥　点状上皮脱失角膜干凹斑;

（3）角膜溃疡　伴有不同程度角膜软化。

（二）检查

1. 病史　不科学的人工喂养、消耗性疾病史、长期腹泻等病程迁延性疾病史。

2. 全身表现　重度营养不良体态,并有一种特殊的腥味,双眼畏光。

3. 暗适应功能下降,在暗光及夜间视物摸索状。

4. 眼部检查　检查欠合作的幼儿患眼,应在点用表面麻醉剂后,用眼睑拉钩轻轻拉开眼睑,绝对避免加压,防止变薄的角膜穿破。

5. 观察球结膜污暗程度,结膜血管特殊的紫蓝色,眼球转动时球结膜产生同心性皱襞,球结膜上 Bito 斑;角膜干燥斑、角膜融雪状混浊、上皮脱落、基质变薄、角膜溃疡等。

6. 角膜知觉检查。

7. 结膜或角膜刮片检查　见有大量干燥杆菌和角化上皮细胞。

（三）诊断标准

1. 喂养史及长期慢性消耗性疾病史。营养不良及原发病全身症状。

2. 夜盲症状（婴幼儿不能表达）。

3. 结膜干燥,无或有 Bito 斑;角膜干燥斑、角膜融雪状混浊、上皮脱落、基质变薄;角膜知觉下降或消失。

4. 以上三条一般即可确诊。

5. 结膜或角膜刮片检查　见有大量干燥杆菌和角化上皮细胞。

【治疗】

1. 治疗原则　改善营养,补充维生素 A,治疗全身病,防止严重并发症。

2. 治疗方法

（1）病因治疗是最关键的措施,纠正营养不良,请儿科或内科会诊,加强原发全身病的治疗。

（2）大量补充维生素 A，每日肌内注射 2.5~5 万 U，治疗 7~10 天，直到症状消失为止。

（3）同时注意补充维生素 B₁ 或复合维生素。

（4）眼部点用鱼肝油滴剂，每日 6 次。适当选用抗生素滴眼剂及眼膏，以防止和治疗角膜继发感染。角膜软化或合并感染时，滴 0.25%~1% 阿托品、热敷。

（5）改善饮食　吃富含维生素 A 的食物，如深绿色菜及黄色水果等。

（孙先桃）

第十三节　角膜皮样肿

【病因】典型的迷芽瘤：是一种先天异常，胚裂闭合过程中表皮及其附件嵌入组织而致。

【诊断】

1. 临床表现

（1）出生就存在的肿物，约占儿童外眼肿瘤的 20%。

（2）肿瘤大小不一，呈灰白色或灰黄色而微隆起的半球形。

（3）表面覆盖表皮，可有纤细毛发存在；肿物多位于角巩膜颞下方，跨越角膜缘部；少数侵犯全角膜。

（4）随年龄增长和眼球发育略有增大。外伤、刺激可加快其生长速度。

（5）伴有副耳、耳屏前瘘管、上睑缺损、眼部其他异常或脊柱异常等则诊断 Goldenhar 综合征。

2. 检查

（1）病史：询问肿瘤发生的时间。

（2）肉眼观或裂隙灯检查。

（3）较大的皮样瘤需与后角膜缺损和角膜葡萄肿相鉴别，超声检查可查明前节的解剖结构，以示区别；角膜葡萄肿透照法检查可透光，能与肿瘤区别。

3. 诊断标准

（1）病史及临床表现，如前述。

（2）病理检查：类似肿瘤肿物由纤维组织和脂肪组织构成，来自胚胎性皮肤，肿物含外胚叶的衍生物，如毛囊、毛发、脂肪、软骨、皮脂腺和汗腺等。

【治疗】治疗原则：以手术切除为主。

1. 无症状时不需治疗，增大时手术切除。

2. 肿物切除联合板层角巩膜移植是最理想的手术方式。

3. 手术前后应密切观察视力,注意矫治弱视。

(孙先桃)

第十四节 圆 锥 角 膜

【病因】病因不明。是一种先天发育异常,为常染色体显性或隐性遗传,或是营养性退化,可能二者互相作用。

【诊断】

1. 临床表现

(1)一般青春期前后发病,渐进发展,多双眼,可先后,偶见单眼发病者。女性多于男性,多散发,少数有家族遗传史。

(2)视力进行性下降,尤以视远不清为主,初始能以近视镜片矫正,后因不规则散光而需佩戴接触镜增视。

(3)非炎性角膜实质变薄,中央部呈圆锥样前突。典型特征为角膜中央或旁中央锥形扩张。

(4)Fleischer 环:包绕圆锥基底的角膜上皮下前弹力层含铁血黄素沉着形成的褐色环线;Vogt 条纹:角膜基质深层及后弹力层的细小垂直性皱褶,平行于圆锥较陡的散光轴;Munson 征:患眼下转时,可见锥体压迫下睑缘形成的角状皱褶。Axenfeld征:病情发展初期,角膜中央感觉变敏感,后期变迟钝的现象。

(5)急性圆锥角膜:后弹力层破裂,角膜急性水肿,视力明显下降。一般 6~8 周(2~3 个月)急性水肿消退。

(6)圆锥角膜可伴有其他先天性疾患如先天性白内障、Marfan 综合征、无虹膜、视网膜色素变性等。

2. 检查

(1)外观及裂隙灯。

(2)角膜地形图检查:显示角膜中央地形图畸变,颞下象限角膜变陡斜,随着病变进展,角膜陡斜依次扩张到鼻下、颞上、鼻上象限。

[(1)、(2)两项为目前主要检查方法]。

(3)视网膜检影。

(4)角膜曲率计(角膜中央曲率半径变小,屈折力变大,K 值多大于 47D)。

(5)Placido 盘。

3. 诊断标准　角膜前表面中央曲率>47D;角膜中央下方 3mm 处与上方 3mm 处屈光率差值>3D;双眼角膜中央前表面曲率差值>1D。三点均符合即可诊断。

【治疗】

1. 轻症患者可根据验光结果戴框架镜或角膜接触镜提高视力。

2. 不能满意矫正视力,或圆锥角膜发展较快应行角膜移植。

3. 急性圆锥角膜,(保守治疗,局部高渗滴眼液或眼膏)宜延期手术。

（孙先桃）

第十五节 角膜营养不良

角膜营养不良种类较多,本章仅描述与儿童关系密切的疾患。

（一）上皮层营养不良类

1. Meesmarm 角膜营养不良 为一种少见的常染色体显性遗传病。起病于婴儿期,进展极慢。裂隙灯下后照明法,双角膜上皮层内对称散在无数细小圆形透明囊泡,荧光素不染色。中年后由于囊泡破裂引起磨痛、溢泪与畏光。可反复上皮糜烂。一般不需治疗。

2. Reis-Buckler 角膜营养不良 近称为Ⅰ型 Bowman 层,或颗粒状角膜营养不良Ⅲ型,或颗粒状角膜营养不良浅层变异型。双眼对称性、5 岁即可发病,复发性角膜糜烂为早期症状。早期裂隙灯下,相当于前弹力层水平有多个小的散在灰白色、不规则、斑片状、地图形混浊。位于角膜中央及中周部。本病无新生血管伸入角膜。后期角膜表面不平上皮不规则增厚,形成乱散射。早期针对复发性角膜糜烂治疗,晚期可行机械性或准分子激光浅层角膜切削术。

3. 胶滴状角膜营养不良 又称家族性上皮下角膜淀粉样沉着病。少见。常染色体隐性遗传病,为 $MISI$ 基因突变所致。儿童期发病,进行性视力下降,严重者幼年视力可在 0.1 之下,有轻重度刺激症状。裂隙灯下,双角膜中央部对称性表面粗糙不平,上皮下有密集的凝胶状半球形结节。晚期实质浅层亦可波及。晚期可行机械性或准分子激光浅层角膜切削术。

（二）基质层营养不良类

1. 颗粒状角膜营养不良（granular dystrophy） 常染色体显性遗传性疾病。又名Ⅰ-型 Groenouw 角膜营养不良。颗粒状和格子状 1 型和 3 型角膜基质营养不良为 5q31 染色体位点上的角膜上皮素基因突变。

10 岁即可发病,进展缓慢,双眼对称,青春期后明显。一般不影响视力,初期可无任何症状或轻度刺激症状,当发生角膜上皮糜烂出现眼红、畏光、疼痛。经常反复上皮糜烂。晚期角膜水肿变厚,而形成杂乱散射,视力进一步下降。角膜知觉可正常。

早期裂隙灯下,中央部角膜前弹力层下及基质浅层散在的细小灰白色混浊,逐渐增多,融合成大小不等、界限清楚的圆形或不规则团块,形态各异,逐步向角膜实质深层发展,病灶之间完全透明。向前可突破前弹力层,出现角膜上皮糜烂,但不向角膜缘发展,角膜周边 2～3mm 始终保持透明。晚期(约 50 岁后)混浊间透明带开始轻度混浊,略成毛玻璃状。角膜表面一般较光滑,少数患者轻微不规则。

早、中期多数患者不需要治疗。出现上皮糜烂时,可对症治疗。视力下降明显影响工作时,可进行角膜移植术或准分子激光的治疗性角膜切削术(PTK),一般可获良效,但术后可复发。

2. 斑状角膜营养不良　又名Ⅱ型 Groenouw 角膜营养不良。少见,常染色体隐性遗传,有家族近亲通婚史,病情重,童年发病,视力进行性下降,双角膜呈轻度弥漫性毛玻璃样混浊,30 岁时丧失视力。早期在角膜中央部出现实质浅层混浊,以后进行性加重,实质浅层呈弥漫性混浊,其间夹杂着大小浓密不等境界不清的灰白色斑块状混浊。晚期病变可波及角膜全层及角膜周边。治疗主要为穿透性角膜移植术。

3. 格子状角膜营养不良(lattice corneal dystrophy)常染色体显性遗传性角膜病。2 型格子状角膜营养不良为 9q34 点上的 *Gelsolin* 基因发生改变。无性别差异,对称性双眼病,10 岁(多 2～7 岁)即行发病,10 岁以后症状加剧,出现复发性角膜上皮糜烂症状及逐渐加剧的视力减退症状。不少患者在 20～30 岁即需角膜移植手术。

早期可见角膜中轴部呈轻度弥漫性混浊,有结节的格子状线条为折光性双轮廓,其内有一光学透明核心。此种有折光特性的格子形线条为本病的特征。以上病变可向周边(一般不达角膜缘部)及实质深层融合扩展;也可向上皮层伸延,使角膜表面不规则。浅层角膜形成的瘢痕更加重角膜的混浊,以致有时外观与斑状和颗粒状角膜营养不良的晚期相似。晚期因瘢痕形成,知觉减退,上皮糜烂症状逐渐消失。

病理检查为淀粉样变性病。

早期若有反复上皮脱落,可用高渗药物如 5% 氯化钠滴眼剂和眼膏、人工泪液等黏性润滑剂,包扎患眼治疗,或戴治疗性软性接触镜。晚期视力显著下降者,可行穿透或板层角膜移植术。术后多效果好。少数有植片内复发。

4. 中央结晶状角膜营养不良　也称 Schnyder 角膜营养不良。少见,常染色体显性遗传病,多同时伴有高脂血症。婴儿期发病,基本不进展,无明显症状。裂隙灯下角膜中央部前实质层内,有一圆形环状或盘状的黄白色结晶样混浊,其间及角膜周边部保持透明。多无需治疗。视力严重减退时,可行角膜移植手术。

(三) 角膜内皮营养不良类

先天性遗传性内皮细胞营养不良。常染色体显性或隐性遗传。出生时已发病,一般不进展,双眼弥漫性角膜水肿、混浊、增厚,眼压正常。病变早期可用高渗药物治疗;混浊致密时可行穿透性角膜移植术。

（孙先桃）

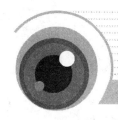

第八章 巩 膜 病

第一节 蓝 色 巩 膜

【病因】由于巩膜的胶原纤维发育异常或结构改变,巩膜变薄,能均匀一致地透见深部葡萄膜,使巩膜全部或部分呈蓝色称蓝色巩膜。

蓝色巩膜多数为中胚叶组织的先天发育异常,有较明显的遗传倾向。比较少见。

【诊断】

1. 新生儿特别是早产儿,巩膜发育不成熟而薄。半透明的巩膜下可隐约显现葡萄膜色调,呈均匀的蓝色。但只有在生后 3 年巩膜仍持续为蓝色时,始为病理状态。

2. 眼的视功能无重大损害。

3. 常伴随全身性先天异常,有遗传倾向。

(1)临床上表现为一些综合征,如范德赫夫(van der Hoeve)综合征(或称 Spurway 综合征,Lobstein 综合征,Eddowes 综合征)——蓝色巩膜、骨脆病及耳硬化、耳聋等。骨脆病表现为患儿骨骼很容易发生骨折,长骨可有多发性骨折,无外伤即可发生。为常染色体显性遗传。埃 - 当(Ehlers-Danlos)综合征——蓝色巩膜、皮肤弹性增加、薄嫩等、关节松弛、易脱臼等。

(2)新生儿的巩膜较薄,有时也显淡蓝色,故应与本病鉴别。幼儿的巩膜有时可出现局部性的蓝色则不应误诊本病。

(孙 红)

第二节 巩膜黑变病

【诊断】

1. 前部巩膜距角膜缘大约 3.5mm 处即睫状前静脉穿出巩膜所在处呈紫灰色斑,或在前部巩膜表面出现一些境界清楚,大小形状不一,不隆起的片状蓝紫色或灰色色素斑,推动球结膜时,色素斑并不移动,称为巩膜黑变病。有时虹膜及眼底色素也多。

2. 常无视功能障碍。

3. 多见单眼,有时伴有同侧眼睑、颜面、背部皮肤广泛的色素母斑(太田母斑)。也有报告在这些部位同时有血管瘤存在。

4. 有些病例有遗传倾向。

【治疗】一般无特殊疗法,但应注意观察眼压及眼底改变,如发现眼压增高则按青光眼治疗原则给予适当治疗。

（孙　红）

第三节　巩　膜　炎

根据炎症累及部位巩膜炎可分为表层巩膜炎和巩膜炎。

【病因】

1. 全身感染性疾病　如结核、麻风、梅毒、带状疱疹有关,也可能与感染病灶引起的过敏反应有关。

2. 与自身免疫性结缔组织疾病有关　如风湿性关节炎、Wegener 肉芽肿、系统性红斑狼疮、多发性结节性动脉炎等。

3. 代谢性疾病　如痛风可能与巩膜炎有关。

4. 其他原因　如外伤或结膜创面感染扩散。常见病原体为细菌、真菌和病毒。附近组织如结膜、角膜、葡萄膜或眶内组织炎症直接蔓延也可引起巩膜炎。

巩膜炎的病因不易确定,多数患者伴有免疫性疾病。因此对巩膜炎患者应作系统性检查,特别要注意皮肤、关节、心血管和呼吸系统情况。实验室检查如血常规、血沉、结核菌素试验、血清学分析以及胸部 X 线检查有助于病因学诊断。

【诊断】

（一）前巩膜炎

1. 前巩膜炎病变位于赤道部前,双眼先后发病。眼部疼痛、压痛、有刺激症状,部分病例夜间疼痛更明显,甚至使患者"痛醒"。病变位于直肌附着处时,眼球运动可使疼痛加剧,有时也可表现同侧头部疼痛。

2. 视力可轻度下降。

3. 眼压略有增高。

4. 充血的巩膜血管走行紊乱,不可推动。由于深部巩膜血管网扩张,病变部位可呈紫色外观。裂隙灯下可见巩膜表层和巩膜本身均有水肿。

5. 疾病发作可持续数周,反复发作,病程迁延可达数月或数年。

6. 出现无血管区,提示闭塞性脉管炎,预后不良。炎症消退后,病变区巩膜被瘢痕组织代替,巩膜变薄,葡萄膜颜色显露而呈蓝色。

7. 本病可并发葡萄膜炎、角膜炎、白内障,因房角粘连可形成继发性青光眼。前巩膜炎可表现为弥漫性、结节性和坏死性3种类型。

(二)后巩膜炎

后巩膜炎为发生于赤道后方巩膜及视神经周围的一种肉芽肿性炎症,一般眼前部无明显改变。

1. 临床表现

(1)程度不同的眼痛和压痛、视力减退,也可以表现为头痛,有时眼痛和头痛剧烈,甚至伴有恐惧感。

(2)眼睑及球结膜水肿,充血不明显或无充血。

(3)眼球可轻度突出,因眼外肌受累可致眼球运动受限及复视。

(4)常合并脉络膜炎、玻璃体混浊、视神经乳头水肿、渗出性视网膜脱离等。反复发作可以导致后葡萄肿甚至穿孔。

2. 检查

(1)较常见的眼底改变包括脉络膜视网膜皱褶和条纹、视盘和黄斑水肿、局部性隆起等。

(2)B型超声波、CT扫描或MRI能显示后部巩膜增厚,有助于诊断。

(3)荧光素眼底血管造影有助于与其他眼底疾病鉴别。本病应与眶蜂窝织炎鉴别,眶蜂窝织炎眼球突出更明显,并伴有发热、白细胞增高等全身中毒症状。

【治疗】

1. 对因治疗 如有感染存在,可采用相应的抗感染治疗;对于全身性疾病相关性巩膜炎,应予以相应治疗。

2. 对症治疗 如对单纯性表层巩膜炎可通过冷敷或滴用预冷人工泪液以减轻症状;巩膜变薄时,可戴护目镜。

3. 抗炎治疗 局部点用糖皮质激素可能减轻结节性或弥漫性前巩膜炎的炎性反应,但仅仅局部滴药常不能控制巩膜炎,可根据病情选用全身非甾体激素类抗炎药,如吲哚美辛口服,25~50mg,2~3次/天,常可迅速缓解炎症和疼痛。对于严重病例或出现无血管区,则应局部和全身应用足量糖皮质激素,但禁用结膜下注射,以免造成巩膜穿孔。若糖皮质激素效果差,可考虑采用免疫抑制剂治疗,如环磷酰胺。

4. 手术治疗 对坏死、穿孔的巩膜部位,可试行巩膜加固术或异体巩膜移植术。

5. 并发症治疗 如并发青光眼时,应禁用缩瞳剂治疗。用上述抗炎药物治疗能迅速控制眼压。

(孙 红)

第四节 表层巩膜炎

【病因】表层巩膜炎是一种复发性、暂时性、自限性巩膜表层组织的非特异性炎症。目前表层巩膜炎的病因尚不明了,多认为与外源性抗原抗体过敏反应有关。患者可伴发红斑、痤疮、类风湿关节炎、痛风、感染或胶原血管病。临床表现不同,表层巩膜炎可分为结节性表层巩膜炎和单纯性表层巩膜炎。

【诊断】

(一)结节性浅层巩膜炎

1. 急性发病,以局限性、充血性结节样隆起为特征。常在直肌止端和角膜缘间有局限性结节性隆起,直径 2 ~ 3mm,可被推动。可单个或多个。病变处结膜充血及水肿较为局限,呈紫红色,稍有疼痛和压痛及轻度刺激症状。

2. 一般不影响视力。

3. 每次发病持续约 2 ~ 4 周,炎症逐渐消退,2/3 的患者可多次复发,长期在同一部位反复发作可使局部巩膜变薄。

(二)单纯性浅层巩膜炎

1. 发病突然,每次持续 1 ~ 数天,然后自然消退。

2. 病变部位巩膜表层和球结膜呈扇形局限性或弥漫性充血、水肿,呈暗红色外观。症状一般较轻,表现为灼热感和轻微疼痛,有时可伴有眼睑神经水肿。

3. 视力多不受影响。偶有患者出现瞳孔括约肌和睫状肌痉挛,引起瞳孔缩小和暂时性近视。

4. 本病可多次反复发病,但复发部位不固定。

5. 少数长期不愈者,多伴有相关系统性疾病。

【治疗】本病多为自限性,通常可在 1 ~ 2 周内自愈,几乎不产生永久性眼球损害,一般无需特殊处理。局部滴用血管收缩剂可减轻充血;若患者感觉疼痛,可用 0.5% 可的松滴眼剂或 0.1% 地塞米松滴眼剂点眼;必要时可全身应用非甾体抗炎药或糖皮质激素药物。

(孙 红)

第五节 巩膜葡萄肿

【病因】由于巩膜的先天性缺陷或病理损害使其变薄、抵抗力减弱时，不能抵抗异常的高眼压或正常眼压，而使巩膜向外扩张膨出，称为巩膜扩张；如果巩膜连同深层相应部位的葡萄膜组织向外扩张膨出，并显露出葡萄膜颜色形成类似葡萄的蓝黑色隆起，称为巩膜葡萄肿。患者多有严重视力障碍。

幼年时期，巩膜组织尚未达到牢固阶段，抵抗力弱。当眼内压增高时，巩膜和角膜可以扩张，形成先天性青光眼（水眼）及后天性婴幼儿青光眼（牛眼）。而成年后的巩膜扩张多发生在巩膜组织薄弱处或有病变处，如视神经穿过筛板处形成的青光眼凹陷。成年人更多的是巩膜葡萄肿。

【诊断】

（一）部分巩膜葡萄肿

1. 前巩膜葡萄肿　可单独存在或融合成环状。分为睫状体葡萄肿和间插葡萄肿。

（1）睫状体葡萄肿　如葡萄肿发生在睫状体区域，睫状前动脉穿过其前，葡萄肿与角膜缘之间有一个灰色中间区。多发生于严重的继发性青光眼或巩膜炎之后。

（2）间插葡萄肿　如发生在相当前房角的部位，即睫状血管与巩膜静脉窦所致组织薄弱处。睫状前动脉通过其后。多见于深层巩膜炎、外伤等巩膜损害及手术后局部巩膜变薄，或眼内肿瘤扩张等合并严重的继发性青光眼。

2. 赤道部巩膜葡萄肿　病变位于赤道部，涡状静脉穿出巩膜处，常见于巩膜炎或绝对性青光眼后期。

3. 后巩膜葡萄肿　常见于视神经乳头周围及视盘后极部，多为发育不良和高度近视眼。常伴有后部脉络膜萎缩。

（二）全部巩膜葡萄肿

葡萄肿波及整个眼球，使眼球变大。常由先天性青光眼或后天性婴儿青光眼所致。

【治疗】

1. 对因治疗　前巩膜葡萄肿早期可试行减压术，以缓解葡萄肿的发展和扩大。

2. 手术

（1）有人主张对继发青光眼的前葡萄肿行虹膜全切除术。

（2）也有对外伤后的前葡萄肿行切除缝合而治愈者。

（3）巩膜切除缩短术治疗赤道部葡萄肿。对有视网膜脱离者也可同时手术。或葡萄肿切除合并巩膜瓣或阔筋膜移植术。

（4）若患眼已无光感且疼痛时，可考虑眼球摘除术。

（孙　红）

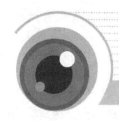

第九章　葡　萄　膜　病

第一节　先天性无虹膜

【病因】一种少见的眼内先天异常,发病可能与早期胚胎发育过程中胚裂闭合不全有关,常合并眼部的多种结构发育异常,多为常染色体显性遗传。

【诊断】

(一)临床表现

1. 症状

(1)畏光,视力低下并可能进行性减退、失明。

(2)斜视及上睑下垂。

(3)伴黄斑中心的发育不良可导致眼球震颤。

(4)并发青光眼、白内障,出现相应症状。

(5)Wilms瘤-无虹膜综合征(WAGR综合征):Wilms瘤(肾母细胞瘤)、无虹膜畸形、泌尿生殖系统异常(性腺,即卵巢或睾丸的肿瘤)和智力发育迟缓。

2. 体征

(1)肉眼观察不到虹膜组织;裂隙灯检查可见晶状体赤道部及悬韧带暴露;前房角镜下可见隐藏在角膜缘后的虹膜残基,后者可能和房角小梁发生粘连。

(2)常伴有其他眼病畸形　如小角膜及角膜形状异常呈锥形,角膜混浊、蓝色巩膜、前房过浅或过深,晶状体异位、先天性白内障、青光眼、黄斑发育不全等。

(二)检查

1. 检查双眼视力及矫正视力、有无斜视及上睑下垂。

2. 眼前节检查

角膜:周边角膜血管翳及角膜混浊,偶有小角膜、角膜硬化症及角膜与晶状体粘连;

虹膜:残存的周边虹膜,有些只能在房角镜下才能见到残余的虹膜根部组织;

晶状体:晶状体发育异常以先天性局限性晶状体混浊为多见,亦可有晶状体异位或先天性缺损;

前房:已发生青光眼时,虹膜基质呈锯齿状粘于房角壁上或小梁网上。

3. 眼后节检查 可伴有脉络膜缺损、小视神经乳头、黄斑中心发育不良等。

4. 全身检查 包括泌尿生殖系统及中枢神经系统等。

(三)诊断标准

先天性的虹膜发育不良或正常虹膜的缺如,还可伴有多种眼疾如角膜混浊、小角膜、晶状体脱位、白内障、青光眼、黄斑发育不良、斜视、眼球震颤等,累及全眼球。部分患者可伴有全身性异常。

【治疗】

1. 眼镜 任何年龄均可戴带色虹膜接触镜或有色眼镜。

2. 矫正屈光不正。

3. 并发白内障 符合手术指征者进行白内障手术。

4. 并发青光眼 药物治疗,必要时手术治疗。

5. 角膜混浊 必要时行穿透性角膜移植术。

6. 斜视者 如果黄斑发育不良不很严重可以获得双眼视,应尽早施行矫正斜视手术。

（王秀华）

第二节 先天性虹膜缺损

【病因】 胚胎发育过程中视杯下方的胚裂闭合不全所致。

【诊断】

1. 临床表现

（1）典型性虹膜缺损:位于下方的完全性虹膜缺损,形成梨形瞳孔,尖端向下,边缘为色素上皮所覆盖,常伴有其他眼部先天畸形如睫状体和脉络膜缺损等。

（2）单纯性虹膜缺损:为不合并其他葡萄膜异常的虹膜缺损,表现为瞳孔缘的切迹、虹膜孔洞、虹膜周边缺损、虹膜基质和色素上皮缺损等,多不影响视力。

2. 检查

（1）检查双眼视力及矫正视力。

（2）眼前节、眼后节检查:尤其是虹膜缺损的位置、大小、眼底脉络膜、视网膜等有无缺损。

3. 诊断标准　虹膜缺损,可见脉络膜、视网膜、视神经等的部分缺损。

【治疗】可手术人造瞳孔、晶状体摘除、激光等治疗。

（王秀华）

第三节　多　瞳　症

【病因】先天性虹膜发育异常导致多个瞳孔。

【诊断】

1. 临床表现　又称重瞳症(doublepupil)。指虹膜面上,有一个以上的瞳孔,为先天异常,可单眼或双眼。一般分为真性和假性。

（1）真性多瞳症为极少见的先天发育异常,且双侧对称,每个瞳孔都有各自的括约肌和色素缘,瞳孔光反应和药物反应均可同时扩大或缩小,虹膜色泽一致。

（2）假性多瞳症系虹膜部分缺损,无括约肌和开大肌组织,见于先天性瞳孔残膜或虹膜外伤、穿孔等。

2. 检查

（1）视力及矫正视力。

（2）检查眼前节、眼后节,尤其是瞳孔的位置、大小,数量,眼底有无异常。

3. 诊断标准　虹膜面上,有一个以上的瞳孔。真性多瞳症每个瞳孔都有各自的括约肌和色素缘。假性多瞳症无括约肌和开大肌组织。

【治疗】

目前尚没有很好的治疗方法,整形手术也会存在很大的危险。

（王秀华）

第四节　瞳　孔　异　位

【病因】瞳孔先天发育异常或外伤、手术后。

【诊断】

1. 临床表现　表现为瞳孔不在虹膜中央。常为双眼对称、也可出现在双眼不同的部位,多数异位方向为向上和向外,且瞳孔常成卵圆或不规则形,反射活动常不灵敏。虹膜可粘连于异位瞳孔偏向角膜缘处。

如果移位明显,则中心视力下降,以致形成弱视。瞳孔异位眼常伴有晶状体异位,可有晶状体发育不良或白内障。此外可合并虹膜和眼底组织缺损。

2. 检查　视力,眼底检查和电生理检查。

3. 诊断标准　瞳孔位置异常,不在虹膜中央者。

【治疗】瞳孔成形术。

(王秀华)

第五节　脉络膜缺损

【病因】多与早期胚眼的发育过程中胚裂闭合不全有关。

【诊断】

1. 临床表现

(1) 典型的脉络膜缺损多双眼发生,位于视盘下方,也有包括视盘在内。缺损区表现为无脉络膜,通过菲薄的视网膜透见白色巩膜,边缘多整齐,有色素沉着,常伴有小眼球、虹膜异常、视神经异常、晶状体缺损以及黄斑部发育异常等。患者常双眼发病,中心视力较差,伴相应视野缺损。

(2) 非典型者较多见,多为单眼,可位于眼底任何部位,黄斑区缺损最多见,影响中心视力。

2. 检查

(1) 视力及矫正视力。

(2) 检查:眼前节、眼后节检查,脉络膜缺损部位、形状、有无合并其他眼部组织异常。

3. 诊断标准　眼底脉络膜缺损,可合并其他眼部组织异常。

【治疗】无特殊治疗,并发视网膜脱离时可行手术治疗。

(王秀华)

第六节　儿童葡萄膜炎

【病因】儿童葡萄膜炎约占所有葡萄膜炎的 7.1%,是儿童致盲的常见眼病。成人葡萄膜炎的病因和类型中的大多数也可见于少年儿童,但在少年儿童中最常见的葡萄膜炎病因和类型为幼年型慢性关节炎伴发的葡萄膜炎和特发性葡萄膜炎。其次为病毒感染,VKH 综合征及白塞病亦为我国儿童葡萄膜炎常见原因。而国外报道眼弓形虫病、Fuchs 综合征也为常见原因。

【分类】

1. 根据解剖位置分类

（1）前葡萄膜炎：虹膜炎、前部睫状体炎、虹膜睫状体炎。

（2）中间葡萄膜炎：睫状体平坦部炎、后部睫状体炎、玻璃体炎、基底部视网膜脉络膜炎、周边葡萄膜炎。

（3）后葡萄膜炎：局灶性、多灶性、弥漫性葡萄膜炎，脉络膜视网膜炎、神经视网膜炎。

（4）全葡萄膜炎。

2. 根据临床表现和病理特征分类　分为"肉芽肿性"和"非肉芽肿性"葡萄膜炎两大类。鉴别要点如下（表 9-6-1）：

表 9-6-1　肉芽肿性和非肉芽肿性葡萄膜炎的特征

表现	肉芽肿性葡萄膜炎	非肉芽肿性葡萄膜炎
发病	隐性	急性
病程	长，慢性	短，易复发
睫状充血	+	+++
疼痛、畏光、流泪	− ~ +	+++
KP	羊脂状	尘状
前房闪辉	++	+++
前房积脓	无	可有
虹膜结节	有	无
眼后段受累	常见	少见
玻璃体混浊	雪球状、串珠状	多为尘状
脉络膜	结节状损害	弥漫性水肿
病理检查	类上皮细胞、巨噬细胞结节	淋巴、中性粒细胞浸润

3. 儿童葡萄膜炎特点　发病多隐匿，症状和体征多不明显，眼部多无明显充血及疼痛，即白色葡萄膜炎，早期不易发现，且多数易反复发作，故常产生各种并发症才就诊，如角膜带状变性、并发白内障、继发青光眼、斜视，导致视功能受损。

【诊断】详细询问病史，视力、眼压检查，裂隙灯显微镜检查，散瞳眼底检查，必要时前置镜、三面镜检查。后葡萄膜炎荧光素眼底血管造影检查，眼部超声波、OCT 检查。根据病情需要进行有关实验室检查，包括血、尿常规、血沉、抗"O"、类风湿因子、C 反应蛋白、抗核抗体、弓形虫抗体、巨细胞病毒、风疹病毒、单纯疱疹病毒抗体,胸部或骨关节 X 线检查等。

【治疗】葡萄膜炎的治疗基本原则是散大瞳孔、抗炎治疗、消除病因。

1. 局部散瞳　睫状肌麻痹剂通常选用阿托品眼药水或 2% 后马托品眼药水点眼。

2. 糖皮质激素应用　0.1% 地塞米松眼药水点眼,病情较重或伴有中间、后葡萄膜炎的给予口服泼尼松 $1.0 \sim 1.2mg/(kg \cdot d)$,并根据病情而逐渐减量。

3. 非甾体消炎药　可以口服和点眼。临床上常用的滴眼剂有:普拉洛芬、双氯芬酸钠。

4. 免疫抑制药　为了减少药物副作用和提高治疗效果,对病情严重者,可选用小剂量糖皮质激素联合其他免疫抑制药治疗。如环孢霉素 A [$2.5 \sim 7.5mg/(kg \cdot d)$]、甲氨蝶呤($2.5 \sim 10mg/W$)。治疗时间应根据患者炎症的严重程度、类型、耐受性、年龄等因素而定,但一般不宜长期应用,长期应用可引起不育等副作用。

5. 病因治疗　针对病因进行相应的治疗。

6. 并发症的处理

(1) 并发性白内障的患儿,既要考虑儿童期可能出现剥夺性弱视的可能性,也要注意白内障手术可能造成炎症的加剧或复发。因此,对这些患儿应积极治疗,以期尽早进行白内障摘除手术,手术成功的关键是术前葡萄膜炎获得完全控制和术前、术中、术后给予适当的药物治疗。

(2) 继发性青光眼的患儿,通常首先选用药物进行治疗,无效时可考虑行抗青光眼手术治疗,但小梁切除术成功率显著低于成年人。

(3) 带状角膜变性一般不至于严重影响患者视力,如视力受到严重影响时,可给予依地酸二钠眼药水点眼,或依地酸二钠螯合后行表层角膜切削术,也可考虑进行光学治疗性角膜移植术。

(4) 对于眼底周边视网膜出现无灌注区、新生血管形成的患儿,可在炎症减轻后行视网膜光凝术。

(金　姬)

第七节　眼　内　炎

【病因】眼内炎(endophthalmitis)为一种累及眼球内层、玻璃体、巩膜的炎症,多数眼内炎为细菌或真菌感染所致。感染途径为眼外伤、内眼手术及角膜溃疡穿孔等(外源性),也可经血流传播至眼内(内源性或称血源性)。

【诊断】

1. 临床表现

（1）潜伏期 2～7 天，甚至更长；症状常常较重，主要有眼痛、充血、严重畏光和视力急剧下降，严重者可降到眼前手动。

（2）体征为球结膜充血、水肿；早期常有角膜 Descemet 膜皱褶、实质层水肿、角膜后可以有各种形态的分泌物；前房闪辉和浮游细胞，重者形成前房积脓；晶状体或人工晶状体表面有渗出物沉积；玻璃体混浊；视网膜黄色病灶、出血或白色结节状斑。

（3）感染性眼内炎是极严重的眼科急症，是一种迅速波及眼内组织和眼内液体的炎症，炎症蔓延在房水、玻璃体、视网膜、葡萄膜乃至巩膜。炎症还可以继续向角巩膜及眼眶组织蔓延，发展为全眼球炎（panophthalmitis）。表现为眼球突出、眼肌运动障碍、眼睑水肿和上睑下垂、结膜充血水肿显著、角膜混浊、前房积脓、玻璃体浸润混浊严重、视网膜坏死和继发青光眼。

2. 检查

（1）血液检查：白细胞数 > 10 000/μl 提示毒性强的细菌。血培养检测有无菌血症。

（2）超声波检查：区分一般的玻璃体混浊和玻璃体脓肿。

（3）细菌学检测：当怀疑眼内炎时应提取前房水和玻璃体标本进行细菌、真菌检查。

【治疗】

1. 药物治疗　目的是尽快消灭病原体，迅速控制免疫反应。眼内炎是眼科急症，及时判别病原体，给予准确处理对于拯救患者视力或者减少视力损伤是非常重要的。一般先根据细菌学染色检查结果初步选定抗生素，再根据细菌培养和药物敏感试验结果调整抗生素。常规给药途径为全身和球周给药，但到达玻璃体内的剂量低；玻璃体内给药是较好的给药途径，可直接作用于病原体，值得提倡，但要掌握抗生素浓度，避免视网膜中毒性反应。

2. 玻璃体切除手术　优点是能清除病原体和毒性产物、炎性物质等，恢复玻璃体腔的透明，缺点是炎性视网膜容易在玻璃体切除时形成裂孔，特别是玻璃体基底部；术后的视网膜脱离易发生 PVR。手术最好使用低负压高频率切除玻璃体。对于视力仅有光感者早期玻璃体手术是有益的。

3. 皮质激素的联合使用　对外源性细菌性眼内炎提倡联合使用激素，细菌的毒性产物导致视网膜水肿、渗出、血管闭锁等炎性反应，激素使用可以减轻组织的炎性反应。

（金　姬）

第八节 虹 膜 囊 肿

【病因】虹膜囊肿（iris cyst, IC）是葡萄膜的良性肿瘤。原发性为胚胎发育异常所致。继发性通常由手术或外伤后角膜或结膜上皮植入引起，故又称植入性虹膜囊肿。另外长期应用毛果芸香碱、眼内寄生虫病也可形成囊肿，还有睫状体髓上皮瘤时前房内及虹膜上可出现自由漂浮的虹膜囊肿。

【分类】

1. 原发性虹膜囊肿　包括虹膜色素上皮囊肿和虹膜基质囊肿。

2. 继发性虹膜囊肿　主要为眼外伤或眼内手术后的植入性上皮囊肿和继发于眼内肿瘤的虹膜囊肿。外伤性虹膜囊肿又可分为两型：①浆液性囊肿：较常见，比较透明，囊壁菲薄，可透见囊腔内淡黄色液体；②珍珠样囊肿：较少见，表现为灰白色，光亮如珠。

【诊断】

1. 临床表现

（1）原发性虹膜囊肿：多有遗传性，女性多于男性，约为 3：1。长于瞳孔缘的，表现为瞳孔缘有单个、多数为多个色素小绒球，并可双眼发生。长于虹膜中间部的多为双侧性和多发性。常常要在做充分散瞳后才能变得明显。囊肿也可脱落，经瞳孔入前房停留在虹膜上。一般无明显症状，但当虹膜囊肿增大或遮盖瞳孔时，则可引起眼压升高、眼球胀痛、视力下降等症状。

（2）继发性虹膜囊肿：可发生于任何年龄，无性别差异。因其逐渐发展最终可引起青光眼、大泡性角膜病变等并发症。

2. 检查

（1）裂隙灯显微镜：是一种较好的观察手段，但只能对虹膜囊肿表面进行观察。对有外伤、手术史的植入性虹膜囊肿易诊断。而原发性虹膜层间分离形成的囊肿或位于睫状突与虹膜根部之间的神经上皮囊肿则不能诊断。通常病变引起虹膜形态发生改变时可经散瞳、房角镜等手段进行检查，但对病变囊性或实性的鉴别上尚有一定困难。

（2）超声生物显微镜（UBM）检查：高频，无损伤，可在活体上详尽观察眼前段结构。

（3）组织病理检查：分为上皮植入性囊肿、非色素上皮囊肿和色素上皮囊肿。原发虹膜基质囊肿和外伤或手术后植入性囊肿在组织病理学上是一致的，囊壁由鳞状上皮构成，部分可发生角化，部分患者可伴有杯状细胞。从病理学角度分析，结角膜上皮进入前房的原因主要有创口或手术切口对合差，愈合不良；创口有色素时，晶状体皮质或玻璃体嵌顿，上皮细胞沿着缝线孔洞长入；致伤物质及手术器械将上皮组织带入眼内等几方面原因。因此,对角巩膜穿孔伤术后的随访检查非常重要。

【治疗】植入性虹膜囊肿的预防最重要的是正确处理包括无菌操作技术,缝合技术,及时更换手术器械,尽量减少器械进入前房,促进前房早期形成和正确选择内眼手术切口等。上皮植入性虹膜囊肿在眼球穿孔伤或内眼术后早期症状不明显,但一旦发生上皮植入性囊肿可导致多种不适症状,甚至致盲,因此,了解其发病原因及防治十分重要。

植入性虹膜囊肿的治疗方法一般有手术、激光、放射治疗和药物治疗。彻底的手术摘除是首选的治疗方法。

(金 姬)

第九节 脉络膜血管瘤

【病因】先天血管发育异常所致。是一种临床较少见的良性肿瘤。

【诊断】

1. 临床表现

(1) 症状不明显,并发出血或视网膜脱离者视力下降。

(2) 大都发生于单眼,它常见于眼底赤道部后的脉络膜,多呈圆形、椭圆形,于视网膜下呈粉红色或橙红色隆起,其颜色较眼底别处更明亮。根据病理学将其分类为局限型与弥散型,局限型者发病较早,平均发病年龄为 8 岁,且多合并面部血管瘤(Sturge-Weber 综合征)。

2. 检查

(1) 荧光素眼底血管造影:肿瘤在视网膜中央动脉显出荧光之前,先见其荧光出现,且逐渐增强,早期可见呈蜂窝状,随着荧光素渗漏与增强,逐渐融合成片状强荧光斑,亦有初期为条状微血管样荧光,逐渐扩大融合成片者。Norton(1976)曾指出,荧光素造影在本病的应用,主要在三个方面:①明确肿瘤的界限,辨别清楚治疗部位;(2)证明治疗效果;(3)认清肿瘤内渗漏情况,严重者需再行治疗。

(2) 巩膜透照法:见病变区较别处更亮。

(3) 视野检查:出现扇形缺损。

(4) 组织病理检查:脉络膜血管瘤分为海绵状的、毛细血管的或混合两种改变的血管瘤,以前者为常见,也有混杂有大小血管的。而局限型者几乎都是海绵状血管瘤,且有较明确的边界,弥散型者常为混合型血管瘤,边界常不清楚。

【治疗】脉络膜血管瘤的治疗,视患者具体情况而定,较小和无自觉症状者,可不作任何处理,临床定期观察。较大而有视力下降等症状,甚至合并视网膜脱离者,行氩激光光凝治疗。治疗目的是产生脉络膜与视网膜的紧密粘连,使视网膜复位及视网膜下液吸收。一般用氩激光斑为 100~300u,0.1~0.2秒,能量为 200~500mw,部位在血管瘤表面及其周围。

(金 姬)

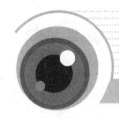

第十章 晶状体病

第一节 球形晶状体

【病因】晶状体先天发育异常,多有家族史。

【诊断】

1. 临床表现

(1)高度近视、弱视、非轴性近视,角膜曲率,眼球长度正常,是由于晶状体增厚所致,并且不能调节。

(2)晶状体呈球形,直径较正常晶状体为小,前后径较长,前极甚至可触及角膜。正常晶状体厚度在无调节时为3.6mm,极度调节时增至4.0mm。

(3)充分散瞳后,可以看到晶状体的赤道部和悬韧带或悬韧带缺如。

(4)可发生青光眼,房角异常,又因晶状体增厚,点缩瞳药可发生瞳孔阻滞,眼压不降反升,称倒转性青光眼,睫状肌麻痹剂又可加重晶状体脱位,因此首选用抑制房水生成药物降低眼压。

(5)Marchesani综合征,又名短指—球形晶状体综合征,多有家族史,有常染色体显性和隐性遗传两种方式,分单纯眼部异常和眼及全身异常两类,除球形晶状体外,尚有晶状体脱位或半脱位,白内障,继发性青光眼,玻璃体液化,视网膜脱离等。全身主要表现为身材矮小、皮下组织丰满、肌肉发育良好、指趾短粗;其次为头、颈短、胸宽,手指腕运动受限,智力低下,头尖畸形,心脏病。

2. 检查

(1)视力及矫正视力,散瞳验光确定屈光不正的性质。

(2)裂隙灯显微镜检查晶状体形状。

(3)超声测量晶状体厚度,眼球长度,排除轴性近视。

(4)测角膜曲率排除角膜曲率引起的近视。

(5)心电图、胸部X线。

(6)超声生物显微镜(UBM)检查晶状体的位置和形态。

【治疗】

1. 配镜矫正屈光不正。

2. 弱视治疗。

3. 针对眼部并发症进行对症治疗。

4. 手术摘除晶状体,植入人工晶状体。

(向施红)

第二节 圆锥形晶状体

【病因】晶状体先天发育异常,多发生于胎儿后期或出生后。

【诊断】

1. 临床表现

(1) 单眼或双眼发生,常伴有高度近视、弱视。

(2) 裂隙灯显微镜可见晶状体前或后极呈圆锥形或球形突出,通常是皮质突出。

2. 检查

(1) 超声测量晶状体厚度。

(2) 晶状体图像检查系统测量晶状体前后面曲率。

【治疗】

1. 配镜矫正屈光不正。

2. 弱视治疗。

3. 手术摘除晶状体,植入人工晶状,尤其是单眼者。

(向施红)

第三节 先天性晶状体脱位

【病因】晶状体悬韧带先天发育异常。

【诊断】

（一）临床表现

1. 晶状体不全脱位　晶状体不全脱位产生的症状取决于晶状体移位的程度,可表现为晶状体性近视(悬韧带松弛,晶状体弯曲度增加),难以矫正的严重散光(晶状体轴发生倾斜),单眼复视(晶状体移位)。眼部裂隙灯检查可见前房变深,虹膜震颤,晶状体呈灰色,可见赤道部,断裂的悬韧带,玻璃体疝脱入前房,表面有色素,检眼镜下可见新月形的眼底反光和双眼底像。

2. 晶状体全脱位　晶状体完全离开了瞳孔区,表现为无晶状体眼视力。前房变深,虹膜震颤,晶状体脱入瞳孔区产生瞳孔嵌顿,引起急性青光眼;晶状体脱入前房，多位于前房下方，晶状体透明呈油滴状，边缘带金色光泽，晶状体混浊者呈一白色盘状物，可引起角膜混浊。晶状体脱入玻璃体腔，浮在玻璃体上或沉入玻璃体内。晶状体脱位可引起严重的虹膜睫状体炎，视网膜脱离等。

（二）检查

1. 视力及矫正视力，有无单眼复视，屈光状态。

2. 眼部裂隙灯检查，眼底检查。

3. 超声生物显微镜（UBM）检查前房深度，晶状体脱位的范围。

4. 心电图、心脏彩超、胸部 X 线。

5. 实验室检查　查血、尿同型胱氨酸。

（三）诊断标准

1. 单纯性晶状体异位　常为双眼对称性。

2. 伴有晶状体形态和眼部异常　常见有小球形晶状体，晶状体伴缺损，无虹膜症等。

3. 伴有先天性全身异常

（1）Marfan 综合征：是一种不规则的常染色体显性遗传病，以眼、心血管和骨骼系统异常为特征。眼部表现为晶状体脱位，多为部分性向鼻上方脱位，或脱入前房或玻璃体内，晶状体混浊，少数患者的晶状体呈球形，前房角发育异常引起青光眼，虹膜扩瞳肌发育不良，瞳孔不容易扩大，近视，先天性大角膜，先天性小角膜及无虹膜等异常。全身表现为手指和脚趾细长，形如蜘蛛状，四肢骨细长，容易骨折，鸡胸或桶状胸，约 35% 患者有心血管异常，主要为主动脉夹层动脉瘤，主动脉狭窄，心脏卵圆孔闭合不全等。

（2）Marchesani 综合征：见球形晶状体一节。

（3）同型胱氨酸尿症：为常染色体隐性遗传病，以骨质疏松和有全身血栓形成趋势为特征。晶状体多向鼻下脱位，晶状体易于脱入前房和玻璃体腔，部分患者有先天性白内障，视网膜脱落和无虹膜等异常。全身表现为智力低下，四肢骨细长，蜘蛛（指／趾），颜面血管扩张和潮红，血小板黏滞度高，实验室检查可检出血，尿中含有同型胱氨酸。

【治疗】

1. 配镜矫正屈光不正　适用于没有并发症的晶状体不全脱位，用眼镜矫正有晶状体区或无晶状体区的屈光不正，恢复适当视力。

2. 手术　手术摘除晶状体以及人工晶状体植入术。根据脱位程度选用晶状体囊内摘除术、囊外摘除术及超声乳化术。

（向施红）

第四节 先天性白内障

出生时已存在或出生后第一年发生、发展的晶状体混浊称为先天性白内障（congenital cataract）。

【病因】遗传性与特发性（不明原因）各占一半，遗传方式主要有三种，即常染色体显性（AD）、常染色体隐性（AR）和X染色体连锁遗传，以AD最为常见。

多种遗传病或系统性疾病也可伴发先天性白内障，常见合并有肾、中枢神经系统、骨骼肌肉、皮肤等系统先天性异常，代谢性疾病如半乳糖血症（Galactosemia），染色体病变。

孕期母体受风疹病毒、麻疹病毒、巨细胞病毒、单纯疱疹病毒、水痘-带状疱疹病毒感染，患系统疾病（糖尿病、心脏病、肾炎、贫血、甲亢、手足抽搐症、钙代谢紊乱等）、盆腔受放射线照射或服用某些药物（如大剂量四环素、激素、水杨酸制剂、抗凝剂等），也可能致病。

【诊断】

（一）临床表现

1. 先天性白内障可以是家族性的，或是散发的，可以单眼或者双眼发病。

2. 多数患儿被发现"白瞳"或婴幼儿视物反应差就诊，双眼患者可表现为眼球震颤（呈钟摆样或搜索状），斜视往往是单眼患者的最初表现；少数患儿由于例行的新生儿体检发现，或儿童视力检查发现视力差。术前伴发眼球震颤或斜视是视力预后差的指征。

3. 晶状体混浊表现形态多样，可单一类型或多种类型合并，多双眼对称性，也可双侧不对称或单侧发病，多数保持静止状态，有的呈不同速度进展。常见类型有核性白内障（nuclear cataract）、全白内障（total cataract）、前极性白内障（anterior polar cataract）、后极性白内障（posterior polar cataract/posterior lentiglobus）、绕核性或板层白内障（perinuclear/lamellar cataract），还有粉尘状、点状、缝状、盘状、冠状等特征性形态相对少见，按白内障形态分类有助于判断手术适应证和预后。

4. 可能合并小角膜或小眼球、虹膜和（或）脉络膜缺损、永存玻璃体动脉等其他眼部异常。

（二）临床诊断

1. 详细询问相关病史　何时发现"白瞳"、视物差、眼球震颤或斜视等症状，是否早产及围生期异常，母孕期疾病诊疗史，家族史，手术史。

2. 专科检查

（1）3岁以下患儿检查视物反应力（追光能力、眼球跟随性），4岁以上检查视力表视力。

（2）视觉固视反射（眼球震颤程度），眼位检查。

（3）充分散瞳，台式或手持裂隙灯检查眼前节，重点记录晶状体混浊形态及有无脱位、是否合并小角膜或虹膜缺损等其他异常，二期手术患儿须注意囊膜完整程度和粘连情况。

（4）直接或间接检眼镜检查眼底，不能窥入眼底者注意有无红光反射。

（5）眼压检测。

（6）B型超声检查玻璃体及视网膜情况，需要植入人工晶状体者测量角膜曲率及A型超声测量双眼眼轴。

（7）有条件时，用视觉电生理辅助评估视力预后，Ⅱ期IOL植入术前UBM检查评估周边部囊膜残留及粘连情况。检查不合作的患儿可根据公斤体重给予10%水合氯醛口服睡眠后检查。

3. 儿科全身检查　有无其他系统病变或综合征，必要时需行血生化、尿液、免疫等针对性的实验室检查。

4. 鉴别诊断　排除永存原始玻璃体增生、早产儿视网膜病变、视网膜母细胞瘤等眼部病变。

【治疗】

1. 治疗原则　对于明确影响视觉发育的先天性白内障必须争取尽早治疗，早期安全的手术、及时准确的屈光矫正、坚持有效的弱视治疗是治疗的主要原则，三者缺一不可。

2. 手术时机　在小瞳孔下没有遮挡视轴的不完全性白内障可观察其动态发展，较小的中央区部分性混浊可暂行扩瞳保守治疗，根据白内障对视力的影响程度决定是否手术。全白内障、位于视轴上混浊大于3mm的核性或绕核白内障、致密的后囊下性白内障，一旦确诊应在全身条件允许的情况下尽快手术。双眼全白内障患者应在生后2个月以内进行手术，单眼患者应更早手术。

3. 手术方案　对于双眼手术患儿，1岁以内者先行"白内障囊外摘除术"，待2岁行"Ⅱ期人工晶状体植入"；2岁以上者行"白内障囊外摘除联合Ⅰ期人工晶状体植入术"。对于单眼手术患儿，可在6个月~1岁时即植入人工晶状体。对于小于7岁的手术患儿，需联合"一期后囊膜切开及前段玻璃体切除"，大于8岁患儿可根据需要后期行激光后囊膜切开。

具体手术操作详见相关章节。

4. 视功能康复治疗

（1）屈光矫正：术后必须尽早进行准确的光学矫正，尤其对于单眼无晶状体眼。验光配镜多在术后1个月，常用散瞳检影验光后配戴框架眼镜，给予完全矫正，此后每6个月根据验光情况调整。鉴于IOL眼的无调节性，必要时可采用配双光镜（下加光 +1.0 ~ +2.0D）或近用、远用两副眼镜以获得良好的视近视远视力。

（2）弱视训练：包括遮盖治疗、弱视仪器辅助治疗、药物治疗，以及同时视、融合力、立体视等功能训练，可酌情综合治疗。对于单眼患者，一般术后 1 周即可开始遮盖治疗，1 岁以前每天遮盖健眼 90% ~ 70% 的清醒时间，1 岁以后遮盖 50% 的清醒时间，根据视力差异程度和年龄适当调整遮盖与去除遮盖的比例，良好的依从性是决定疗效的关键。配镜及 IOL 植入后仍须继续弱视训练，一般持续到 10 岁左右。

（刘 恬）

第五节 外伤性白内障

眼球钝挫伤、穿通伤、化学伤、电击伤和辐射性损伤等外伤因素引起的晶状体部分或完全混浊称为外伤性白内障。

【病因】

1. 眼球钝挫伤导致 常见玩具枪、玩具珠、小石子等打伤，多单眼；外力直接或间接损伤晶状体上皮层、扰乱晶状体纤维排列、改变囊膜渗透性，引起皮质局限或完全混浊；挫伤引起葡萄膜炎症反应，影响细胞代谢也可形成皮质混浊。

2. 穿通伤导致 常见刀剪针、玩具棍箭、金属玻璃碎片等锐物击中，多单眼；晶状体囊膜破裂后房水进入晶状体引起皮质局限或完全混浊；金属异物进入眼内可在前囊下形成铜质沉着症或铁锈沉着症。

3. 其他较少见的有爆炸伤导致，触电或雷电导致。

【诊断】

（一）临床表现

1. 详细询问相关病史 受伤时间及特点，致伤力大小，损伤物性质，眼内异物及眼内炎可能，受伤前视力如何，有否其他疾病，受伤后经何急诊处置。要考虑儿童提供病史的可靠性。

2. 体征 不同致伤原因表现不同，常合并多组织复合损伤。

（1）钝挫伤白内障：晶状体挫伤多表现放射状或花瓣样混浊，前囊膜 Vossius 环伴或不伴囊膜下局限性浅层皮质混浊，后期可发展为绕核白内障；严重时也可囊膜破裂尤其后囊膜破裂，晶状体迅速完全混浊；可伴晶状体脱位或半脱位、前房积血、虹膜根部离断、房角后退、继发性青光眼，严重时合并玻璃体积血、视网膜脱离、视神经挫伤，远期可形成虹膜后粘连。

（2）穿通伤白内障：晶状体囊膜破裂，皮质溢出，混浊发展迅速且完全，可继发葡萄膜炎反应或青光眼；囊膜破口小，可自闭形成局限性混浊。

（3）爆炸伤白内障：多类似钝挫伤，也可有穿通伤或化学伤，累及双眼或单眼。

（4）电击伤白内障：前囊或后囊及囊下皮质局限性或完全性混浊，多静止，可发展，多伤后 1~6 个月发病。

（二）专科检查

根据病史有目的地进行检查，避免二次损伤，严重穿通伤不能强行开睑，可在术中详细检查。评估视力，尤其有无光感及光定位，瞳孔是否有传入性损害；裂隙灯显微镜或手持裂隙灯检查眼前节，重点检查伤口大小及位置、眼内出血、虹膜损伤及嵌顿、晶状体混浊及脱位程度、前后囊膜完整性等情况；间接检眼镜检查眼底或红光反射。

（三）辅助检查

测眼压，若眼压很低时应警惕巩膜裂伤；穿通伤者，常规 X 平片筛查眼内金属异物；眼内情况不清时，无开放伤口或伤口缝合后，B 超检查晶状体、玻璃体、视网膜、球内异物；UBM 检查房角、虹膜根部、晶状体悬韧带；需要植入人工晶状体者测量角膜曲率、A 超测量眼轴。

【治疗】

（一）治疗原则

挽救眼球，保存视力，预防弱视，促进融合。

（二）手术治疗

1. 手术指征　晶状体混浊影响视力或视功能发育；晶状体皮质膨胀或溢出；影响检查和治疗眼后段病变；诱发葡萄膜炎或继发青光眼；合并明显晶状体脱位。

2. 手术时机　综合考虑白内障程度、年龄、外伤程度、前期处理、葡萄膜炎反应、并发症。

（1）白内障手术时机：晶状体混浊较局限者，未明显影响视力时定期观察，或急诊手术仅行眼球修补，术后根据混浊进展及对视功能的影响决定Ⅱ期白内障手术的时机；晶状体囊膜破裂伴皮质明显溢出、晶状体内异物伴混浊、晶状体皮质与玻璃体混合、药物无法控制的高眼压，应一期行白内障摘除术；眼球破裂伤及眼内容物外流，而晶状体囊膜破裂口自闭或皮质溢出不严重，先行角巩膜伤口清创缝合后 1~2 周再行白内障摘除联合或不联合人工晶状体植入术；无晶状体破裂，合并严重眼内出血、葡萄膜炎反应重、眼内感染可能，宜延期手术，出血稳定 4~6 周、眼内炎症控制后尽快行白内障手术，一般不超过 3 个月。

（2）人工晶状体植入时机：尚有争议。2岁后患儿，伤眼损伤程度轻或无明显炎症反应时，白内障摘除联合一期人工晶状体植入；多数情况建议Ⅱ期人工晶状体植入术，需急诊手术但术前眼内炎症反应重或继发青光眼，损伤重估计术后炎症反应重、眼前段损伤严重、后囊破裂较大或悬韧带离断较多时，先白内障摘除，尽快控制炎症及眼压后再行人工晶状体植入；合并外伤性眼内炎时，先用玻璃体切除联合晶状体切除，眼内炎控制3个月后再考虑植入人工晶状体。

3. **手术方案** 眼前段伤为主、后囊膜完整或破裂不严重、晶状体无明显移位或前脱位，选择经角巩缘切口行白内障注吸术；术中玻璃体脱入前房，联合晶状体抽吸和玻璃体切除术；7岁以下患儿，一期后囊膜切开联合前段玻切。合并需要处理的眼后段病变、后囊膜破裂严重、玻璃体大量脱出、晶状体脱位明显，可选择经睫状体平坦部切口行白内障摘除联合前段玻璃体切除术。

具体手术操作详见相关章节。

（三）视觉康复训练

术后坚持遮盖及弱视治疗，屈光矫正。

（刘 恬）

第六节　并发性白内障

并发性白内障是指由于炎症或退行性病变的其他眼内疾病引起的晶状体混浊。

【病因】由于眼部炎症或退行性变，使晶状体局部上皮或内部发生营养或代谢的障碍，导致晶状体不同位置和形态的混浊。常见于葡萄膜炎、视网膜色素变性、青光眼、视网膜脱离、眼内肿瘤、高度近视、玻璃体切除术后及青光眼滤过术后等。

【诊断】

（一）临床表现

1. 患眼有原发病的特征表现。

2. 白内障多为单眼，亦可为双眼。多于原发病的中晚期发生，发展取决于眼部原发病的进展过程。典型的混浊最早发生在囊膜下，囊下皮质出现颗粒、网状、条状或弥漫性混浊，有时伴有彩色结晶、空泡、钙化灶，逐渐向周围和深部皮质及核扩散，可形成玫瑰花样或放射状混浊，长期可导致完全性白内障。

3. 由于原发病因不同，临床体征也不尽相同。

（1）由眼前段疾病引起的多由前皮质开始混浊，常伴囊膜增厚皱缩并有钙化等变化;前葡萄膜炎所致者为局限性前囊下混浊,可发展为全白混浊,伴瞳孔变形或闭锁、虹膜后粘连;青光眼及滤过术后引起者多晶状体前囊下、前皮质或核性混浊,伴虹膜缺乏弹性;严重角膜炎可引起瞳孔区前极部混浊。

（2）由眼后段疾病先出现后极部囊膜及后囊下混浊,早期即可影响视力;视网膜色素变性并发障为特征性的后囊下颗粒状混浊或后极皮质内星状混浊;慢性葡萄膜炎多后囊下皮质混浊,青少年类风湿病易引起核性白内障;陈旧性视网膜脱离多核性混浊,玻璃体术后以后囊下混浊及核性混浊为主;高度近视多核性和后囊下混浊。眼内肿瘤的毒性作用和机械性损伤也能造成晶状体迅速混浊。

（二）临床诊断

1. 相关病史　原发病病史,用药史,手术史等。

2. 专科检查　视力检查或视功能评估,色觉,眼压,裂隙灯检查,晶状体未完全混浊前可详查眼底;B超;必要时检查视觉电生理,视野,角膜内皮,人工晶状体生物测量等。

【治疗】治疗原则:

1. 首先需个体化系统化治疗原发病,晶状体混浊早期密切观察并使用白内障药物治疗。

2. 晶状体明显混浊时,择期手术摘除;酌情慎重考虑植入人工晶状体。

3. 积极应对不同类型原发病引起的不同术后并发症及视觉康复。

（刘 恬）

第七节　后发性白内障

白内障囊外摘除术后残留的或新生的晶状体上皮细胞移行增殖而引起的后囊膜混浊称为后发性白内障,是白内障术后最常见的并发症,在儿童发病率几乎为100%。

【病因】后囊膜混浊的组织病理学基础是残留的前囊膜或赤道部晶状体上皮细胞增生并向后囊膜移行,形成多细胞纤维层覆盖后囊和视轴,纤维化生并皱缩,进一步降低视力,目前已知有多种分子生物学机制参与其发病,如各种生长因子、细胞外基质以及细胞凋亡等;术后炎症反应促进晶状体后囊混浊的发生发展。

儿童白内障手术后葡萄膜炎反应较成人更强,残留晶状体细胞增殖能力更强,且术后用药及随访依从性较差,因而年龄越小后囊膜混浊发生率越高。

【诊断】

1. 临床表现

（1）症状：白内障术后，无痛性慢性视力再次下降且无法矫正，婴幼儿视物反应改善不明显。

（2）体征：后囊膜混浊形态多样，常见的有后囊膜皱褶、混浊、纤维化，前囊膜混浊、开口皱缩，Soemmering 环；常合并虹膜后粘连、瞳孔移位或变形、人工晶状体异位或夹持等。

2. 专科检查

（1）常规检查：婴幼儿检查追物能力、固视反应、选择性观看或遮盖厌恶试验、视觉诱发电位，4 岁以上检查视力表视力。充分散瞳后裂隙灯检查眼前节，重点是前后囊膜混浊形态及纤维化程度、虹膜粘连、人工晶状体情况。直接或间接检眼镜检查眼底。

（2）辅助检查：眼压检测；B 型超声检查玻璃体及视网膜；需要植入人工晶状体者测量角膜曲率、A 型超声测量眼轴；UBM 检查房角、虹膜、囊膜、睫状体。不合作的患儿服用 10% 水合氯醛口服液镇静后详细检查。

【治疗】

1. 治疗原则　对于明确影响视功能的后囊膜混浊必须早期发现，早期治疗，术后密切随访和详细检查是决定预后的关键。

2. 手术治疗

（1）手术指征：后囊混浊遮挡瞳孔区，患眼视力下降与后囊混浊程度相关。

（2）手术方案：早期混浊较薄且残余易吸收，用掺钕钇铝石榴石（Nd：YAG）激光治疗，操作简便；混浊膜致密或纤维化严重、与人工晶状体紧密相贴、较多晶状体皮质残留，考虑激光手术难度大、并发症多、疗效不佳且复发率高，用经角巩缘或扁平部行后囊膜切开联合前段玻璃体切除术治疗。

具体手术操作详见相关章节。

（刘　恬）

第八节　代谢性白内障

因内分泌障碍引起的晶状体混浊称为代谢性白内障，是系统性疾病的表现之一。

【病因】由于内环境生化异常，导致晶状体营养代谢或渗透压的改变，形成多种形态性状的晶状体混浊，可随着病情变化而迅速发展或消失。常见的系统性疾病有糖尿病、半乳糖血症、低钙、低血糖，其他较少见的代谢疾病有氨基酸尿症、高胱氨酸尿症、肝豆状核变性、Fabry 病（先天性半乳糖苷酶缺乏症）、6-磷酸葡萄糖脱氢酶缺乏症、Hurler 病（黏多糖病第Ⅱ型）、Lesch-Nyhan 综合征（先天性次黄嘌呤-鸟嘌呤磷核酰转化酶 HGPRT 缺乏症）、Fanconi 综合征（胱氨酸贮积病）、Lowe 综合征（眼-脑-肾综合征）等。

【诊断】

（一）临床表现

1. 真性糖尿病性白内障　多见于青少年病情严重的 1 型糖尿病患者,多双眼发病。早期在前后囊下出现小空泡,继而在浅层皮质出现分散的灰色雪花样或点状混浊,可在数天、数周或数月内发展为完全性混浊。随着血糖波动可伴有屈光变化,常伴视网膜病变。

2. 半乳糖性白内障　常染色体隐性遗传,患儿缺乏半乳糖-1-磷酸尿苷转移酶或半乳糖激酶,伴或不伴全身表现,双眼发病。可在生后数日或数周内发生不同形态晶状体混浊,早期为前皮质油滴样混浊,多发展为绕核性混浊。病情控制后白内障多数可逆转。

3. 手足搐搦性白内障　又称低钙性白内障,由于先天性甲状旁腺功能不足或营养障碍,使血清钙过低引起,合并肌肉痉挛、骨质软化的表现,双眼发病。典型表现为绕核性白内障,血钙波动则混浊呈多层,有些表现为前后皮质内条纹状混浊或结晶微粒,重者可能发展为全白内障。

4. 低血糖性白内障　妊娠妇女或新生儿严重低血糖引起,出生时或 2 岁内逐渐加重,多为板层混浊,常合并智力低下。

5. 其他　同型半胱氨酸尿症多先天性白内障伴晶状体脱位,Lowe 综合征多双眼全白内障伴后圆锥、角膜瘢痕、先天性青光眼等,肝豆状核变性多葵花状皮质混浊伴角膜 KF 环。

（二）临床诊断

1. 相关病史　全身病史及治疗史,各系统的病变表现及并发症,目前用药情况等。

2. 专科检查　视力及视功能评估,裂隙灯检查,眼部 B 超等。

3. 辅助检查　相关的血、尿生化检查,相关专科的检查。

（三）鉴别诊断

婴幼儿期发病者,与先天性白内障鉴别;青少年期发病者,与发育性白内障、并发性白内障或药物性白内障鉴别。一般可通过全身表现和实验室检查结果加以区别。

【治疗】

（一）治疗原则

1. 发病早期积极治疗原发病,如胰岛素用药、无乳糖和半乳糖饮食、足量维生素 D 和钙剂用药等,滴用治疗白内障滴眼液,混浊可能部分消退。

2. 晶状体明显混浊且不呈现可逆性,择期行白内障手术。

3. 术后注意预防感染和出血,积极视觉康复治疗。

(二)手术治疗

1. 手术指征 不可逆性晶状体混浊明显影响视力和视功能发育。

2. 手术时机 全身病情控制后且可耐受手术,血糖、血钙等生化指标基本正常。

3. 手术方案 同先天性白内障,酌情行一期或二期人工晶状体植入。

（刘 恬）

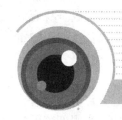

第十一章　青　光　眼

发育性青光眼,也称先天性青光眼,是指由于胚胎期发育异常,房角结构先天异常而致房水排除障碍所引起的青光眼。可分为原发性先天性婴幼儿型青光眼、青少年型青光眼、合并其他先天异常的青光眼3个类型。继发性青光眼则包括眼底病、肿瘤、炎症、外伤及药物引起的青光眼。因此,儿童期的青光眼应包括发育性青光眼及继发性青光眼两大类。

第一节　原发性先天性婴幼儿型青光眼

原发性先天性婴幼儿型青光眼是指发生在3岁以前的先天性青光眼,是一种先天性遗传性小梁网和前房角发育异常,阻碍房水排除,表现为眼压升高,角膜增大和水肿,视神经病理性缺陷的疾病。

【诊断】

（一）临床表现

1. 眼球增大　俗称"牛眼"。由于婴幼儿时期眼球的结缔组织弹性比较大,患儿发病早期即有眼球增大的表现,单眼发病者表现更为明显,很多家长因发现患儿双眼眼球大小不对称而就诊。

2. 畏光、流泪和眼睑痉挛　是原发性先天性婴幼儿型青光眼的主要症状。其产生的原因主要是眼压升高引起角膜水肿,刺激了角膜上皮内丰富的感觉神经。该症状不但是诊断青光眼的一个重要依据,而且也是一个判断青光眼治疗效果的重要指标。因此,婴幼儿在出现不能解释的角膜刺激症状时,首先应该做排除先天性青光眼的检查。

3. 角膜增大、水肿混浊和后弹力层破裂　由于眼球增大主要发生在角膜和巩膜连接处,所以,角膜也增大。初始角膜云雾状混浊,随着角膜和巩膜缘的不断增大,Descemet膜和内皮细胞层被拉伸,最终导致后弹层破裂(形成Haab纹)。在高眼压的作用下,房水通过破裂孔进入实质层和上皮层,角膜水肿混浊进一步加重,导致角膜云翳样瘢痕,上皮缺损甚至溃疡;角膜或角巩膜缘葡萄肿;晶状体悬韧带被牵拉而断裂发生晶状体半脱位。

4. 眼压增高　眼压测量对原发性先天性婴幼儿型青光眼来讲,同样是必需的检查项目。压平式眼压计因不受角膜水肿,眼球因素的影响而相对可靠。

患儿不合作,可给予镇静剂如 10% 水合氯醛口服(50mg/kg 体重),或全身麻醉后测量。使用不同类型的麻醉剂、用药后不同时期测量眼压,以及在一天中不同的时间测量眼压等几个因素都会影响眼压的测量值。但 2.8kPa(21mmHg) 仍被认为是其上限值。

5. 眼底改变　正常婴幼儿的 C/D 值极少大于 0.3,若发现大于此值者或双眼对称差值超过 0.2 者,应怀疑有青光眼的可能。婴幼儿期青光眼凹陷的特点是较深、圆、居中、视杯大小随眼压改变而波动。定期对视乳头进行照相检查,如实的记录凹陷的扩大或缩小,对该病的诊断及观察疗效有客观的依据。

6. 其他　轴性近视、前方加深等。

(二)检查

1. 检查方法　检查体位同儿童眼科常规检查体位,必要时使用镇静剂或全身麻醉。

2. 眼压测量　如前所述,手持压平式眼压计测量较可靠。2.8kPa(21mmHg) 被认为是其上限值。需结合其他检查做出判断,单凭眼压不能确诊早期病变。压陷式眼压计或气动眼压计等也是常用的眼压测量仪,关键是要用同一种眼压计持续测量对比和眼压值的修正。

3. 角膜横径测量　正确的测量方法是在角膜的水平径线上,用一只两脚规,其一固定于 3:00 方位的角巩膜缘处,另一只脚位于 9:00 方位的相同位置上,两点间的距离即为角膜横径。我国小儿 3 岁后角膜横径即接近成人水平(11.8mm)。大于同龄组正常婴幼儿的角膜横径,即应怀疑青光眼,通常青光眼患儿在一岁以前角膜横径即大于 12mm。

4. 前房角镜检查　原发性先天性婴幼儿型青光眼的房角结构与正常者相似,不同点有:

(1)虹膜附着点靠前,周边虹膜基质发育不全,无色素、几乎透明,虹膜血管充盈迂曲。

(2)看不到房角隐窝和睫状体。

(3)巩膜突发育不全。

(4)小梁网表面呈半透明外观,无色素。

(5)Schlemm 管位于虹膜根部之上,当前房角压迫角膜缘时通过半透明的小梁网能看到血流反流入 Schlemm 管。

5. UBM 检查　对眼前段的组织结构可获得直观的图像资料。UBM 图像上可观察到小梁网、Schlemms 管、虹膜角膜角的宽窄以及虹膜根部的厚度、形态和虹膜根部附着位置,角膜水肿及后弹力层异常也可做出正确的判断。

6. 眼轴　眼轴的长度不受 24 小时时间的变化而改变,也不因麻醉的影响,且能够反映一段时间内眼压的高低。因此,较眼压的测量更有助于诊断。

使用 A 超测量。正常儿童 3 个月～3 岁时眼轴长在 18.4～23.5mm 之间。

7. 屈光状态 该病患眼较同龄正常眼屈光度为 2D 的球面镜或 1.5D 的柱镜,多为近视。

(三)诊断标准

1. 眼压升高,不明原因畏光、流泪等角膜刺激症状。

2. 角膜横径大于同龄儿童 0.5mm,有诊断意义。同时伴有角膜水肿、混浊、Haab 线更具诊断价值。

3. 房角检查见厚实的深棕色带覆盖在从整个小梁网到周边虹膜的区域,虹膜根部累及的宽窄不一。

4. 眼底 C/D 比值增大。

5. 眼轴长度较同龄组增加 如上述检查不能明确时,可间隔 4～6 周复诊,观察角膜、眼压、眼底的变化来明确诊断。

6. 尚需与以下孩童常见眼部异常鉴别:

(1)其他原因造成的大角膜和角膜混浊:

1)先天性大角膜;

2)巩角膜;

3)代谢性疾病;

4)角膜后部多形性营养不良;

5)先天性遗传性角膜内皮营养不良;

6)产伤。

(2)其他引起畏光流泪的原因:

1)先天性泪道阻塞;

2)角膜上皮擦伤;

3)Meesman 角膜营养不良;

4)Rei-Buckler 营养不良;

(3)其他原因造成的视神经异常:

1)先天性视乳头小坑;

2)先天性视乳头缺损;

3)先天性视乳头大凹陷;

【治疗】

1. 治疗原则

(1)原发性先天性婴幼儿型青光眼的治疗以手术治疗为主,药物治疗仅用于术前的准备阶段。不能长期依靠药物来控制眼压。

(2)小儿长期用药会对全身造成一系列不良影响,医务工作者要熟悉各种抗青光眼药物的性能及副作用。用药浓度尽量偏低,尽可能用最小的有效剂量。点药后应注意压迫泪小管防止其流入鼻腔吸收带来的副作用。

2. 药物治疗

（1）胆碱能药物：如 0.25% ~ 4% 的毛果芸香碱盐酸盐或硝酸盐溶液，每日 4 次。

（2）β- 肾上腺素能受体阻滞剂：如 0.25% ~ 0.5% 的噻吗洛尔，每日 1 ~ 2 次。

（3）拟肾上腺素药物：如双特戊酰肾上腺素（Dipivefrin），每日 2 次。联合 β- 肾上腺素能受体阻滞剂使用效果更好。

3. 手术治疗

（1）小梁切除术。

（2）房角切开术。

（3）小梁切开术。

（冯光强）

第二节　青少年型青光眼

青少年型青光眼（juvenile-onset open-angle glaucoma，JOAG）是一种较少见但病情严重的青光眼类型。患者表现为常染色体显性遗传，有较高的外显率，约 80% ~ 96%。可在各种年龄（3 ~ 45 岁）发病。但多在 3 ~ 20 岁之间。因病情较重，药物难以奏效，常需进行手术治疗。

【诊断】

（一）临床表现

与原发性开角型青光眼（POAG）比较，JOAG 患者除发病年轻、眼压较高及明显的常染色体显性遗传现象外，其余均与 POAG 一致。

1. 早期可出现近视进行性加深、常有视疲劳；病变发展到一定程度患者有视物模糊、眼胀和头痛的感觉。

2. 裂隙灯房角镜检查有时可见较多的虹膜突（梳状韧带）、虹膜根部附着偏前、小梁网色素较多等。

3. 视乳头凹陷进行性扩大和加深，C/D 值增加；早期即有视网膜神经纤维层缺损。

4. 眼压≥2.79kPa（21mmHg），波动幅度较大。

5. 视野损害和缺损。

（二）检查

1. 裂隙灯、前房角镜检查。

2. 眼压测量　压平式眼压计较准确可靠。

3. 眼底检查 除了检眼镜下直接观察外,有条件者可借助视神经乳头立体照相或计算机辅助的眼底视乳头影像分析仪器如偏振光或激光共焦扫描等定量分析,判断细微的形态结构变化。

4. 视功能 视力、视野检查。

(三)诊断标准

1. 家族史,发病年龄小于 35 岁。

2. 眼压 > 2.79kPa(21mmHg)。

3. 具有青光眼视乳头改变和视神经纤维层缺损。

4. 具有青光眼性视野缺损。

5. 前房角为开角。

【治疗】治疗的手段为降低眼压达到靶眼压、改善视网膜视神经血液循环以及直接视网膜神经节细胞保护,主要方法有药物治疗、激光治疗和手术治疗,可以联合使用。对已有的神经和视野损害的病例主张积极地手术治疗,并给予相应的神经保护治疗。

(一)药物降眼压治疗

若局部滴用 1～2 种药物即可使眼压控制在安全水平,视野和眼底改变不再进展,患者能耐受,并配合定期复查,则可长期选用药物治疗。

1. 局部应用的降眼压药物 目前应用的眼局部青光眼降眼压药物作用机制有三方面:增加小梁网途径的房水引流;减少睫状体的房水产生;增加葡萄膜巩膜途径的房水引流。

(1)拟胆碱作用药物:常用毛果芸香碱,多为 β 受体阻滞剂不能较好控制眼压时的一种联合用药。

(2)β 肾上腺素受体激动剂:常用肾上腺素及其前体药地匹福林,利用其 β_2 受体兴奋作用使小梁网房水流出阻力降低以及增加葡萄膜巩膜途径房水外流,可单独和联合使用。

(3)β 肾上腺素受体阻滞剂:最常用的降眼压滴眼液,噻吗洛尔、倍他洛尔等滴眼液,通过阻断位于睫状体非色素上皮的 β_2- 肾上腺素受体来减少房水的生成。对有较严重心血管疾病及呼吸系统疾病者应避免使用此类药物。

(4)碳酸酐酶抑制剂:通过抑制睫状体非色素上皮内的碳酸酐酶来减少房水的生成,有杜塞酰胺和布林佐胺。

(5)α 肾上腺素受体激动剂:临床应用的选择性 α_2 受体激动剂有对氨基可乐定和溴莫尼定,其降眼压作用除了直接抑制房水生成外,还与其作用于球结膜和表层巩膜血流、静脉压,和增强了葡萄膜巩膜途径房水外流有关。

(6)前列腺素衍生物:是通过降解睫状体肌间隙的胶原结缔组织来增加葡萄膜巩膜途径房水引流,有拉坦前列素、乌诺前列素、曲伏前列素和贝美前列素,是目前最有效的眼局部降眼压药。

2. 全身应用的降眼压药 多作为局部用药不能良好控制眼压时的补充,或术前用药,剂量和时间均不能过大过长,以避免引起全身更多的不良反应。目前主要有两大类。

(1)碳酸酐酶抑制剂:如乙酰唑胺(Acetazolamide,醋氮酰胺),口服,每次125~250mg,每日1~3次。

(2)高渗脱水剂:如20%甘露醇,快速静滴,1g/(kg·d)。

(二)激光降眼压治疗

有氩激光小梁成形术(ALT)和选择性激光小梁成形术(SLT),是利用激光在房角小梁网上产生的生物效应改善房水流出易度,降低眼压。可以延缓手术时间和减少青光眼药物的使用,目前多作为药物与手术治疗之间的过渡。

(三)手术降眼压治疗

由于少儿组织修复能力强,少儿型青光眼的任何方式手术降压效果均较差。3岁以上及伴角膜混浊影响房角观察的病例适于小梁切开术。小梁切开术和房角切开术可多次施行,如仍失败则选择小梁切除术等其他滤过手术。

(冯光强)

第三节 合并眼部或全身发育异常的先天性青光眼

一、Axenfeld-Rieger 综合征

Axenfeld-Rieger 综合征是指双眼发育性缺陷,伴有或不伴有全身发育异常的一组发育性疾病,其特点是:①双眼发育缺陷;②可伴有全身发育异常;③继发性青光眼;④常染色体显性遗传,多有家族史;⑤男女发病相同。事实上本病包括三种临床变异:① Axenfeld 异常:指局限于眼前段周边部的缺陷;② Rieger 异常:为眼前段周边部的异常合并虹膜改变;③ Rieger 综合征:具有眼部异常和除眼部以外的全身发育缺陷。

【临床表现】

1. 一般特征 本病为先天性疾病,主要表现为角膜后胚胎环、虹膜异常、青光眼及视力减退和全身异常。患者确诊的年龄一般在5~30岁,青少年期患者居多。多数患者是在发现有家族史后,行常规检查时确诊。本病无明显种族和性别因素。遗传方式多为常染色体显性遗传,也有散发病例的报道。

2. 眼部异常 一般双眼发病,主要表现为角膜周边部、前房角和虹膜异常。

(1)角膜:角膜后胚胎环的存在是最典型的体征之一。其表现为 Schwalbe

线增殖突出和前移,裂隙灯检查可见到靠近角膜缘处的角膜后面有一条环形白线,此线可 360° 都出现,但也可仅局限于某一部位。

(2)前房角:典型的改变是粗大的线样条带组织自虹膜周边部跨越房角并附着在突出的 Schwalbe 线上。组织条带的多少与房水流出通道受阻有直接关系。

(3)虹膜:虹膜结构的缺陷在此病很常见。主要表现为虹膜基质发育不良,虹膜基质变薄,失去正常纹理,色素上皮层外翻,萎缩,基质缺损导致虹膜裂形成,瞳孔移位变形、多瞳孔或瞳孔膜闭等。

(4)眼部其他异常。

(5)青光眼:约 50% 的本综合征患者合并青光眼。

(6)全身异常:全身异常主要表现为牙齿和面骨的发育性缺陷。

【诊断】根据本病的临床特点诊断并不困难。主要根据如下:

1. 角膜后胚胎环的存在是本病的典型特征,其表现为 Schwalbe 线的增厚突出和前移。但本征并非在每个患者都表现出来。个别患者可无此角膜后胚胎环,但具有其他眼部和全身的典型表现。值得注意的是此角膜后胚胎环也可出现在正常眼中,其发生率为 8%~15%,表现为孤立的 Schwalbe 线突出前移,而不伴有其他的眼部改变。此外,角膜后胚胎环偶尔可见于原发性先天性青光眼和虹膜角膜内皮综合征的患者。

2. 前房角异常 其主要的特点是粗大的组织条带自周边虹膜跨越房角隐窝,与突出的 Schwalbe 线相连接,而房角是开放的,但虹膜根部附着高位,巩膜嵴往往被掩盖,虹膜根部附于小梁网后面。

3. 虹膜异常 主要表现为虹膜变薄、失去正常纹理、色素上皮层外翻、瞳孔变形、多瞳孔和瞳孔膜闭等。

4. 可伴有全身异常 主要为牙齿和面部发育缺陷;如牙齿缺损、小牙、无牙;面中部扁平、上颌骨发育不全。此外,还可有其他全身异常。

5. 继发性青光眼 50% 以上的患者有继发性青光眼,以儿童期和青年期发病多见,但也有在婴幼儿期或中年期发病者。

6. 双眼发病 绝大多数是双眼发病,极个别为单眼发病。

7. 无性别差异。

8. 本病有家族史。根据以上特点可诊断本病。但要注意并不是每一种变异都在一个人身上充分表现出来。即使在一个家族中同时有几个成员患病,每个患者的眼部和全身异常的表现也可各不相同。因此在作出诊断前应该注意与其他疾病鉴别。

(冯光强)

153

二、先天性无虹膜

先天性无虹膜是一种以虹膜发育不良为主要特征,累及全眼球的先天性眼部疾病,可伴有全身性缺陷,包括智力低下、泌尿生殖器先天异常和 Wilm瘤。本病为双眼发病,极个别为单眼,其发病率约为十万分之一。男、女两性发病相同,常有家族史,为常染色体显性遗传,也有散发病例的报道。

【临床表现】

1. 眼部表现

(1)症状:视力减退是本病的主要症状,黄斑中心发育不良可能是其主要原因。部分患者可能是因过量照射损伤视网膜所致。进行性视力减退与角膜混浊、白内障、青光眼及屈光不正等有关。大部分患者一只眼有较好的视力。此外,还有畏光、皱眉及眯眼等表现。

(2)虹膜改变:虹膜形态异常的变异性很大,可表现为几乎完全缺如到轻度发育不良,如仅仅是虹膜变薄等。但即使是完全缺如,用房角镜或组织学检查仍可见残留的虹膜组织。凡肉眼能在周边部察看到小的虹膜组织者,称为部分性无虹膜;如需前房角镜检查才能发现虹膜残留者临床上称之为无虹膜。

(3)房角发育异常:无虹膜患者的房角结构可发生进行性改变,虹膜基质延伸形成虹膜前粘连,似一层膜覆盖于小梁网的滤过区,一部分患者的前房角小梁组织结构异常。此外,还见中胚叶组织残留,可发生婴幼儿性或青年性青光眼。

(4)晶状体异常:①白内障:大部分患者出现晶状体混浊。出生时表现为晶状体前、后极的混浊,呈进行性发展成为核性。也可有皮质性囊下或绕核白内障。若影响视力者需行白内障摘除术。行摘除手术时必须注意晶状体有否脱位,以防手术中晶状体沉入玻璃体腔;②晶状体缺损:曾有报道晶状体混浊的同时伴有晶状体部分缺损;③晶状体脱位:无虹膜合并晶状体脱位的发生率为56%,从轻度半脱位到全脱位,表现各异。

(5)青光眼:一般发生在婴幼儿期或青少年期。

(6)角膜异常:角膜异常多见为角膜混浊、角膜血管翳及小角膜等。

(7)眼底异常:大多数患者存在视神经发育不良。但轻度的发育不良通常较难以确诊。

(8)眼球震颤:大部分患者合并眼球震颤,多呈钟摆样,这与黄斑发育不良有关。

(9)其他:无虹膜患者还可伴有斜视,以内斜多见。

2. 无虹膜与全身性疾病

(1)无虹膜 Wilm 瘤综合征:Francois(1982)的调查表明,约有 25% ~ 33%

先天性散发无虹膜患者在3岁前发生Wilm瘤。除肾脏Wilm瘤外,并有智力迟钝、泌尿生殖系异常或颅面部畸形、低耳位等。Fraumeni等(1968)指出无虹膜合并Wilm瘤与一般的无虹膜主要有两点不同:①无虹膜情况较重并伴有其他系统的先天异常;②家族性者罕见。腹部肿物是其中一个重要特征,双侧性约占5%~10%。40% Wilm瘤具有遗传性。

(2)其他全身异常:Francoist(1982)还将散发性无虹膜、泌尿生殖系统先天异常和智力低下的综合征称为ARG三联症。其认为此征与11号染色体短臂的中间缺失有关。此外,全身异常可见于腺母细胞瘤、小脑共济失调、半侧身体肥大畸形、隐睾及小头和唇裂。

本病的表现比较复杂且呈多样化,同一病在不同患者的表现可有很大差异。因此,目前临床上还没有较明确的分型标准。Maumenee(1977)根据临床表现将其分4型。Ⅰ型:无虹膜并有黄斑发育不良,眼球震颤,角膜新生血管,继发性青光眼;Ⅱ型:以虹膜缺损为主,视力较好;Ⅲ型:智力迟滞为明显特征;Ⅳ型:散发性无虹膜,合并Wilm病和其他泌尿生殖系统异常。

【治疗】绝大多数无虹膜患者,其主要致盲原因是青光眼或青光眼手术并发症、白内障和角膜病。只要及早给予合理治疗,可以保持有用视力。

青光眼的治疗,可先试用药物。若已采用最大耐受量的药物治疗,眼压仍不能控制,且发生进行性视神经损害者应采用手术治疗。成年人无虹膜、房角开放的患者可试用氩激光小梁成形术。如果出现明显的虹膜隆起或继发性房角闭塞,应施行房角切开术或小梁切开术。据报道,对这类患者小梁切除术的成功率较房角切开术和小梁切开术高。如果小梁切除术失败,可考虑行睫状体冷凝术。

晶状体混浊对视力造成影响者,应行白内障摘除术。由于本病患者的晶状体悬韧带脆弱,手术时应注意。角膜混浊重而影响视力者,可考虑行穿透性角膜移植术。

所有病例都应给予适合屈光矫正,防止弱视的发生。已经有弱视者应根据不同原因给予治疗。戴深色接触镜可能有助于减少光线对黄斑的损害和改善眼球震颤,但需要在婴儿时期戴才有意义。然而角膜混浊常出现在早期,戴接触镜有一定的危险性。

对于小儿散发性无虹膜者,应注意全身情况的追踪检查,特别是泌尿系统。在5岁以前通常每半年检查一次。

三、小眼球

小眼球属于一种先天性发育异常。其在原始视泡发育后,因各种原因导致眼球的发育停滞,均可成为小眼球。根据不同的临床表现,小眼球可分为三种类型:完全不伴其他异常、仅眼球体积较正常小者称为单纯性小眼球(nanophthalmos);因胚裂闭合不全,合并各种先天畸形者,称为缺损性小眼球;继发于其他先天畸形而与胚裂闭合不全无关者,称为并发性小眼球。这三种类型中,主要是真性小眼球多并发青光眼,故在此重点介绍。

1. 真性小眼球 真性小眼球是指胚裂闭合后,眼球发育停滞、眼球体积较正常者小而无其他先天畸形的一类少见的先天性异常。临床表现主要有三个特征:眼球小、高度远视或伴有黄斑变性及晚期出现青光眼。单眼发病者伴有同侧面部发育不良,甚至同侧躯体也发育不良;双侧发病可出现身体短小,形成全身侏儒的一部分。真性小眼球以散发多见,少数有家族遗传性,遗传方式可为常染色体隐性或显性遗传。其临床表现如下:

(1)眼球小:通常眼裂较小,眼球的体积约为正常眼的 2/3,眼球的矢状径为 16~18.5mm,垂直径为 14~17.1mm;角膜直径也小,通常在 10mm 以下。前房极浅,房角窄,视网膜发育不良,血管细而屈曲,可伴有视网膜囊肿或黄斑异常,视乳头隆起,呈假性视乳头炎外观。

(2)屈光不正:屈光状态通常为高度远视,可高达 +11~+21D. 但也有报道高度近视者。屈光不正可能由于角膜或晶状体形态变异,也有轴性屈光不正且呈进行性改变。大多数患者视力低面又矫正不良,这与视网膜发育不良有关。一些患者还伴有斜视和眼球震颤。

(3)青光眼:真性小眼球并发青光眼较常见,这与眼前段小而晶状体相对过大或前房角存在胚胎组织等因素有关。这类青光眼多在中年人发病,但也有儿童发病的报道。其临床特点:

1)呈慢性闭角型青光眼特点,没有疼痛,眼压进行性缓慢升高;

2)缩瞳药物治疗呈反象性反应;

3)传统的抗青光眼手术往往都失败,且术后易发生眼后段的并发症,如严重脉络膜渗漏、玻璃出血及继发性视网膜脱离等。

青光眼宜先用药物治疗,但用缩瞳剂往往反应不良。如眼压无法控制或出现进行性视神经乳头损害时才考虑手术,施行晶状体摘除加滤过手术是较为常选的术式。早期选用激光房角成形术加虹膜切除术是一种安全又有效的办法。

2. 缺损性小眼球 这种疾病为显性遗传,临床表现各异,在同一家族的成员中可表现不同,有的表现为小眼球,有的仅有眼组织缺损。由于胚裂闭合不全,可出现各种先天性异常,如虹膜、脉络膜及视神经缺损,先天性无虹膜。

3. 并发性小眼球 并发性小眼球的发生可能有各种遗传因素,多与 13~15 号常染色体异常有关,也可能由于各种环境致畸因素的作用。重症者表现为临床无眼球,原始视泡未发育,在眶内仅有外胚叶小结节。如果原始视泡已生长发育,但发育过程异常,未能正常生长,则可出现各种异常,如角膜混浊或葡萄肿、白内障、无虹膜、瞳孔异位及玻璃体视网膜异常等。

四、小角膜

小角膜是指角膜横径小于 10mm,而眼的其他结构基本正常。但小角膜眼的前段也较小,眼直肌附着点靠前,角膜曲度多增强,呈远视状态,高度远视者可能与眼后段也较短有关,由于眼前段较短,患者前房浅,房角窄,易发生闭角型青光眼。其青光眼的临床表现与原发性闭角型青光眼相似。个别小角膜患者也可伴有其他眼部缺损,前房角中胚叶组织残留,小晶状体、白内障、小眼睑、小眼眶等眼部异常。除此之外还可伴有全身先天性异常,如躯体短小肥胖、并手足掌宽大、指(趾)短小等。

这类青光眼的治疗与原发性闭角型青光眼的方法大致相同。

五、Sturge-Weber 综合征

本病又称为颜面血管瘤综合征或脑三叉神经血管瘤病,或眼 - 神经 - 皮肤血管瘤病。本征是唯一无遗传倾向的斑痣性错构瘤病,是一种头面部血管畸形的发育性疾病。特别是三叉神经分布的颜面区域有皮肤黏膜毛细血管瘤,有时合并颅内血管瘤或侵犯眼部。病变均在同侧,出生时即可出现,双侧性病变较少。

【临床表现】

1. 颜面皮肤毛细血管瘤 Sturge-Weber 综合征在面部皮肤呈现的血管瘤为毛细血管瘤,多位于真皮及皮下组织内,大小不等,由薄壁、疏松排列的扩张毛细血管所组成。位于三叉神经第一或第二支分布的区域,常为单侧性,约10% 为双侧性。单侧时,以面部中线为分界。个别病例的血管瘤跨越面部中线,面部受累区增生肥大。血管瘤呈红葡萄酒色状(port-wine stain),出生时即出现,初起时色浅而不明显,而后随年龄增长而变黑和明显,且终生残留。有时因深黑色素的存在可使部分患者的皮肤颜色改变模糊而使医生难于识别。眶上区域几乎经常受累,少数患者的舌、腭、唇、齿龈、面颊或鼻腔内也有血管瘤侵及,偶有个别病例,血管瘤仅侵犯眼睑和结膜。

2. 中枢神经系统的血管瘤 在颜面部血管瘤的同侧,常伴有脑膜葡萄状血管瘤,由位于蛛网膜下扩张的静脉组成,常累及大脑的枕叶及颞叶。头颅平片的 X 线检查(CT 或磁共振成像则更佳)显示出在血管下的脑皮质常有进行性钙化改变,呈珊瑚状,此钙化征多在一岁以后患儿才出现,提示中枢神经系统已受累。脑的损害常表现为癫痫大发作(占 80% 病例)、皮质性癫痫发作或对侧轻度偏瘫,甚至半身不遂和同侧偏盲。多于 60% 的病例由于邻近大脑皮

质的萎缩而有不同程度的精神障碍。

3. 眼部表现　眼部受血管瘤侵犯的情况常见,如视网膜、结膜、浅层巩膜、睫状体及眼睑等均可受累,虹膜有异色及增生改变。

(1)脉络膜血管瘤:约半数患者有此征,为孤立,橘黄色,中度隆起的块状,位于眼底后极部。如受累范围较广,则眼底呈弥漫红色,称为"番茄酱",眼底("tomato cat-sup" fundus),脉络膜血管瘤上可见视网膜囊样变性、视网膜水肿或继发渗出性视网膜脱离。荧光素眼底血管造影显示脉络膜呈大量屈曲扩张小血管形成的异常高荧光。

(2)青光眼:30%的病例伴有青光眼。当血管瘤累及眼睑或结膜,尤其是上睑时,通常同侧眼有青光眼。当颜面血管瘤为单侧时青光眼多为同侧眼发生,但也有例外。皮肤血管瘤为双侧面部者,青光眼可为单侧或双侧眼。颜面血管瘤伴有脉络膜血管瘤者,大都并发青光眼。但不伴有 Sturge-Weber 综合征的脉络膜血管瘤患者,则很少发生青光眼。多数青光眼在婴儿期已发生,但到儿童及青少年期才发展,如早期即发展则眼球会增大,表现与其他先天性青光眼相似,后期才发展者则角膜直径保持正常。

【治疗】对于疑有 Sturge-Weber 综合征的患者,应作详细检查。对患者家属的检查可帮助诊断。在全麻下检查此种婴儿的眼睛时,麻醉师应高度警惕,因为这种患者常常会发生癫痫。神经科、小儿科、头颅 X 线检查均是必要的。若这类青光眼患者发生于婴幼儿时期,则可先行房角切开术,如眼压仍不能控制,再考虑小梁切除术。发生于儿童期以后的患者可先用药物治疗,如果眼压不能控制再考虑行小梁切开术或小梁切除术。房角切开术的成功率较低,但多作为首选的手术;滤过性手术的成功性虽然较高,但往往会发生较严重的并发症。所以对本综合征拟施行滤过性手术时,要高度警惕手术并发症的问题。如切开前房后眼压突然下降,可发生脉络膜血管扩张、渗出、出血及视网膜脱离,而且术后常会发生浅前房或无前房。如果发生这种情况,则药物治疗及再次手术均较难使前房恢复,所以术前要用高渗剂尽量降低眼压,术中可先作后巩膜切开,放出少量玻璃体,以便减少或减轻这些并发症。

滤过性手术及药物治疗均不能控制眼压时,可试行睫状体冷凝术,总的来说,这类青光眼对药物或手术治疗的效果往往都比较差。

六、神经纤维瘤病

神经纤维瘤病又称为 von Recklinghausen 病,是一种遗传性疾患,原发生于神经外胚叶组织的生长发育障碍。特征是周围神经增殖而形成肿瘤样结节,侵及皮肤、内脏、神经系统,伴有咖啡样斑,有阳性家族史。

分型:主要分为三种类型:①周围型,最常见;②中枢型,双侧听神经瘤及少许皮肤受累损害;③部分型,病变损害局限于体表的某部分。

【临床表现】

1. 全身表现

(1)皮肤咖啡样色素斑:又称为Cafeau Lait斑,其呈多发性,大小不等(数毫米至数厘米),边缘不规则的淡棕色斑,多位于躯干部,这是本病最常见的体征。只要发现一处,就应考虑到神经纤维瘤病。如有5个直径大于1.5cm的棕色斑,就有诊断意义。此斑在出生时或出生后不久即已出现,在儿童期比斑的大小和数量会增多。

(2)皮肤神经纤维瘤:周围神经鞘细胞增生而形成的弥漫性丛状神经瘤。其在青春期出现,在一生中瘤体的数量会增多。因为瘤所在的表面皮肤变厚、起褶,触诊时感觉似一个虫袋,所以又称为神经瘤性象皮病。有的表现为纤维软疣,为具有色素和带蒂的、松软的瘤结节,由结缔组织、增生的神经鞘细胞和增大的皮神经组成。这些皮下肿物为多发性,严重病例可有数百个,遍布全身,大小不一,小如豌豆,大如鸡蛋,多沿神经干分布,呈念珠状,大多数突出体表,有的在皮下。

(3)骨骼系统的改变:约有29%的患者有先天性骨骼缺陷,表现为骨质肥大及侵蚀,X线及显微镜下所见同囊性纤维性骨炎相似,常累及蝶骨和眼眶,脊柱和肢体也可受累。

(4)神经系统改变:中枢神经系统受累的同时,常有颅内肿物,如脑膜瘤、胶质瘤等。肿瘤可引起颅内高压、眩晕、运动或知觉障碍、视野缺损。双侧听神经瘤较多见,产生脑桥角症状。另外,脊髓、脑神经、周围神经、交感神经和肾上腺(嗜铬细胞瘤)等均可累及。

(5)其他:部分患者有半侧面部萎缩,少数可有智力低下、精神障碍、隐睾等。

2. 眼部表现　眼部易累及的部位依次为眼睑、眼眶、葡萄膜、视神经、角膜、结膜、巩膜,晶状体和玻璃体一般不受累。

(1)眼睑是最常受累的部位,上睑多见,常为单侧性。上眼睑的丛状神经纤维瘤会引起机械性上睑下垂,呈特征性的S状上眼睑畸形。也可有双上睑及双下睑发病。此丛状或局部带蒂的纤维瘤多伴有色素斑,眶上及颞侧皮肤受累。

(2)眼眶内结节状或丛状神经纤维瘤可使眼球突出、眶壁缺损、脑膜突出而产生搏动性眼球突出,因系由颈动脉搏动,通过颅内传导而来,故无血管杂音,触诊也无震颤。

(3)虹膜错构瘤(Lisch结节)常见于双侧性,呈半球形白色或黄棕色、境界清楚的胶样结节,隆起于虹膜面。常从16岁开始生长,随年龄增大而继续发展。另外还可以有先天性葡萄膜外翻、虹膜异色的存在。

（4）脉络膜错构瘤的发生率为30%,其呈棕黑色扁平状或轻度隆起,散在性地分布于多色素的区域。

（5）视神经可发生胶质瘤或错构瘤,也可以是真性肿瘤。瘤体常在蛛网膜下隙内增殖,4~8岁时起病,表现为单侧眼球进行性突出和视力丧失、视乳头水肿或萎缩。90%的病例肿瘤会累及视神经管的前段而引起视神经孔扩大,B型超声波或CT检查可见视神经肿大,X线显示视神经孔扩大。

（6）视网膜亦可发生胶质错构瘤,角膜神经粗大,结膜、浅层巩膜偶有纤维增生或肿物,巩膜可有色素沉着,有时可引起眼球增大呈牛眼状,但眼压并不高。

（7）神经纤维瘤合并青光眼。当肿物累及同侧上眼睑或眼球本身时则应注意可能已经合并有青光眼,其发病率可高达50%。青光眼常在出生时或出生后不久发生,也偶有晚发者。临床上多为开角型,单眼居多。如青光眼较早发生,则出现先天性青光眼的各种病变,如发生较晚则与成年人的开角型青光眼相似。

关于青光眼的发病机制,一般认为房水流出受阻的主要机制是神经纤维瘤直接侵犯房角,可见一层无血管的透明的致密组织从周边虹膜向前扩展覆盖在房角壁上。另一种因素为睫状体与脉络膜受神经纤维瘤的累及而变肥厚,向前推移使房角关闭。部分病例有前房角发育不良、房角胚胎组织残留、房角分裂不全、Schlemm管畸形或残缺等。房角及虹膜根部直接被神经纤维瘤侵犯时可导致虹膜广泛前粘连,形成纤维血管膜覆盖房角引起新生血性青光眼。

【治疗】本病并发青光眼时,可根据青光眼的严重程度、发病年龄及不同的发病机制,采取相应措施,儿童早期发病的开角型青光眼可行房角切开术或小梁切开术,儿童后期发病者可先用药物治疗,如疗效不佳,再采用小梁切开术或小梁切除术。对房角已经关闭的青光眼,则只好施行小梁切除术,若不成功者可试行睫状体冷凝术。此种继发性青光眼的手术成功率是较低的。

七、球形晶状体短指综合征

球形晶状体短指综合征又称为Marchesani综合征。Hartrdge在1886年首次报告,我国于1982年曾报告一个家系。此病是一种常染色体隐性或显性遗传病,可表现为单纯眼异常或眼与全身的异常。

本病的主要特征:侏儒、短指(趾)、球形晶状体。

【临床表现】

1. 全身表现身体矮小,四肢、手指、脚趾粗短,头短,颈短,胸宽,手指及腕活动明显受限,皮下脂肪丰富,肌肉发育良好,心脏病,耳前漏管等。另外,有智力低下或尖头畸形。

2. 眼部表现

（1）球形晶状体：这是本病最主要和最明显的眼部异常，晶状体呈球形或晶状体比正常小，其前后径长，赤道径短，有人曾将本症的球形晶状体与正常晶状体相比较，球形晶状体的赤道径为 7.8mm，前后径为 5.5mm，而正常晶状体的赤道径为 10.5mm，前后径为 4mm。所以在中度散瞳时便可以看到晶状体的整个赤道边缘，小晶状体位于瞳孔中央。

（2）晶状体脱位：这种情况比较常见，多在 10～20 岁发生，常可在散瞳后脱入前房中，并在前房中浮动。

（3）青光眼：这也是本病的常见并发症。其青光眼的发病机制是晶状体悬韧带松弛，晶状体前移，使得晶状体与虹膜的贴着较紧，造成瞳孔阻滞从而发生青光眼，另外，晶状体前后径的增加使前房变浅，房角较窄，虹膜突常横跨小梁上，若青光眼的发作未得到及时的治疗或反复发作则可形成虹膜周边前粘连和小梁功能的损害，从而形成永久性高眼压，当然，晶状体的全脱位或半脱位也可引起青光眼。此外，有少数的青光眼病例是由于房角的先天发育异常所致。

在瞳孔阻滞性青光眼发生时，若用缩瞳剂则可加重病情，眼压不能下降，原因是缩瞳剂兴奋睫状肌，悬韧带更加松弛，晶状体更前移而加重瞳孔阻滞。在青光眼病情缓解后，再次应用缩瞳剂又可再次诱发青光眼的发作，这种情况人们称之为逆药性青光眼或反向性青光眼。正确的治疗是应用睫状肌麻痹剂，松弛睫状肌，拉紧悬韧带使晶状体后退而缓解瞳孔阻滞，常用的睫状肌麻痹剂有乙酰戊环苯、托吡卡胺等。

【治疗】

1. 戴镜矫正视力。

2. 青光眼的治疗对于急性发作的病例需用睫状肌麻痹剂扩瞳使眼压下降，也可手术或激光切除虹膜，必要时摘除晶状体来解除瞳孔阻滞；对于慢性型的病例，须并用滤过性手术来治疗；房角中胚叶组织残留，发育异常的病例可做房角切开术。

八、同型胱氨酸尿症

本综合征是一种常染色体隐性遗传病。此病与 Marfan 综合征或 Marchesani 综合征相似，直至 1962 年认识本病之前，许多同型胱氨酸尿症都被误诊为上述两种综合征。

本病是由于胱硫醚合成酶的缺陷导致蛋氨酸代谢障碍而成为仅次于白化病的较常见的氨基酸代谢疾病。患者血浆中的同型胱氨酸、蛋氨酸增多，并从尿中排出，但血中的胱氨酸和半胱氨酸却是减少的。直到目前为止，生化代谢异常如何引起本病的临床改变，两者的关系如何，其机制仍然未明白。

【临床表现】

1. 全身异常表现患者出生时正常,1~2岁才出现症状。

(1)骨骼改变:这种改变比较常见,多数患者高大、细长,上下肢比例失调,有蜘蛛指(趾)(不如 Marfan 综合征明显),几乎都有骨质疏松、膝关节肿大、膝外翻,此外还有脊柱侧弯或后凸,胸部凹陷或前凸(鸡胸)、扁平足、高腭弓等。

(2)精神症状:2/3 患者有精神发育迟钝,10%~15% 患者有癫痫,偶有脑电图异常、肌肉痉挛、深反射亢进等。

(3)心血管变化:主要为血管内血栓形成。5% 患者查见静脉及中等动脉血栓或栓塞形成,其中最常见者为脑血栓、心肌梗死、肺栓塞及间歇性跛行。血栓易形成的原因可能是血小板的黏滞性增加。在手术、全麻、动脉或静脉造影时最易发生血栓。心血管疾患是本症死亡的主要原因,约 50% 病例在 20岁前死亡。

(4)其他:由于末梢循环障碍可表现为面颊部潮红,皮肤较薄,头发粗大、稀疏、色浅、易断。

2. 眼部表现

(1)晶状体脱位:这是本综合征的主要眼部体征(90%)、晶状体脱位为双侧性,常向下方脱出,尤以鼻下方为最多。一般 3 岁开始出现,70% 在 8 岁以前出现,40 岁时 95% 以上的病例均已发生晶状体脱位。晶状体脱位的程度随悬韧带变性的发展而加重,部分病例由于悬韧带全部断裂而发生晶状体的全脱位,脱入前房或玻璃腔内。

(2)青光眼:约有 25% 的病例发生青光眼,主要是由于晶状体脱位所致的瞳孔阻滞性青光眼,另外,血液黏稠度增高引起的闭塞性血管病变可出现类似低眼压性青光眼的视乳头凹陷及视神经萎缩。

(3)近视:较为常见,部分病例为高度近视。

(4)其他:偶有视网膜脱离(5%)、先天性白内障、视网膜劈裂、视网膜动脉闭塞、视网膜血管鞘形成、周边视网膜色素变性、视神经萎缩。

【诊断与鉴别诊断】

1. 临床鉴别要点见下表,同型胱氨酸尿症与 Marfan 综合征的鉴别(表 11-3-1)。

表 11-3-1　同型胱氨酸尿症与 Marfan 综合征的鉴别

	同型胱氨酸尿症	Marfan 综合征
遗传方式	常染色体隐性遗传	常染色体显性遗传
骨骼异常	骨质疏松、骨折、偶有细长指(趾)	细长指(趾)、关节松弛明显

续表

	同型胱氨酸尿症	Marfan 综合征
智力低下	常见（60%）	无
心血管异常	血栓形成	主动脉病、二尖瓣病
皮肤	面颊潮红、网状青斑	膨胀性条纹
尿同型胱氨酸测定	（+）	（−）
晶状体脱位	多向鼻下方脱位 1/3 全脱位	多向鼻上方脱位 全脱位少见
青光眼	25% 发生于晶状体脱位患者	8% 发生于晶状体脱位患者，15% 发生于术后无晶状体患者
前房角	一般正常	常见房角异常

2. 实验室检查

（1）尿定性检查：硝普钠试验：把 5ml 患者尿液与 2ml 氰化钠相混合，2 分钟后再加入 5% 硝普钠 2~4 滴，若尿液中有胱氨酸或同型胱氨酸，则呈鲜红色。本法有假阳性或假阴性，但操作简单。

（2）血液氨基酸自动测定仪测定患者血浆中同型胱氨酸浓度可达到 5.4mg/100ml（正常人为 0.45mg/100ml），而胱氨酸浓度则明显减小。

（3）皮肤成纤维细胞组织培养测定胱氨酸硫醚合成酶活力，是最确切的方法。

【治疗】

1. 维生素 B_6 早期大量（0.5~1g/d）口服数周，血尿生化指标转正常后改为维持量（20~50mg/d）口服。

2. 低氨基酸饮食（20~40mg/d）。

3. L- 胱氨酸饮食（100~200mg/d） 如芽胚、麦芽糖食品。上述饮食疗法要长期应用，若在出生后 6 周内开始治疗，则可显著减少眼部等处并发症发生的危险。如延缓晶状体脱位的发生，使婴儿的骨骼和精神正常发育，预防血栓形成等。

4. 青光眼的治疗 对瞳孔阻滞性青光眼，可用药物扩大瞳孔或行虹膜切除术（激光或外科手术），如果晶状体脱入前房则须做晶状体摘除术。但要特别注意，全身麻醉会诱发血栓的发生，要在做好防止血栓形成的措施下进行手术。

九、Marfan 综合征

Marfan 综合征是一种结缔组织广泛异常的遗传性疾病，为常染色体显性遗传,外显率较高,有15%的病例为散发性。高龄双亲的小孩本综合征的发生率明显增多。本综合征的主要特征是双侧性晶状体脱位、细长指(趾)和细长体型,可有心脏异常和青光眼。

【临床表现】

(一)全身表现

1. 骨骼和肌肉的异常 患者呈细长体型,四肢骨骼增长,两手臂之间的距离大于身高,手指(趾)呈蜘蛛脚样指(趾)。但要注意,并不是每个患者的细长指(趾)和细长体型都很典型。关节囊韧带、肌腱、筋膜先天性薄弱,患者可以过度伸展关节(尤为髋部),而不担心会脱位。脊柱后侧弯、扁平足和肠疝是很常见的体征。肋骨、面骨和头颅骨骼的过度增生而引起胸廓畸形(漏斗胸或鸡胸)、长头畸形和高腭弓。肌肉发育不良,张力过低、皮下脂肪稀少、皮肤皱襞,尤其在肩部、胸部、腿部、臀部更为明显。

此外,检查患者时不要忽略了可能存在的镰刀形细胞贫血和骨性充血(osseous-hyperaemia)。

肺的囊性病变可引起自发性气胸,颈部皮肤有小丘疹(Miescher 弹性瘤)。

2. 心血管异常 心血管损害占40%~60%,包括主动脉瓣关闭不全、主动脉弓扩张、主动脉缩窄、二尖瓣及主动脉瓣口反流、分割性主动脉瘤。在妊娠期其发生率会增加。80%的 Marfan 综合征患者的死亡与心血管并发症有关。

细菌性心内膜炎即使在轻度心脏异常的病例也可发生。

(二)眼部表现

1. 双眼晶状体的脱位是本综合征的重要体征,占70%的病例,常向上移位,呈非进行性。晶状体悬韧带较长,有些悬韧带撕裂而退缩到晶状体赤道部,韧带在晶状体囊上的附着区较窄。脱位多发生在5~6岁之间,占50%~60%。有时晶状体会全脱位到前房引起瞳孔阻滞性青光眼。有许多患者其终生仍可保留良好的视力。也有部分病例伴有小晶状体、球形晶状体。

2. 虹膜震颤,虹膜后色素上皮缺乏使周边部虹膜易于透照,虹膜基质及瞳孔散大肌发育不全,后者可引起瞳孔缩小,且用扩瞳剂难以扩大瞳孔。有时可见虹膜异色。此外,尚有睫状肌发育不全引起的睫状体冠部长而窄,睫状上皮囊样变性。

3. 蓝色巩膜、高度近视,扁平角膜,视网膜全脱离、视网膜萎缩、色素变性等。

4. 青光眼 大部分病例是由晶状体脱位引起瞳孔阻滞而致,少数病例则是因为前房角的先天性发育异常引起。

【诊断】一般来说有典型表现的 Marfan 综合征患者诊断并不困难,但对于那些仅有晶状体脱位而缺乏全身其他典型症状的患者,则应注意和眼外伤、同型胱氨酸尿症、球形晶状体短指综合征、亚硫酸盐氧化酶不足症等疾病的晶状体脱位加以鉴别。

【治疗】

1. 对于因晶状体脱位引起的瞳孔阻滞性青光眼,可先用药物扩瞳治疗,以便解除瞳孔阻滞,降低眼压。必要时可做周边虹膜切除(激光或外科手术)或晶状体摘除。但要注意,这种病的白内障摘除有高达 50% 以上的患者会出现并发症,如晶状体囊膜撕裂、玻璃体脱出和视网膜脱离等。

2. 对于 Marfan 综合征的开角型青光眼发生于早期者,可考虑做房角切开术或小梁切除术;发生于儿童后期者,因手术效果不好,故应该先药物治疗,如不能控制眼压才考虑做小梁切开术或小梁切除术。

3. 该类患者常因心脏的病变死亡,有报道在一组 72 例的追踪患者中,平均死亡年龄仅为 32 岁,因此,在处理此类患者时需要眼科、心血管病学、遗传学、矫形专家等共同会诊,采取措施来对待所发生的问题。

(冯光强)

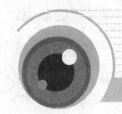

第十二章 玻璃体病

第一节 玻璃体动脉残留

【病因】在胚胎发育到第 8 个月左右,原始玻璃体动脉完全消失。若不退化或者退化不完全,则形成永存玻璃体动脉,又称为玻璃体动脉残留。

【诊断】

1. 临床表现

(1)临床上可无症状,或感觉条索状黑影飘动;可影响视力。

(2)视乳头直到晶状体后面的玻璃体内条索状、扇状或漏斗状灰白组织,可随眼球运动向相反方向运动。灰白组织内动脉可完全闭塞,也可含有血液。

(3)视乳头前或玻璃体中可见漂浮的囊肿。

(4)晶状体后极部有灰白致密混浊点,与晶状体接触。

2. 检查

(1)眼底检查;

(2)眼部 B 超检查。

3. 诊断标准

(1)根据临床表现;

(2)眼底检查和眼部 B 超检查。

4. 鉴别诊断

(1)玻璃体机化:不与视乳头晶状体相连,可发生于玻璃体任何部位。

(2)后极部白内障:晶状体后极部囊下混浊点,其后玻璃体正常。

(3)视乳头前增殖膜:增殖膜可全部或部分遮挡视乳头,极少侵入玻璃体。

【治疗】

1. 不影响视力时无需处理。

2. 残留组织干扰光线进入眼内时会影响视力发育,应行玻璃体切除。

(叶玉华)

第二节 永存原始玻璃体增生症

【病因】正常情况下,胚胎发育至 3 个月时,原始玻璃体开始退化,继而玻璃体形成。若原始玻璃体不消失并在晶状体后方增殖,形成白色纤维斑块,称永存增生性玻璃体。即永存原始玻璃体增生症是原始玻璃体未退化的结果。多见于婴幼儿或儿童。

【诊断】

1. 临床表现

(1)90% 单眼发病,病眼通常较对侧健眼小,常伴有斜视、小眼球、前方浅、小晶状体、眼球震颤等。

(2)白瞳症,瞳孔不易散大。

(3)晶状体后灰白膜组织,轴心部较厚;偶见膜组织内玻璃体动脉残留。

(4)晶状体后的纤维斑块与周围睫状突相连,将睫状突拉长并牵向瞳孔区,故晶状体周围可见拉长的睫状突。

(5)晶状体后囊破裂、晶状体混浊及晶状体吸收变小,纤维组织长入晶状体内。

(6)视网膜皱褶、视乳头纤维增生伴玻璃体纤维条索。

(7)发生继发性闭角性青光眼。

2. 检查

(1)眼底检查;

(2)眼部 B 超检查。

3. 诊断标准

(1)晶状体后的白色斑块和延长的睫状体突起是本病的诊断特征。

(2)根据临床表现。

(3)眼底检查:可见一带血管的白色组织自视盘发出,向前伸展到周边网膜或一直达到晶状体后,锯齿缘处网膜可有受牵拉现象。

(4)B 超检查:显示玻璃体中有一条条索样光带与视盘相连。

4. 鉴别诊断

(1)晶状体后纤维增生症:多为早产儿,双眼发病,晶状体多透明。

(2)视网膜母细胞瘤:通常双眼发病,不伴有小眼球。

(3)早产儿视网膜病变:好发于早产儿,出生体重轻,有吸氧史。大多双眼发病,晶状体正常,其后玻璃体纤维组织增殖以及视网膜脱离。

(4)当出现白瞳症时需与其他疾病引起的白瞳症相鉴别。

【治疗】玻璃体切除。

(叶玉华)

第三节　遗传性玻璃体视网膜变性

【病因】遗传性玻璃体视网膜变性,是一种常染色体显性遗传性疾病。该病分为两种类型,只有眼部改变的称 Wagner 病,同时有眼部和全身改变的称 Stickler 病。

【诊断】

1. 临床表现

(1)中度或高度近视;

(2)晶状体后皮质点状混浊;

(3)玻璃体液化;

(4)赤道部可见白色,伴有透明的无血管膜;

(5)眼底脉络膜萎缩灶、周边视网膜血管旁色素沉着、血管白鞘和硬化;

(6)全身改变:口面部形态及功能异常,骨骼及关节异常。

2. 检查

(1)眼底检查;

(2)B 超检查;

(3)颌面部体检和骨骼关节体检。

3. 诊断标准

(1)根据临床表现;

(2)眼底检查、B 超检查、颌面部体检和骨骼关节体检。

4. 鉴别诊断

(1)早产儿视网膜病变:好发于早产儿,出生体重轻,有吸氧史。大多双眼发病,晶状体正常,其后玻璃体纤维组织增殖以及视网膜脱离。

(2)永存玻璃体动脉:视乳头直到晶状体后面的玻璃体内条索状、扇状或漏斗状灰白组织,可随眼球运动向相反方向运动。

(3)玻璃体机化组织:可发生于玻璃体任何部位,无中度或高度近视、眼底脉络膜萎缩灶、周边视网膜血管旁色素沉着、血管白鞘和硬化。

【治疗】

1. 对症治疗。

2. 活血化瘀、支持疗法。

3. 玻璃体切除。

（叶玉华）

第四节　玻璃体炎症

【病因】常见的玻璃体炎症分为化脓性炎症和无菌性炎症。化脓性炎症多因眼球破裂伤或内眼手术后细菌感染，或长时间使用抗生素、免疫抑制剂后真菌感染所致；无菌性炎症多因葡萄膜炎引起。玻璃体炎性混浊是眼内炎的重要表现，严重的急性化脓性眼内炎时玻璃体几乎完全变成灰白色浓稠状混浊。

【诊断】

1. 临床表现

（1）视力下降；

（2）玻璃体呈尖状、白点状、絮状、灰白色云团状混浊；

（3）化脓性玻璃体炎症常伴有睫状充血、眼红、眼痛、积脓、角结膜水肿眼底红光消失等改变；无菌性玻璃体炎症伴有角膜后沉着物及前房漂浮物、瞳孔粘连、视网膜渗出和水肿等。

2. 检查

（1）眼底检查；

（2）B超检查可见低到中度振幅的散在回声；

（3）房水和玻璃体液涂片细菌学检查及细菌培养。

【诊断标准】

1. 根据病史、临床表现及相关检查即可诊断。

2. 鉴别诊断

（1）玻璃体积血：玻璃体内可见新鲜积血或者棕黄色混浊，视力下降程度不一，无明显眼部充血以及眼前节炎症。

（2）其他原因造成的玻璃体混浊。

【治疗】

1. 化脓性玻璃体炎症治疗　针对病因局部玻璃体内和全身应用抗生素，部分也可以考虑应用糖皮质激素，发生急性炎症时根据情况可行玻璃体切除。

2. 无菌性玻璃体炎症治疗　局部及全身使用糖皮质激素及免疫抑制剂。

（叶玉华）

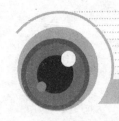

第十三章　儿童视网膜病

第一节　视网膜先天性异常

一、有髓神经纤维

【病因】确切病因不明,可能与筛板发育异常有关,亦可能是生成神经纤维髓鞘的少突细胞从视神经异位于视网膜上。

【诊断】

1. 临床表现

(1)眼部体征:视力一般不受影响,严重时可出现一定视野缺损。

(2)眼底表现:有髓神经纤维沿视网膜的神经纤维分布,呈毛刷样的白色斑块,多位于后极部与视乳头之间,极少数累及黄斑部。

2. 检查　双眼散瞳后借助双目间接检眼镜或 Retcam 进行眼底检查。

3. 诊断标准　可根据典型的眼底表现。

【治疗】定期随访,无需处理。

二、先天性视网膜劈裂症

【病因】是一种遗传性眼底异常病,主要为性连锁隐性遗传,患病基因位于 Xp22 区,少数为常染色体隐性遗传。

【诊断】

1. 临床表现

(1)眼部体:双眼视力下降,多双眼发病,5 岁以前发病较快,20 岁以后相对静止。

(2)眼底表:多数病例出现黄斑部出现车轴状的囊泡状变性,最终导致萎缩,周边视网膜劈裂呈球形,多位于颞下方的赤道部,呈纱膜状隆起,视网膜血管位于劈裂的内层,在劈裂区的血管上经常见到白鞘。劈裂的内层可出现多发性裂孔,裂孔为圆形或卵圆形,外层也可发生裂孔,内外孔均有者,容易发生视网膜脱离。

2. 检查

(1)双眼散瞳后借助双目间接检眼镜或 Retcam 进行眼底检查。

（2）视功能检查：ERG 提示 a 波振幅正常或降低，b 波下降明显；EOG 提示光峰／暗谷比值早期正常，晚期光峰严重受损。

3. 诊断标准

（1）可根据典型的眼底表现。

（2）借助视功能检查。

【治疗】

1. 随诊观察。

2. 光凝治疗，可作为预防性治疗，对劈裂后缘尚未隆起的视网膜，以限制劈裂扩大至后极部。

3. 病情发展至视网膜脱离，可采用玻璃体切割联合巩膜扣带术。

三、脉络膜视网膜缺损

【病因】是一种常见的先天性眼底异常，为眼球先天性组织缺损的一部分，与胚裂闭合不全有关。

【诊断】

1. 临床表现

（1）眼部体征：双眼视力差，常伴有斜视或眼球震颤，常累及双眼。

（2）眼底表现：眼底下方见大范围的白色病灶，界限清晰，表面无脉络膜血管，缺损区的边缘常有不规则的色素沉着斑或有色素带围绕；病灶大可累及视乳头，外观呈白瞳。

2. 检查

（1）双眼散瞳后借助双目间接检眼镜或 Retcam 进行眼底检查。

（2）荧光素眼底血管造影。

（3）视野检查，可出现相对或绝对性暗点。

3. 诊断标准

（1）可根据特征性的眼底表现。

（2）借助眼底荧光素血管造影或视野检查等。

【治疗】

1. 随诊观察。

2. 光凝治疗　在视网膜未脱离或脱离尚平、视网膜下积液较少时，用激光沿缺损区外有色素的视网膜光凝，形成堤坝式色素激光瘢痕，将裂孔限制在缺损区内。如果由于缺损区内裂孔所致的视网膜脱离，可采用玻璃体切割联合巩膜扣带术及激光光凝治疗。

（项道满　陈　锋）

第二节 家族渗出性玻璃体视网膜病变

【病因】确切病因尚不清楚。它是常染色体显性遗传(极少数报道有性连锁遗传),有 50% 患者无症状。

【诊断】

1. 临床表现

(1)眼底表现 见周边视网膜毛细血管无灌注。周边无血管与后极部血管化的视网膜交界处有新生血管生长。纤维血管组织的收缩可牵拉视网膜。玻璃体积血少见,进展严重时会发生牵引性、渗出性甚至孔源性视网膜脱离,视网膜内或视网膜下脂质渗出可发生。双眼眼底改变通常不对称。

(2)其他眼部特征 严重病例可有白内障、角膜带状变性、新生血管性青光眼等。

2. 检查

(1)双眼散瞳后借助双目间接检眼镜或 Retcam 进行眼底检查。

(2)荧光素眼底血管造影。

3. 诊断标准

(1)可根据典型的眼底表现。

(2)若怀疑本病时,可检查家族无症状成员的周边眼底,可能发现诊断本病的表现。

(3)早期病变需与早产儿视网膜病变、色素失禁症鉴别,严重病变与白内障、永存原始玻璃体动脉残留与 Coats 病等鉴别。

【治疗】

1. 病变早期可行光凝或冷凝周边无血管区以防止纤维血管并发症的进展。严重病例有视网膜脱离时,可行巩膜扣带术或玻璃体切除术。

2. 手术时机的选择 若周边无血管与后极部血管化的视网膜交界处已发生纤维血管形成时可考虑行光凝或冷凝治疗。

(项道满 陈 锋)

第三节 视网膜母细胞瘤

【病因】有遗传型和非遗传型视网膜母细胞瘤,约 35% ~ 45% 病例属于遗传型,为常染色体显性遗传,另外 55% ~ 65% 非遗传型为基因突变。肿瘤起源于发育中的视网膜细胞,Rb 的发生是位于染色体 13q14 的 Rb 基因发生突变或失去两个等位基因。

【诊断】

1. 临床表现　其临床过程分为眼内期、青光眼期、眼外期和全身转移期。

（1）白瞳症、斜视、继发性青光眼等。

（2）眼底表现：小肿瘤时表现为扁平、半透明、视网膜上的白色病灶。肿物增多后，呈实性隆起，白色肿块，表面有扩张迂曲的血管。肿物的生长方式有以下几种：①内生型，肿瘤从视网膜向内生长，癌细胞种植在玻璃体腔和前房；②外生型，肿瘤自视网膜向外生长占据视网膜下腔，常引起渗出性视网膜脱离；③弥漫浸润型，瘤细胞沿整个视网膜作扁平生长并向玻璃体和前房散布；④视神经侵入型，肿瘤沿蛛网膜下腔侵及颅内；⑤全身转移型，经淋巴管向其他脏器转移。

2. 检查

（1）全面检查：包括详细的全身评估与检查、询问家族史、并对患儿父母做眼部检查以及患儿双眼的全面检查。

（2）B超检查：眼内是否见隆起的圆形肿块，是否有高反射钙化灶和病灶后的巩膜和软组织的回声暗影。

（3）CT扫描检查：是否存在眼内钙化灶。

（4）荧光素眼底血管造影：了解早期供应肿瘤的滋养血管、瘤体内的血管渗漏以及晚期肿瘤是否呈高荧光。

3. 诊断标准

（1）可根据病史、眼部体征。

（2）B超、CT、MRI的辅助检查。

（3）需与其他原因引起的"白瞳症"相鉴别。

【治疗】

1. 手术治疗

（1）眼球摘除术：针对眼内期，肿瘤已占眼底面积1/2以上。

（2）眼眶内容摘除术：针对肿瘤已穿破眼球向眶内生长、视神经管扩大等情况。

2. 保守治疗

（1）冷凝术：针对早期较周边小的肿瘤。

（2）外部放射治疗：针对那些肿瘤较大或分散，家属不愿行眼球摘除术者。

（3）巩膜表面敷贴治疗：针对较小的肿瘤，包括位于后极部肿瘤。

（4）经瞳孔温热疗法。

（5）光动力学疗法。

（6）化学减容法加局部治疗：针对适合眼球摘除的RB采取合理的化疗使

肿瘤体积缩小,再进行局部治疗。(化疗联合其他局部治疗是目前国内外首选的治疗方案。)

(项道满　陈　锋)

第四节　Coats病

【病因】病因尚不清楚,目前比较公认的是血管异常学说,多数学者认为是先天性或遗传性视网膜小血管异常所致。

【诊断】

1. 临床表现

(1)多为10岁以下男性患者,常单眼发病。

(2)眼部体征:视力丧失、斜视、白瞳。

(3)眼底表现:标志性表现有周边视网膜毛细血管扩张、静脉扩张、微动脉瘤、梭形毛细血管扩张。同时来自这些视网膜异常血管的进行性渗出可导致渗出性视网膜脱离。

(4)视网膜毛细血管扩张可与其他眼部疾病或全身性疾病有关,如Alport综合征、结节性硬化、Turner综合征等。

2. 检查

(1)双眼散瞳后借助双目间接检眼镜或Retcam进行眼底检查。

(2)荧光素眼底血管造影检查可帮助了解视网膜毛细血管扩张。

3. 诊断标准

(1)可根据病史、眼部体征。

(2)需与早产儿视网膜病变、家族渗出性玻璃体视网膜病变、永存原始玻璃体动脉残留与视网膜母细胞瘤等鉴别。

【治疗】

1. 对进行性渗出的视网膜血管异常区域可进行光凝或冷凝治疗,常需多次治疗,并且密切随访。

2. 当视网膜脱离时可考虑行巩膜扣带术或玻璃体切除术。

(项道满　陈　锋)

第五节　髓上皮瘤

【病因】为一种先天性睫状体上皮瘤,肿瘤来源于髓上皮细胞。

174

【诊断】

1. 临床表现

（1）多发病于 2 ~ 4 岁。

（2）眼部体征：白瞳、瞳孔异常、斜视、虹膜异色症或前房积血等。

（3）眼前节表现：虹膜后下方见一灰色或粉红色肿物，可表现为多发性囊肿，晚期肿物增大可伴有继发性白内障、青光眼、眼球突出、视网膜脱离或玻璃体积血等。

（4）恶性肿瘤可沿视神经播散到眶内及颅内，甚至全身转移。

2. 检查

（1）双眼散瞳后借助裂隙灯显微镜、三面镜以及双目间接检眼镜检查。

（2）使用眼部 B 超、UBM、X 线、CT 等影像学检查。

3. 诊断标准

（1）根据病史、眼部体征和典型的眼前节表现。

（2）根据眼部 B 超、UBM、X 线、CT 等辅助检查。

【治疗】早期发现，正确诊断，尽早作眼球摘除术。

（项道满　陈　锋）

第六节　视网膜色素变性

【病因】为一组遗传性疾病，发病的差异取决于遗传方式。目前发现有以下几种遗传方式：散发型（大部分）、常染色体显性遗传（仅次于散发）、常染色体隐性遗传和性连锁隐性遗传。

【诊断】

1. 临床表现

（1）夜盲病史或夜盲症，发病早期诉夜晚视物困难。

（2）不同病期，眼底表现不同：

1）极早期：动脉变细、视网膜内微尘样色素沉着。

2）后期：血管旁骨细胞样色素堆积（色素改变从中周部开始向前和向后发展）、视盘蜡黄色。

3）晚期：脉络膜大血管暴露、动脉明显变细、视盘苍白。

4）黄斑部改变：黄斑囊样水肿、表面皱缩、萎缩性改变。

（3）其他眼部特征：视乳头玻璃疣、开角性青光眼、后囊性白内障、圆锥角膜、近视等。

2. 检查

（1）双眼散瞳后借助双目间接检眼镜进行眼底检查。

（2）使用眼底照相进行检查。

（3）使用视网膜电图和眼电图检查。

（4）Goldmann 视野计检查评估视野改变。

3. 诊断标准

（1）根据病史、眼部体征和典型的眼底表现。

（2）根据视网膜电图和眼电图检查结果。

【治疗】

1. 密切观察。

2. 对症治疗为主，如病变累及黄斑，出现黄斑囊样水肿，可口服乙酰唑胺治疗。

3. 病变晚期患儿视力严重低下时可考虑使用低视力辅助器。

（项道满　陈　锋）

第七节　早产儿视网膜病变

【病因】确切病因仍未明确，目前公认的危险因素有低出生体重、早产、氧疗，其他不确定因素包括高碳酸血症、高钠血症、低血糖、低血压、酸中毒、贫血、输血、高胆红素血症、败血症等。

【诊断】

一、临床表现

（一）病史

患儿多为早产儿，出生后有吸氧抢救病史。

（二）眼部体征

病变晚期出现白瞳、斜视、继发性青光眼等。

（三）眼底表现

1. 急性活动期　根据 1984 年的 ICROP（国际早产儿视网膜病变分类）和 2003 年的 ET-ROP（早产儿视网膜病早期协作治疗组）的分期标准，急性活动性 ROP 的严重程度取决于病变部位、程度、病程以及"Plus"病。

（1）分区：视乳头为中心 60° 圆周范围内的后极部视网膜为 I 区；I 区圆周外缘，视乳头至鼻侧锯齿缘之间的距离为半径的环形区域为 II 区；II 区以外的颞侧周边视网膜区域为 III 区。

（2）分期：1期为视网膜有血管区与无血管区之间出现一条清楚的分界线；2期为分界线变宽、变高形成嵴；3期为嵴伴视网膜纤维血管增生，出现新生血管化改变；4期分4A期和4B期，4A期视网膜部分脱离，未累及黄斑，4B期视网膜部分脱离，累及黄斑；5期为完全性视网膜脱离。

（3）特殊病变：

1）附加病变（plus）：后极部视网膜静脉扩张、动脉迂曲，前部虹膜血管高度扩张，玻璃体混浊、或瞳孔强直。附加病变是ROP活动期指征，一旦出现常意味预后不良。

2）阈值病变（threshold ROP）：ROP Ⅲ期，处于Ⅰ区或Ⅱ区，新生血管连续占据5个时钟范围；或病变虽不连续，但累计达8个时钟范围，同时伴plus。

3）阈值前病变（prethreshold ROP）：分为两型。Ⅰ型：任何位于1区的病变伴有Plus病变，I区的3期病变伴有或者不伴有Plus病变，Ⅱ区的2期或者3期病变伴有Plus病变。Ⅱ型：1区的1期或者2期病变不伴有Plus病变，或者2区的3期病变不伴有Plus病变。

4）Rush病变：ROP局限于Ⅰ区，新生血管行径平直。Rush病变发展迅速，医务人员一旦发现应提高警惕。

2. 退行期　约80%～85%ROP患儿随年龄增长眼部病变自然停止，进入退行期。此期特征是嵴上血管往前面无血管区继续生长为正常视网膜毛细血管，嵴逐渐消退，周边视网膜逐渐透明，不留后遗症。

3. 瘢痕期　约20%的活动性ROP可转变为瘢痕性ROP，瘢痕性病变可轻可重，轻的可无任何影响。退行期的增生性病变越严重，瘢痕期的病变也越严重。一般把瘢痕期分为5期：

1期：表现为近视，周边视网膜轻度色素紊乱，玻璃体基底部混浊。

2期：颞侧玻璃体视网膜纤维化牵拉视盘及后部视网膜，容易导致假性内斜视。

3期：外周视网膜纤维化加剧，并有纤维挛缩，视网膜形成镰形皱褶。

4期：晶状体后纤维血管组织增生，形成不完全的环形，并有局部视网膜脱离。

5期：晶状体后纤维血管增生形成圆环并有完全视网膜脱离。完全视网膜脱离的患者继发闭角型青光眼，这是虹膜后粘连和晶状体虹膜膈前移使前房角进行性狭窄的结果。

二、检查

1. 可使用双目间接检影镜、计算机辅助双目间接镜成像系统或广域数字视网膜照相机（Retcam）等筛查工具进行眼底检查。

2. 借助彩色多普勒血流成像（CDFI）辅助检查。

三、诊断标准

根据病史、眼部体征和典型的眼底表现。

【治疗】

1. ROP 筛查程序　定期复查眼底，应根据第一次的检查结果而定。第一次对早产儿进行眼底检查后，如被检眼无病变或仅有 I 期病变则隔周检查一次，II 期病变每周复查一次，III 期病变 2～3 天复查一次，直至视网膜血管正常长到鼻侧锯齿缘与颞侧锯齿缘。如达到 III 期阈值且伴有附加病变时，必须在 72 小时内进行治疗，或者达到阈值前期 I 型时可考虑手术治疗。

2. 手术治疗

（1）光凝或冷凝治疗：对阈值 ROP 或阈值前期 I 型 ROP 首选光凝治疗。

（2）巩膜环扎术：可解除视网膜牵引，促进视网膜下液吸收及视网膜复位，防止病变进展至 5 期，从而尽量保留患儿的视功能。

（3）玻璃体切除手术：针对巩膜扣带术失败及 5 期患者。手术只能最大限度地改善视网膜的解剖结构，而对视功能无明显改善。

3. 药物治疗　玻璃体腔内 Avastin 注射术：Avastin 是一种重组的人类单克隆 IgG1 抗体，玻璃体腔注射 Avastin 能有效地抑制 ROP 中的新生血管形成，并使已生成的新生血管退化及减轻视网膜血管的迂曲，对 ROP 的 3 期附加病变、阈值期病变、阈值前期病变、APROP 等疗效较好。

（项道满　陈　锋）

第八节　新生儿视网膜出血

【病因】新生儿视网膜出血与分娩方式有关，可能与以下因素有关。

1. 阴道生产胎头受挤压时间较长，牵拉变形，致使颅内静脉压升高，末梢血管淤血、扩张，加之新生儿血管壁较薄所以易破裂出血。

2. 胎头软组织损伤后释放的凝血活素进入血液循环，使血凝亢进，造成局部血管弥散性血管内凝血，进而产生视网膜出血。

3. 母体因素对新生儿视网膜出血的影响，胎儿在母体内生长，母亲的状态通过胎盘直接影响胎儿。

4. 胎儿自身因素，胎儿宫内窘迫、窒息的新生儿视网膜出血机会增加。这是因为胎儿宫内缺氧，致使视网膜组织也处于缺氧状态，从而导致血管痉挛，管腔狭窄，血管内皮肿胀，通透性增加，从而引起出血。

【诊断】

1. 临床表现

（1）由于新生婴儿年龄小，一般无特殊主观表现。

（2）多数患者病情轻微，往往是常规体检如新生儿眼底筛查时才被发现。

（3）一般外眼检查难以发现问题。

（4）视网膜进入玻璃体导致的全玻璃体积血比较少见。

2. 检查

（1）眼外观多数无异常表现。

（2）瞳孔对光反射大多数不会出现异常。

（3）眼底出血通过直接检眼镜、双目间接检眼镜和 Retcam 检查都可以发现。

（4）后极部视网膜出血可以通过直接检眼镜检查发现。周边部出血则往往需要通过双目间接检眼镜和 Retcam 检查才可以发现。

（5）视网膜出血少可表现为小点状、线状、斑片状和火焰状出血。

3. 诊断标准

（1）眼底检查发现视网膜玻璃体积血即可诊断。

（2）需与早产儿视网膜病变继发性出血鉴别。

（3）眼底出血的程度，可根据 Eggc 法分类。

Ⅰ度：出血范围小量少，局限在视乳头周围的小点状、线状出血。

Ⅱ度：出血量稍多，呈斑片状、火焰状，面积不超过乳头直径。

Ⅲ度：出血范围超过乳头直径，沿着血管走行的火焰状出血及黄斑出血。

【治疗】

1. 有原发病者针对原发病治疗。

2. 一般新生儿眼底出血多在 1～2 个月内逐渐吸收，无需特殊治疗。眼底不留痕迹。

3. 沿视乳头及视网膜血管走行的新生儿眼底出血，无论是Ⅰ度还是Ⅲ度出血，对视功能影响不大。

4. 黄斑出血是造成视力低下的主因。而黄斑出血较重的患儿视力预后不良。

（项道满 李 战）

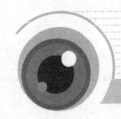

第十四章 儿童视神经病

第一节 视 神 经 炎

【病因】国外文献报道,儿童视神经炎多数发病前 1~2 周有病毒感染或疫苗接种病史。国内部分研究表明,脱髓鞘是其发病的最常见病因。其次是感染,部分患儿病因不明。

【诊断】

一、临床表现

(一) 症状

视力急剧下降,可在一天或数天内视力严重下降,甚至无光感。发病 1 周时视力损害最严重。除视力下降外,可伴有眼眶或眉弓部痛,或眼球转动时疼痛。可单眼或双眼发病。在儿童,约半数为双眼患病,而成人双眼累及率较低。儿童视神经炎发病急,但预后好,约 70% 的患者视力可恢复至 1.0,50%~70% 的 VEP 检测恢复正常。

(二) 体征

患眼瞳孔常散大,直接光反射迟钝或消失,间接光反射存在。存在相对瞳孔传入阻滞。眼底检查,视乳头炎者视盘充血、轻度水肿,表面或其周围有小的出血点及渗出。视网膜静脉增粗,动脉一般无改变。球后视神经炎者眼底无异常改变。部分视乳头炎患者其渗出物可扩散到黄斑周围形成视神经视网膜炎。晚期患者可出现血管变细,视盘颜色变淡和萎缩。

二、检查

(一) 视野检查

多数可出现中心视野光敏度下降或缺损,中心暗点或旁中心暗点,少数患者可表现为视野向心性缩小。

(二) VEP

P100 波潜伏期延长,振幅降低。球后视神经炎时,眼底无改变,为了鉴别伪盲,采用 VEP 检查可辅助诊断。据研究,视神经炎发病时,90% 的患者出现

VEP 改变,而视力恢复后仅 10% 的 VEP 转为正常。

（三）MRI 检查

了解有无颅内占位及脱髓鞘病变。

（四）实验室及其他检查

血沉、抗结核菌素试验、梅毒螺旋体检查、胸透、腰穿检查等。典型的视神经炎不需做系统的检查。但若出现以下情况需作系统检查。

1. 发病年龄在 20~50 岁的范围之外;

2. 双眼同时发病;

3. 发病超过 14 天视力仍下降;

4. 怀疑其他疾病,需要鉴别的。

三、诊断标准

（一）视神经炎诊断标准

1. 急性、亚急性视力下降。

2. 神经束性视野缺损。

3. 下列两者中至少一项存在异常:RAPD 阳性、VEP 异常。

4. 排除颅内占位性病变,外伤及遗传性疾病,血管性疾病,糖尿病视神经病变、药物及其他中毒性神经疾病。

5. 无导致急性视力下降的视网膜疾病和其他眼部、神经系统疾病的临床和实验室证据。

（二）特发性脱髓鞘性视神经炎诊断标准

1. 急性或亚急性视力下降,视力下降于 4 周内达到高峰,于 8 周内明显恢复,有明确的视野改变;

2. 详细的眼科和神经科、实验室检查除外感染性、压迫性、中毒性、缺血性、代谢性、遗传性视神经病变以及其他导致急性视力下降的眼部疾病;

3. 至少具备以下情况中的 1 条:

（1）图形诱发电位（PVEP）的 P100 波潜伏期明显延长,波幅相对正常,或波形明显离散;

（2）CSF 检查示髓鞘碱性蛋白（MBP）和（或）寡克隆区带阳性;

（3）MRI 示视神经异常 FLAIR 序列信号和（或）中枢神经系统白质脱髓鞘病灶。

【治疗】

1. 患儿为急性发病,以前无多发性硬化或视神经炎病史。

（1）若 MRI 发现至少一处有脱髓鞘,可使用糖皮质激素冲击疗法。

（2）MRI 检查正常者发生多发性硬化的可能性很低,但如果视力严重下降,仍可用静滴糖皮质激素冲击治疗,加速视力的恢复。推荐给予甲泼尼龙 2~10mg/(kg·d),每天一次,静滴,连续三天,改泼尼松 1mg/(kg·d),清晨一次顿服,连续 11 天停药。

2. 可使用维生素 B 族药物及改善微生物循环药物。

3. 其他神经营养支持药物　部分患者还可试用中药或针灸理疗治疗。

(郭梦翔)

第二节　Leber 遗传性视神经病变

【病因】

Leber 遗传性视神经病变是遗传性视神经病变常见的类型,属于线粒体 DNA(mtDNA)突变的母系遗传病。目前已知的最常见的突变位点包括:11778、14484 以及 3460。

【诊断】

(一) 临床表现

1. 症状　表现为母系遗传和倾向于男性多发。我国男女发病比例约为 6∶4。青少年多发,最小发病年龄 1 岁,最大可在 80 岁发生。双眼同时或先后发病,可间隔数天至一年,单眼发病少见。表现为急性或亚急性无痛性视力下降,其后缓慢进展,98% 患者最终视力在 0.1 左右,罕见全盲。临床上部分患者有自发缓解的趋势。除眼部症状外,部分患者还伴发其他神经异常,如周围神经病变、偏头痛、小脑共济失调、癫痫等。

2. 体征　急性期视盘充血水肿,表面毛细血管扩张,视网膜血管迂曲扩张;6 个月后进入慢性期,表现为视盘色淡或苍白。

(二) 检查

1. 视野　无特征性,各种类型的缺损都可出现,以中心或旁中心暗点多见。

2. 荧光素眼底血管造影　急性期视盘呈强荧光,视盘表面毛细血管扩张,无荧光素渗漏及染色。盘周视网膜神经纤维水肿。后期可见视盘萎缩。

3. mtDNA 突变位点检测　常用 PCR-SSCP 等分子生物学方法检查。

4. VEP　早期可能正常。晚期视盘萎缩导致 VEP 波形低平。

5. 色觉异常　常早期出现色觉异常。多为红绿色盲,随病情好转而色觉异常好转。

6. Uhthoff 现象　部分患儿出现此现象,即运动或温度升高时视力下降。

(三) 诊断标准

1. 双眼先后、急性或亚急性无痛性视力下降。

2. 视盘表面毛细血管扩张,视盘充血水肿。

3. FFA　急性期视盘呈强荧光,视盘表面毛细血管扩张,无荧光素渗漏及染色。盘周视网膜神经纤维水肿。

4. mtDNA 突变位点检测 11778、14484 或 3460 位点突变。

5. 母系遗传,有家族史。

【治疗】目前尚缺乏有效治疗。有研究报道急性期给予辅酶 Q10 口服有效,但其他文献不支持。

（郭梦翔）

第三节　视盘水肿

【病因】视盘水肿作为一个眼科临床诊断只用于颅内高压引起的非炎性的阻塞性水肿。

【诊断】

（一）临床表现

1. 症状　除因颅内压增高引起的头痛、呕吐外,除非因渗出或出血累及黄斑而影响视力,急性期一般无明显的视功能障碍。慢性视盘水肿可发生视野缺损及中心视力严重丧失。

2. 体征　视盘水肿一般为双侧。早期视盘肿胀可能不对称,边界模糊,往往遮蔽血管,神经纤维层也经常受累。需注意,如果一眼视神经萎缩或发育不良,在颅内高压时不会发生视乳头水肿,临床上表现为单眼水肿。视盘水肿可分为 4 期:①早期:视盘充血,盘周可有线状小出血,由于神经纤维层水肿混浊,使视盘上下方边界不清。②进展期:双侧视盘肿胀充血明显,视盘表面隆起,高度常超过 3D,常有火焰状出血,神经纤维层有棉绒斑,黄斑部可有星形渗出或出血。③慢性期:视盘呈圆形隆起,视杯消失,出现闪亮的硬性渗出。表明水肿已数月。④萎缩期:视盘色灰白,视网膜血管变细,有鞘,可有视盘血管短路,视盘周围及黄斑色素改变。

（二）检查

1. 视野检查　早期生理盲点扩大。慢性期发展至视神经萎缩时,中心视力丧失,周边视野缩窄,尤其是鼻下方。

2. 荧光素眼底血管造影　造影过程中有荧光素渗漏,造成视乳头及其周围组织着色,后期荧光可持续数小时,而有别于假性视乳头水肿和视乳头玻璃膜疣病。

（三）诊断标准

1. 影像学检查证实颅内占位性病变,包括各种肿瘤及出血等。

2. 脑脊液压力测定增高。

3. 眼底检查视盘水肿隆起明显,常超过 3D,渗出和出血多见。

4. 早期视力下降不明显或较轻。

5. 排除假性视盘水肿。

【治疗】及早找出病因,治疗原发疾病。如为颅内疾病所致,有明显视力受损,对暂时不能外科手术的患者,为挽救视力可采用高渗脱水剂,如 20% 甘露醇 250～500ml,静脉快速滴注。顽固性慢性颅内压增高可考虑侧脑室持续引流术,以免导致视神经萎缩。

（郭梦翔）

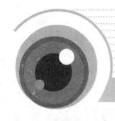# 第十五章 儿童眼外肌病及弱视

第一节 儿童内斜视

一、婴幼儿内斜视

婴幼儿内斜视是生后 6 个月以内出现的内斜视,其主要有 4 种类型:婴幼儿微小内斜视、先天性内斜视、Ciancia 综合征、婴幼儿调节性内斜视。

二、婴幼儿微小内斜视

【病因】尚不明确。

【诊断】

1. 内斜度数 15～35PD,斜视度数不稳定,有时呈间歇性。

2. 多发生在生后 2 个月大。

3. 约 30% 在生后 6 个月大时眼位自行正位。

4. 相关检查

(1)弱视:该病眼位有时呈间歇性内斜视,具有双眼视觉发育的机会,因此通常不会出现斜视性弱视,也多数不需遮盖治疗。如斜视眼注视不良,可遮盖优势眼 2～4 小时 / 天,每 1～2 周复查一次,直至斜视眼可固视物体,通常经过 2 周的遮盖治疗可以使斜视眼注视能力大大提高。

(2)眼部检查:检查屈光状态、屈光介质、眼底,主要为了排除由于其他眼病引起的知觉性内斜视,如先天性白内障、视网膜母细胞瘤、先天性视神经发育不良等。

【治疗】相关研究表明,该类型斜视有 1/3 会在 6 个月大之前自愈,因此该斜视患儿需观察至 6～9 个月,如斜视仍未自愈,可考虑手术治疗,手术方式多为双眼内直肌后退术,如存在明显弱视,亦可在弱视眼行内直肌后退 + 外直肌缩短术。如果屈光检查发现远视 > +3.0D,给予远视足矫眼镜。

三、先天性内斜视

【病因】存在多种理论假说。

【诊断】

1. 临床特征

（1）内斜度数大，通常 > 40PD；

（2）生后 6 个月内出现；

（3）通常伴有斜视性弱视，几率 > 50%；

（4）多合并有眼球运动异常（通常在 2 岁以后出现）：①下斜肌功能亢进（约 60%）；②分离性垂直性斜视（约 40%）；③隐性眼球震颤（约 40%）。

2. 临床检查

（1）单眼运动：可见轻度的外转不足，但不表示外直肌麻痹；可以使用娃娃头试验检查眼肌是否存在真性麻痹。

（2）双眼运动：检查是否存在下斜肌功能亢进或 V 征。

（3）弱视：检查斜视眼注视功能，以及是否为交替注视。如斜视眼注视不佳或非交替性斜视，则提示斜视眼存在弱视。

（4）斜视角度测量：多使用三棱镜交替遮盖检查测量斜视角度，Krimsky Test 可用于对三棱镜交替遮盖检查结果的再次确认，或在三棱镜交替遮盖检查不配合时使用，但传统的斜视角度测量方法用于测量婴幼儿斜视角度均非常困难。近年来，有学者使用计算机辅助下儿童斜视角度客观测量系统对婴幼儿及儿童斜视角度测量，取得了良好的临床效果，解决了婴幼儿不配合检查等难点。

（5）眼部检查：检查屈光状态、屈光介质、眼底。

（6）婴幼儿内斜视合并外转功能不足的鉴别诊断（发病率由高到低排列）

1）Ciancia 综合征；

2）Duane 综合征；

3）先天性眼外肌纤维化；

4）先天性展神经麻痹；

5）婴幼儿重症肌无力。

【治疗】

1. 先天性内斜视需要行斜视手术治疗，早期行斜视矫正术且术后双眼正位，对患儿的双眼视功能发育至关重要。

2. 对于远视 > +3.0DS 的患儿，应首先给予远视足矫眼镜，观察 4～6 周，如残余斜视度数大于 10～15$^{\triangle}$，需行斜视矫正术（详见婴幼儿调节性内斜视）。

3. 弱视治疗　需在手术前治疗斜视性弱视。治疗方法：遮盖注视眼每天 4～6 小时，每 1～2 周复诊 1 次，直至斜视眼能够良好的单眼注视或出现交替性斜视，亦可通过 P-VEP 衡量双眼视力是否存在明显差异，治疗周期通常 2～4 周。需要注意的是，部分先天性内斜视患儿会表现出交叉注视现象，即斜视眼亦可在斜视眼位注视物体,如右眼内斜的同时可在斜视眼位注视左侧的物体,交叉注视现象的存在,提示双眼均可注视,因此出现斜视性弱视的可能性非常小。

4. 手术时机　有些学者建议对于先天性内斜视应该在 6~12 个月进行手术,部分术后患儿获得周边融合功能及粗略的立体视功能,个别学者对先天性内斜视 3~4 个月大进行手术,发现部分患儿发育出较好的立体视功能。总体上,先天性内斜视应该在 2 岁以内进行斜视矫正术。手术前需满足以下条件:①斜视角度测量准确;②斜视角度稳定(间隔时间 2 周以上,测量 2 次以上)。

5. 手术方式　首选手术方式为双眼内直肌后退术。如果手术对象为婴幼儿,部分患儿术后短期会出现轻微过矫,但由于婴幼儿逐渐发育出的集合功能,术后远期眼位正位;对儿童(2 岁以上)或成人手术,术后短期会出现轻微欠矫,但远期眼位亦可达到正位,这是由于这些患儿长期内斜视,融合功能极差,如术后眼位立即正位,日后有外斜视倾向。对于单眼重度弱视患儿,需考虑行单眼手术(如内直肌后退术 + 外直肌缩短术),目的是为了保护健眼。

6. 手术目标　对于婴幼儿,术后眼位应为 8~10$^\triangle$外斜或者正位,如出现内斜视,即使度数很小(8~10$^\triangle$),发育出融合功能的可能性也很小,这是因为正常人的分开性融合功能约为 8$^\triangle$,集合性融合功能约为 30$^\triangle$。

7. 术后残余性内斜视的处理　首先给予散瞳验光,配戴远视足矫眼镜(即使远视度数仅为 +1.50DS),以期戴镜后内斜度数 < 10$^\triangle$。如配戴远视足矫眼镜后内斜仍大于 15$^\triangle$,考虑再次行斜视矫正术。

手术设计:

(1)如首次手术内直肌后退量 ≤5mm,可再行内直肌后退术,双眼内直肌后退 2.5mm(每眼)可矫正 25$^\triangle$内斜视;

(2)如首次手术内直肌后退量 > 5mm,则考虑行双眼外直肌缩短术。需要注意的是,此时的手术设计应在标准手术量的基础上减去 1~2mm,这是因为之前曾行大度数的内直肌后退术。

8. 术后外斜视的处理　10~15$^\triangle$的外斜视并不需要处理,多数经过数天或数周可以自行矫正。如果术后外斜视大于 15$^\triangle$并且经过 2~3 个月的观察没有自行矫正,则需要再次行手术治疗。如大度数继发性外斜视伴有内转不足,术中检查内直肌是否脱位。

9. 手术预后　如果 2 岁之前眼位获得正位或者残余斜视度 < 8$^\triangle$,60%~80% 患儿将获得周边融合功能及粗略的立体视功能,只有一小部分患儿会获得高级立体视功能,极早期手术(如 3~4 个月大),获得高级立体视功能的可能性较大。如果 2 岁以后眼位仍未获得正位,那么患儿手术后发育双眼视觉

的可能性非常小。

四、Ciancia 综合征

【病因】有可能是双眼内直肌纤维化所致。

Ciancia 综合征是一种先天性大度数内斜视(斜视度 > 70$^\triangle$)同时伴有紧张的内直肌为特征的疾病。由于紧张的内直肌导致外展功能不足,从而出现双眼同时处于内转位。患儿为了适应这种眼位状态,出现交叉注视,即当患儿想注视左侧视野物体时,头转向右侧,用右眼注视。当患儿尝试外转时可能会出现眼球震颤,但当眼位处于内转位时,眼球震颤消失。

【诊断】

1. 临床特征

(1)先天出现的大度数内斜视,斜视度 > 70$^\triangle$;

(2)内直肌紧张,外转功能不足;

(3)当内斜眼注视物体时,出现代偿头位;

(4)眼球尝试外转时出现眼球震颤。

2. 临床检查

(1)临床检查内容同先天性内斜视;

(2)需特别行娃娃头试验;

(3)弱视评估:如果面部经常只往一侧偏转,提示斜视性弱视的存在;

(4)斜视角度测量:非常困难,但并不需要精确测量斜视角度,因为手术需行双眼内直肌后退最大量手术。

【治疗】

1. 需要手术治疗。

2. 手术时机　可选择在 2 岁之前手术。如果存在固定斜视,即一眼处于极度内转位,视野被鼻梁挡住,即使使用代偿头位亦不能注视物体,这种情况可引起严重的弱视,应考虑尽早手术,术后辅以遮盖治疗以矫正弱视。

3. 手术方式　可考虑双眼行内直肌最大量后退术,术后有可能会欠矫,如果术后残余斜视度在 8 ~ 10$^\triangle$,则不需再次手术。

4. 残余性内斜视　如果术后内斜度数大于 15$^\triangle$,则需要进一步手术。通常情况下此时行被动牵拉试验仍会发现外转受限,手术选择双眼内直肌再后退术。双眼内直肌各后退 2.5 ~ 3.5mm 将会矫正 20 ~ 30$^\triangle$。手术方案:如肌止端距原肌止端距离≥7mm,即距角膜缘≥12.5mm,内直肌再后退 2.5mm;如肌止端距原肌止端 < 7mm,内直肌再后退 3.5mm。手术还需考虑内直肌紧张度,内直肌越紧张,手术量就需越大。多方面的因素造成此手术难度很大,可考虑角膜缘切口,行吊线术。

5. 继发性外斜视 术后出现外斜非常少见,如果外斜斜视度 < 10$^\triangle$,不需处理。如外斜度数较大,可再次手术,具体参考先天性内斜视章节。

6. 预后 多数病例会残留有内斜视,很难获得较好的双眼视觉。

五、婴幼儿调节性内斜视

【病因】高度远视导致大量的调节,大量的调节导致过度的集合,从而出现内斜视。

【诊断】

1. 临床特征

(1)发病多数在 2 个月 ~ 1 岁。

(2)远视度通常大于 +2.5DS,多数在 +3.0 ~ +6.0DS。

(3)发病早期可呈间歇性,斜视度数不稳定。

2. 临床检查

(1)散瞳验光:使用阿托品散瞳,获得准确的屈光度;如在检影时发现屈光度不稳定,再次散瞳验光。

(2)弱视评估:首先佩戴远视足矫眼镜 4 ~ 6 周,然后评估是否存在斜视性弱视。如存在弱视,给予遮盖健眼 4 ~ 6 小时 / 天,1 ~ 2 周复诊一次,直至斜视眼中心注视能力良好。

(3)斜视角度测定:使用调节视标结合三棱镜交替遮盖试验测量斜视角度。调节视标可选近视力表或卡通图案,而非点光源。如检查不配合,可考虑使用计算机辅助儿童斜视角度客观测量系统,或 Krimsky Test。

【治疗】

1. 早期佩戴远视足矫眼镜,眼位早期获得正位,患儿将发育出良好的双眼融合功能及高级立体视觉。

2. 眼镜矫正 首先需进行彻底的散瞳验光以获得完整的远视度数,根据检影结果给予远视足矫眼镜或远视过矫 +0.5DS,斜视出现后越早佩戴眼镜,治疗效果越好,最早可在患儿 2 ~ 3 个月大时佩戴眼镜。

3. 手术治疗 如果佩戴远视足矫眼镜 6 ~ 8 周,戴镜后斜视度仍大于 10 ~ 15$^\triangle$,在弱视治疗的基础上(即斜视眼拥有良好的中心注视能力),应尽早行斜视手术治疗,以期获得双眼视觉的发育。

4. 手术设计 由于婴幼儿视远斜视度并不容易获得,标准手术量是根据戴镜下视近斜视度制定的,但根据此手术量术后往往欠矫。改进手术量是根据视近戴镜斜视度与裸眼斜视度平均值来制定,术后正位率高。需特别提出的是,术后仍需佩戴远视足矫眼镜用于控制调节。术后眼位正位或斜视度在 10$^\triangle$ 以内,则不需再次手术。

5. 术后残余性内斜视　如术后戴镜下斜视度超过 $10 \sim 15^{\triangle}$，首先给予散瞳验光，检影如发现远视度数增多，给予重新佩戴远视足矫眼镜。如内斜无好转，考虑再次行斜视手术。

6. 术后继发性外斜视　术后第 1 天出现的 $10 \sim 15^{\triangle}$ 外斜并不需要处理，多数将在数天或数周自行消失。如外斜视持续存在，可适当降低眼镜远视度数（但减幅不要超过 +2.0DS）。如上述方法都无效，且外斜持续存在 $2 \sim 3$ 个月，考虑再次手术治疗。再次手术前检查，如患儿存在内转功能不足，需术中检查内直肌是否脱位；如无内转功能不足，手术设计参考先天性内斜视章节。

7. 预后　多数婴幼儿调节性内斜视经过积极的戴镜及手术治疗会获得良好的治疗效果，多数可获得双眼融合功能和高级立体视觉。

六、儿童后天获得性内斜视

儿童后天获得性内斜视主要包括以下几种类型：调节性内斜视、非调节性获得性内斜视、周期性内斜视，知觉性内斜视。

（一）调节性内斜视

【病因】高度远视引起大量调节，从而引起过度集合，当分开性融合功能不足以控制眼位，导致调节性内斜视的出现。

【诊断】

1. 临床特征

（1）发病年龄多在 $1 \sim 3$ 岁，但也可以发生在 1 岁以内（参考婴幼儿调节性内斜视）。

（2）斜视度数多为 $20 \sim 50^{\triangle}$。

（3）远视度数多为 +2.0 ~ +6.0DS。

（4）发病初期可为间歇性，之后发展为持续性内斜。

2. 临床检查

（1）散瞳验光：使用阿托品眼膏，需行彻底散瞳，获得完整的远视度数。

（2）弱视评估：首先佩戴远视足矫眼镜 $4 \sim 6$ 周，然后评估有无斜视性弱视存在，如有弱视，给予遮盖健眼 $4 \sim 6$ 小时 / 天，观察弱视治疗情况。

（3）斜视度测量：使用三棱镜交替遮盖试验检查斜视度，包括戴镜及裸眼、视远及视近 4 个斜视度，注意使用调节视标；如检查不配合，也可使用儿童斜视角度客观测量系统及 Krimsky Test。

【治疗】

1. 总体治疗原则是尽早使眼位恢复正位，避免斜视性弱视的产生，使双眼视觉功能重新发育。

2. 眼镜佩戴 给予远视足矫眼镜,多数孩子可以接受,如部分患儿抗拒戴镜,可使用阿托品眼膏 2～3 天涂双眼,帮助其适应眼镜。随年龄增长,当尝试调低眼镜度数时,需特别慎重,因为微小度数的内斜视都可严重妨碍双眼视觉功能的发育。

3. 戴镜后的处理 眼镜通常需要佩戴 4～6 周后评估眼位情况,有以下 3 种情况:

(1) 戴镜视近及视远眼位均正位:戴镜时视远及视近眼位正位,或者内斜度数 < 8$^{\triangle}$,继续戴镜治疗,不需手术。

(2) 戴镜视远正位,视近时存在明显内斜:这种情况称为高 AC/A 调节性内斜视。例如,一患儿视远戴镜下内斜 2PD,视近内斜 35PD,视近增加 +3.0DS 后,内斜为 5PD,则 AC/A =(35 – 5)/3 = 10,通常该值为 3～5。这种情况需要佩戴双光眼镜,用于控制视近时眼位。初始双光镜片要求附加镜片高度达到瞳孔中线,度数 +2.5～3.0DS。

(3) 戴镜视近及视远眼位均内斜:这种情况称为部分调节性内斜视,即戴镜后视远及视近内斜均大于 10～15PD。需要行斜视手术。手术首选双眼内直肌后退术,手术量的设计有多种方案。手术量可根据戴镜视远斜视角制定,但术后欠矫率约为 25%～30%,改进后的手术量根据戴镜视远斜视度与裸眼视近斜视度的平均值而制定,术后正位率超过 90%。

4. 残余性部分调节性内斜视 如部分调节性内斜视在术后仍存在内斜,视远及视近斜视度数均 > 10～15PD,重新验光配镜,如斜视无改善,考虑再次手术。手术方案:①如首次内直肌后退量 ≤5mm,行双眼内直肌再后退术,双眼各后退 2mm 可矫正 20PD;②如首次内直肌后退量 >5mm,行双眼外直肌缩短术,手术量应适当减少 1～2mm,这是因为内直肌已经大幅度的后退。

5. 继发性外斜视 术后出现外斜 8～10PD,多可在数周自行消失,如持续存在,考虑适当降低远视度数以刺激调节,如大度数继发性外斜视伴有内转不足,需再次手术,术中检查内直肌是否脱位。

(二)周期性内斜视

周期性内斜视的病因不清楚,是一种少见的后天获得性内斜视,可在任何年龄发病,多发病在 2～6 岁,其特征是正常眼位与内斜眼位呈周期性出现,但周期间隔并不总是固定,在眼位正位时,多数具有双眼视觉,当处于斜视眼位时,并不出现复视而是单眼抑制。周期性内斜视病情会不断进展,经过数月或数年后发展成恒定性内斜视。

周期性内斜视的治疗:如果验光发现远视大于 +1.5DS,可先佩戴远视足矫眼镜。如眼镜不能矫正眼位,则考虑行手术治疗,手术量的制定参考斜视周期时的内斜度数。

（三）知觉性内斜视

知觉性内斜视往往是由于单眼低视力引起的,患眼视力经常低于 0.2,可由多种疾病引起,如单眼先天性白内障(晶状体非致密性混浊)、角膜先天混浊(轻、中度)等。由于单眼视力极差,因此斜视角度测量不能使用三棱镜交替遮盖检查,可使用儿童斜视角客观测量系统,也可使用传统的 Krimsky Test,方法如下:①如斜视眼单眼运动无异常,让患儿注视 5m 远目标,放置三棱镜在注视眼前,由于 Hering 法则的作用,内斜眼将外转,更换棱镜度数直至内斜眼呈基本正位(从外观判断);②如斜视眼单眼运动异常(外转不足),让患儿注视 33cm 点光源,放置三棱镜于斜视眼前,更换棱镜度数直至角膜映光点位于角膜中央。手术设计可参考附录,手术方式首选在斜视眼实施内直肌后退 + 外直肌缩短术。

(王建勋　项道满)

第二节　儿童外斜视

一、间歇性外斜视

【病因】目前仍未确定,外斜的间歇发作可以用集合性融合功能较强(通常 25 ~ 30PD)来解释,也就是说,集合性融合功能强于分开性融合功能(通常 6 ~ 8PD)解释了临床上为什么会出现间歇性外斜视而不是间歇性内斜视。

【诊断】

1. 临床特征　最常见的外斜视类型,通常在 1 岁以后发病,眼位有时正位,有时外斜,斜视度数和持续时间随年龄增长逐渐加重,最后可发展成为恒定性外斜视,斜视多在疲劳、发呆和生病时出现,病程较短的患者通常拥有良好的双眼融合功能及高级立体视觉,发病初期当眼位偏斜时可出现复视,部分患者伴有高度远视(比较少见)。

2. 临床检查

(1)眼球运动:单眼运动无异常;双眼运动应着重检查斜肌功能(尤其是下斜肌),需检查有无 A、V 征;

(2)弱视评估:由间歇性外斜视引起的弱视非常少见,如患儿存在弱视,需进一步明确病因,如是否存在屈光参差,是否存在单眼视神经疾病等;

(3)斜视角测量:可使用三棱镜交替遮盖检查测量斜视角,注视 5m 处点光源或视标测量视远斜视角,注视 33cm 调节视标测量视近斜视角,测量时需适当延长遮盖时间,并始终保持单眼注视,防止融合对测量结果造成影响;

（4）屈光状态检查：需行散瞳验光，如果存在中、高度近视，需佩戴近视全矫眼镜4~6周，观察眼位变化。

【治疗】

（一）非手术治疗

非手术治疗对间歇性外斜视并非总是有效，以下几类间歇性外斜视可尝试非手术治疗的方法：集合不足、小度数外斜以及伴有高度远视的间歇性外斜视。

非手术治疗的方法：

1. 部分遮盖疗法　每天遮盖优势眼（注视眼）3~4小时，从而刺激被抑制眼（斜视眼）；对于双眼视力均衡、交替外斜的患儿，可交替遮盖一眼/天；4周后观察治疗效果。

2. 配戴近视过矫眼镜　对于合并有近视的间歇性外斜视，同时外斜度数不大，可尝试在散瞳验光的基础上配戴近视过矫 -1.5~-2.5DS 的眼镜，用于刺激调节性集合。但长期配戴近视过矫眼镜有加深近视的风险。

3. 集合功能训练　注视细小物体（如笔尖）由远及近，或配戴底向外的三棱镜，训练集合功能，对集合不足型外斜视有疗效。需说明的是，集合功能训练仅能改善视近时外斜眼位，对于视远外斜并无改善作用。

4. 间歇性外斜合并高度远视　部分高度远视患儿（ > +4.0DS）会表现出小度数外斜视，这类患儿存在双眼调节功能低下以及双眼屈光性弱视，调节功能低下以及调节性集合的不足导致眼位出现小度数外斜视，对于此类患儿，应该给予远视全矫眼镜佩戴，通过佩戴眼镜，视网膜成像清晰，弱视得以治疗，调节功能及调节性集合随之改善，外斜视得以控制。如果佩戴远视足矫眼镜4~6周后眼位仍存在明显外斜，考虑手术治疗。

（二）手术治疗

1. 手术指征

（1）双眼视觉功能异常；

（2）斜视眼位时间超过眼位正位时间；

（3）斜视度数 > 15PD。

2. 手术时机　4岁以前手术会面临术后继发性内斜视及弱视的风险，建议4岁以后手术，同时根据具体情况综合分析。

3. 手术方式的选择　对于所有类型的间歇性外斜视（具体分型将在下面详述），都应选择双眼外直肌后退（双眼同等手术量），这是因为间歇性外斜视属于共同性斜视。如采用非对称性手术，例如单眼外直肌后退 + 内直肌缩短术，将导致术后出现非共同性眼球运动，当眼位转向术眼方向时，出现内斜视及复视。

4. 手术设计　间隙性外斜视根据视远与视近斜视度的不同，可分为三种类型:基本型、分开过强型(又分为真性和假性两种)、集合不足型。

(1)基本型间歇性外斜视:视远及视近斜视角一致,或相差不超过 10PD,手术设计需根据视远斜视角度来制定。

(2)分开过强型间歇性外斜视:视远斜视角 > 视近斜视角,相差超过10PD。此类型又分为真性及假性两种类型,需要用遮盖检查(patch test)来鉴别。经过遮盖检查视远及视近斜视角无明显变化,为真性分开过强;经过遮盖检查视近斜视角度增加,从而与视远斜视角度相差不大,为假性分开过强。临床上分开过强型间歇性外斜视多为假性,鉴别真性及假性分开过强对手术设计有指导意义。遮盖检查(patch test):持续遮盖一眼 30 ~ 60 分钟,然后使用三棱镜交替遮盖检查测量斜视角度,在检查过程中始终保持单眼注视。

1)假性分开过强型间歇性外斜视:视远斜视度大于视近斜视度,但经过遮盖检查后,视近斜视度增加,与视远斜视度一致或相差不超过 10PD,手术量根据视远斜视度来制定。

2)真性分开过强型间歇性外斜视:视远斜视度大于视近斜视度,即使经过遮盖检查后亦无变化。这种类型非常少见,事实上,该类型间歇性外斜视存在有高 AC/A 值,视近时给予 +3.0DS 可发现外斜度数增加,准确地说,应该称为高 AC/A 间歇性外斜视,手术应该行双眼外直肌后退术,术后高 AC/A 值仍然存在,部分患儿会出现视近时内斜,需要佩戴双光镜。手术量应根据视远斜视角与视近斜视角平均值来制定。

(3)集合不足型间歇性外斜视:如果视近斜视度大于视远斜视度,差异超过 10PD,为集合不足型间歇性外斜视,这种类型斜视通常表现为视远正位,视近出现外斜视,此时治疗首选集合训练;部分学者建议行双眼内直肌缩短术,但事实上,行内直肌缩短术并不能加强内直肌的功能,也就不能改善集合功能,反而术后容易出现视远时内斜及复视。集合不足型间歇性外斜视如果视远斜视度大于 15PD,则需考虑手术治疗。但需要指出的是,手术仅用于矫正视远时眼位,术后仍需集合训练,以期集合功能改善,视近时眼位得以维持正位。

(4)间歇性外斜视合并 V 征的处理:如果间歇性外斜视合并 V 征,同时合并有双眼下斜肌功能亢进 ++,在行水平肌肉手术的同时,需要行下斜肌部分切除术(经常行双眼手术)。如果间歇性外斜视合并 V 征,但没有下斜肌功能亢进,则将双眼外直肌向上移位 1/2 肌肉宽度(同时行双眼外直肌后退术)。需要指出的是,一些间歇性外斜视在上转位时由于肌肉控制的作用,表现出假性 V 征,此时并不需要手术处理。区别假性 V 征和真性 V 征的方法是分别在上转位、第一眼位、下转位行三棱镜交替遮盖检查,根据三棱镜交替遮盖检查结果判断 V 征为真性还是假性。

（5）间歇性外斜视合并 A 征的处理：如果 A 征为中轻度，双眼上斜肌功能轻度亢进，仅需行双眼外直肌向下移位 1/2 肌肉宽度（同时行双眼外直肌后退术）。如果 A 征非常明显，双眼上斜肌功能亢进 +++ ~ ++++，就需在外直肌移位的同时，行双眼上斜肌减弱术，但需避免行双眼上斜肌断腱术，可行上斜肌肌腱延长术（如植入 4 ~ 5mm Wright 硅胶条）。

（6）间歇性外斜视术后处理：间歇性外斜视术后短期有时会出现约 8 ~ 15PD 微小度数的内斜视，4 岁以下的孩子容易因为这种暂时性的内斜视出现弱视，因此交替遮盖一眼直至内斜视消失可以避免弱视的产生。对于大龄儿童，则需要告知术后会出现暂时性的复视。有学者建议术后短期给予佩戴三棱镜用于中和内斜视，并且此时的棱镜度不需足矫内斜，而是轻微欠矫，保留一部分内斜刺激分开性融合功能。

（7）继发性内斜视：如果术后内斜视持续超过 1 周，建议佩戴三棱镜，棱镜度为达到融合的最低棱镜度，并保留一部分内斜视刺激分开性融合功能。如果术后视远正位，视近内斜，这种情况很可能是真性分开过强型间歇性外斜视（即高 AC/A 型间歇性外斜视），需要佩戴双光镜。如果内斜视超过 6 周都还存在，并且通过保守的方法不能矫正，则考虑行 2 次手术，手术首选双眼内直肌后退，如果术前内斜度数明显同时外转功能不佳，术中需探查外直肌是否滑脱。

（8）残余性外斜视：间歇性外斜视术后出现残余性外斜视比较常见，有时会在术后数月或 1 年后才出现。残余性外斜视的手术指征同间歇性外斜视。如果初次手术外直肌后退不超过 6mm，可考虑行外直肌再后退术（双眼外直肌退 3mm 将矫正 20PD）。如果初次手术外直肌后退超过 6mm，可考虑行双眼内直肌缩短或折叠术，此时手术量应该比参考手术量减少 1 ~ 1.5mm。

二、知觉性外斜视

儿童单眼视力极差容易导致知觉性外斜视，手术的目的仅为美容性。手术设计应该是单眼手术（患眼），可选择外直肌后退 + 内直肌缩短术。

三、先天性外斜视

先天性外斜视比较少见，生后几周即可发病，常伴随一些神经性、系统性疾病，如关节弯曲、白化病、颅缝早闭等，斜视度通常 >40PD，双眼视觉极差。治疗上首先治疗斜视性弱视，6 个月大后可考虑行斜视手术，手术首选双眼外直肌后退术。

（王建勋　项道满）

第三节 麻痹性斜视

由于神经核、神经或眼外肌不同程度的麻痹,眼外肌的功能完全或部分丧失,表现出眼位偏斜,称为麻痹性斜视。

【病因】先天因素,如先天滑车神经核发育不良或上斜肌先天发育异常,导致先天性上斜肌麻痹。后天因素,如头颅外伤、血管疾病、炎症或颅内占位性病变,均可导致麻痹性斜视的出现。

【诊断】

1. 临床表现

(1) 眼球运动受限。

(2) 斜视角度变化:第二斜视角(麻痹眼注视)大于第一斜视角(健眼注视);另外,当眼球向麻痹肌作用方向运动,斜视度变大,向相反方向运动,斜视度变小。

(3) 代偿头位:通过头位的变化,使视轴避开麻痹肌的作用方向。例如,左眼外直肌麻痹,患者代偿头位为转向左侧,避免左眼外直肌的作用。

(4) 复视及视混淆。

2. 临床检查

(1) 使用同视机或三棱镜遮盖法测量9个方位的斜视角度,用于判断麻痹眼及麻痹肌。

(2) 眼球运动:包括单眼运动及双眼运动。

(3) Parks 三步法:首先确定哪只眼上斜视,哪只眼下斜视;再确定双眼右转或是左转时,垂直斜视角度增大;最后进行歪头试验,观察患者头部向右肩倾斜还是向左肩倾斜时垂直斜视度数增大。

(4) Hess 屏及红玻璃试验 均需患儿理解检查方法并配合,在儿童斜视患者中较少使用。

【治疗】确定病因,确定麻痹眼及麻痹肌肉,制定合适的手术方案。

(王建勋 项道满)

第四节 A-V 综合征

指水平位斜视当向正上方及正下方注视时,斜视度有一定的增加或者减少,由于眼球运动的轨迹类似英文字母 A、V,因此被命名为 A-V 综合征。产生 A-V 综合征的病因很多,大致与肌肉异常、解剖的缺陷、神经支配异常以及融合功能异常有关。

【诊断】

1. 临床特征　根据向上注视 25°、水平注视以及向下注视 25° 的斜视角度,分为以下类型。

（1）内斜 A 征:第一眼位内斜视,向上注视时内斜度数大于向下注视时 10$^\triangle$以上。

（2）内斜 V 征:第一眼位内斜视,向下注视时内斜度数大于向上注视时 10$^\triangle$以上。

（3）外斜 V 征:第一眼位外斜视,向上注视时外斜度数大于向下注视时 15$^\triangle$以上。

（4）外斜 A 征:第一眼位外斜视,向下注视时外斜度数大于向上注视时 15$^\triangle$以上。

2. 临床检查

（1）眼球运动:着重检查是否存在斜肌功能异常。

（2）弱视:检查斜视眼注视功能,以及是否为交替注视。如斜视眼注视不佳或非交替性斜视,则提示斜视眼存在弱视。

（3）斜视角度测量:多使用同视机测量上转 25°,水平注视以及下转 25° 的斜视角度,帮助诊断。

【治疗】

1. 手术指征　正前方或向下注视时存在明显斜视;有明显的代偿头位;明显外观不正常。

2. 对于没有合并明显斜肌功能异常的病例,通常采用水平肌肉移位手术。内直肌通常向 A、V 字母的尖端移位,外直肌通常向 A、V 字母的宽端移位。例如内斜 A 征,可以将双眼内直肌后退,同时将内直肌向上移位。

3. 对于合并有明显斜肌功能异常的病例,可以选择斜肌手术。例如合并有明显下斜肌功能亢进的外斜 V 征,可以再行外直肌后退的同时,进行下斜肌减弱术。

（王建勋）

第五节　眼球后退综合征

【病因】本征是一种先天性眼球运动障碍性疾病,但确切病因不明,无论何类型均不能用单一原因来解释。

【诊断】

（一）临床表现

Duane 综合征有 3 个主要体征，即患眼外转障碍、内转时眼球后退并睑裂缩小。亦有眼球后退同时有内转障碍者，亦有轻度外转障碍者，亦有内转时垂直偏斜者。主要临床表现为眼球偏斜、眼球运动障碍和并发症等。视功能障碍一般不严重。

1. 视功能　绝大多数患者视力良好，不论在第一眼位或采取异常头位均有良好的双眼单视。有 10%～20% 的患者有不同程度的弱视，且 2/3 为屈光参差性弱视，另有 7% 左右为斜视性弱视。仅少数患者主诉复视。

2. 眼位偏斜　第一眼位可为正位、内斜或外斜。一般内斜最多见。当垂直注视时，单眼患者伴有 A、V 和 X 征者大部分为 V 征。

3. 眼球运动异常　典型的 Duane 后退综合征表现为外转明显受限或完全不能外转；内转时有不同程度的急速上转和（或）下转。外转时几乎都有睑裂增宽，但也有以外转正常而内转受限为主的变异类型（Ⅱ型）。

4. 睑裂缩窄及眼球后退　睑裂变化是眼球后退综合征的特点之一，睑裂变窄可表现为上下睑的变化。当患眼内转时眼球后退是本综合征的另一特点。患眼外转时眼球复位，睑裂开大。

5. 代偿头位　几乎全部内斜或外斜的眼球后退综合征患者有代偿头位。

6. 临床分类　目前在临床上广泛应用的分类方式是 1974 年 Huber 提出的，共分为 3 型，主要特征是：

Ⅰ型：外转明显受限或完全不能外转；内转正常或轻度受限；内转时眼球后退，睑裂变小。试图外转时睑裂变大。

Ⅱ型：内转受限或完全不能内转；外转正常或轻度受限。试图内转时，眼球后退睑裂变小。患眼通常是外斜视。

Ⅲ型：内转外转均受限或完全不能水平转动。试图内转时眼球后退，睑裂变小。

3 种类型的眼球后退综合征中，最常见的是Ⅰ型，若不存在代偿头位，则存在斜视，内斜视居多，斜视度往往很小；其次是Ⅲ型，原在位正位居多，或者存在外斜视；Ⅱ型最少见，原在位上外斜视居多。

（二）临床检查

1. 常规检查视力，外眼、眼底和单、双眼运动。

2. 1% 阿托品散瞳验光，以矫正屈光不正如有弱视者则先行弱视治疗。

3. 三棱镜加遮盖法测量斜视角，并检查代偿头位偏斜的角度。

4. 同视机检查，立体视检查。Bagolini 线状镜检查，再结合眼位确定视网膜对应正常与否。

5. 牵拉试验。

6. EMG 检查。

（三）诊断标准

诊断要点有以下 7 点：

1. 眼位偏斜　观察第一眼位有无内斜视、内隐斜视、外斜视和外隐斜视。内转时有无上下偏斜现象。

2. 眼球运动异常　内转或外转时有无障碍，其受限程度如何。

3. 眼球后退　用眼球突出计检查第一眼位、内转位及外转位时眼球突出度，如内转与外转时眼球突出度相差大于 2mm 应怀疑本征。

4. 睑裂状态　内转时睑裂缩小，外转时睑裂开大，如二者睑裂高度或与另眼比较相差大于 2mm 应考虑本征。

5. 单眼患病时应与健眼进行比较。

6. 牵拉试验　可以证实解剖异常（如纤维化），必要时手术中证实。

7. EMG 检查　是否为神经支配异常。有些病例临床分型与 EMG 分型不相吻合，但以 EMG 分型为依据。此外，应用 EMG 检查可以证实 Duane 综合征并 A、V 及 X 现象的神经支配情况。

【治疗】首先应矫正屈光不正和治疗弱视，以提高患儿的视力和恢复双眼单视功能。矫正第一眼位的眼位偏斜，以改善代偿头位。另外，还应尽可能减轻内转时的眼球后退和睑裂缩小及垂直偏斜。

1. 手术指征

（1）正前方注视时有斜视；

（2）有明显代偿头位；

（3）内转时有上或下转现象，或明显的内转时眼球后退，睑裂缩小影响外观。

2. 手术原则

（1）对第一眼位无异常的病例：原则上不手术，仅对内转时眼球后退、睑裂缩小，眼球上下偏斜明显者行外直肌后退。

（2）对内斜视的病例：行内直肌后退最多 6mm，如牵拉试验阳性则后退量要保守。如术后还欠矫，则可把上下直肌移植到外直肌处或行 Jensen 术，但不应与内直肌后退同时进行。禁忌外直肌前徙，因其可加重眼球后退及睑裂缩小。眼球后退显著者可行外直肌后退。

（3）对外斜视病例：行外直肌后退 10～12mm，如欠矫，则行内直肌前徙。因为外直肌无外转作用，所以虽然后退量大也不会过矫，此时应注意不要累及下斜肌。

（4）对内转时的眼球后退和睑裂缩小及垂直偏斜的矫正：行外直肌后退

10～20mm,内转时上斜明显者行内直肌后退或下移5mm,使内直肌有向下牵引的作用,以矫正内转时的向上偏斜。近年来肌电图证明,患眼内转时的上转或下转现象是由于内直肌与外直肌之间存在异常神经支配。根据这一机制,许多学者介绍限制眼球上转和下转的术式,包括:①后退两条水平肌到赤道部;②于眼球赤道后固定外直肌;③外直肌Y形劈开移位术。

(梁斗立)

第六节　分离性垂直偏斜(DVD)

【病因】DVD目前被普遍认为是一种由核上性神经功能异常所致的疾病,其发病较早,临床表现特殊,具体病因仍不清楚。

【诊断】

(一)临床表现

1. 症状　患儿多无明显自觉症状,由于双眼视力较好,具有一定的双眼视功能,为保持良好的双眼单视,患儿往往需要过多使用集合控制非主眼的上斜,因此出现视物不能持久,眼眶疼等眼肌疲劳症状。用红玻璃片检查时可引出复视,此时无论何眼注视,所看见的红像总是位于白像下方,用三棱镜可测得垂直斜视度。

2. 视力　多数双眼视力良好,但也有视力减退者。视力减退的原因多为隐性眼球震颤所致,其次为弱视或器质性病变或高度屈光不正等。而DVD合并弱视者,多为注视不良性或斜视性。

3. 眼位　当双眼交替遮盖时,遮盖眼均上斜,上斜的方向及程度可不一致,有时呈外上斜,有时呈内上斜,因固视眼的不同,偏斜的方向也可发生改变。去除遮盖后,该眼即快速向下并内旋震颤样转回眼位。非注视眼总是处于高位,为本病的突出特点。当疲劳或注意力不集中时,一眼可以自发性上斜。同时遮盖双眼时,则不发生上斜。由于检查时眼位分离的程度不一,上斜的程度常不恒定,因此在测定斜视角时,只能得出一个大概的数字。

4. 双眼视功能　患儿可以有一定程度的双眼视功能。但由于DVD的眼位变化不定,检查视网膜对应的方法不同,结果往往不一致。在不伴有水平斜视的DVD患儿,当控制正位时属正常网膜对应,当双眼融合破坏(如视疲劳,或用同视机交替亮灭检查)时,出现一眼上斜,则表现为单眼机动性抑制,此时若用同视机检查,为垂直异常对应,但用Bagolini线状镜或后像法检查,可为正常对应。故可考虑为双重视网膜对应。

5. DVD合并隐性眼球震颤　常合并隐性眼球震颤,用眼震电图检查,当遮盖一眼时,在被遮盖眼出现上斜的同时,双眼发生水平位跳动性震颤,快相向非遮盖眼侧。临床上有 3 种情况:①单纯水平性跳动性眼震。②显性隐性眼球震颤:即双眼开放注视时,存在眼球震颤,当遮盖一眼时,非遮盖眼振幅变大。③旋转性眼球震颤:即被遮盖眼呈现外旋震颤样向外上方飘逸,当除去遮盖时则呈现内旋震颤样向内下方回到原眼位,此种旋转性眼球震颤多见于伴有外斜视的 DVD 患儿。

6. 眼球运动 可表现为下列 3 种情况:①单眼遮盖时的眼球运动:遮盖一眼时,被遮盖眼慢慢一边向外旋转,一边上转,此时有隐性眼震者,可见到向固视侧发生眼球震颤,移遮另一眼时,则已上转的眼,慢慢一边向内旋转,一边下转成为固视眼;当上转眼开始成为固视眼时,另眼即开始上转运动。观察此种运动可用同视机交替亮灯或灭灯视标法或云雾法(用 +20D 凸透镜);② Bielschowsky 现象:于注视眼前加不同密度的中性滤光镜以减弱光源照度,当遮盖眼前的滤光镜密度增加时,对侧眼即由上转位置下降,甚至变成下斜;若增加固视眼前暗镜片的亮度,则下转眼再次上转,这种现象称 Bielschowsky 现象。部分患儿 Bielschowsky 征阳性,尤其在暗室内更易引出。③向侧方注视时出现的异常运动:向侧方注视时,一眼内转时变上斜,外转时变下斜;或一眼内转时变下斜,外转时变上斜,此种现象多数出现在视力不好的眼。

7. 合并水平性斜视 DVD 可与任何类型的斜视同时存在,临床可见合并下列几种斜视:①先天性内斜视,较多见,约有 70% ~ 90% 先天性内斜视伴有DVD;②交替性外斜视,早期不易发现伴有 DVD,但手术后数月开始出现;③间歇性外斜合并调节性内斜视;④内斜视与外斜视共存。后二者统称为反向斜视,即在同一病例,眼位有时呈内斜,有时呈外斜,或右眼注视时,左眼内斜;左眼注视时,右眼外斜的特异现象。⑤ Helveston 综合征:Helveston 综合征为外斜 A 征、上斜肌功能亢进和 DVD 共同组成的一组眼肌运动的三联症,临床上比较少见。病因不清,外斜 A 征、DVD、双上斜肌功能亢进三者之间的关系也不清楚。Helveston 将双上斜肌功能亢进分为 4 级:1 级:刚刚能观察到上斜肌功能增强。2 级:能明确判断存在上斜肌功能增强。3 级:上斜肌功能明显增强。4 级:在上斜肌功能位时,下睑几乎全部遮挡角膜。本征多数有弱视,由于常伴眼球震颤,弱视治疗的效果较差。

(二)临床检查

1. 常规检查远近视力、屈光状态。判断有无屈光不正及弱视。

2. 角膜映光、眼球运动、三棱镜检查、同视机检查。判断、测定斜视度及双眼视觉情况。

3. 注视性质检查,Bagalini 线状镜检查、立体视觉检查。

4. 眼底照相。判断旋转斜视度。

（三）诊断标准

向远处（5m以上）注视,遮盖一眼时,被遮盖眼上飘,伴有外旋、外转,去遮盖后又缓慢回落;同时与上斜肌及下直肌麻痹相鉴别。立体视检查（Titmus立体图）:黄斑中心凹立体视≤60″,黄斑立体视>60″且≤200″,周边立体视>200″且≤3000″,未检出>3000″。注视特点规定为:立体视≤60″为双眼注视;立体视>60″为单眼注视。

【治疗】

（一）非术治疗

双眼视功能训练,戴三棱镜矫正,压抑疗法配镜治疗,对合并有屈光不正或弱视者均应矫正治疗。

（二）手术治疗

目前多数人主张手术治疗,由于DVD临床表现复杂,没有固定的手术模式,需灵活选择符合具体病情的相应术式。但应遵循如下原则:

1. 上斜程度轻,无碍外观者,则不需手术治疗。

2. 双眼上斜程度无差异者,则可同时行双眼上直肌等量减弱或下直肌等量加强。

3. 双眼上斜程度有差异且双眼视力良好者,可先行上斜程度较重眼的手术,观察一段时间后,再做另眼手术,手术量应有不同。

4. 双眼上斜程度有差异合并一眼Bielschowsky现象者,如内转时出现明显上斜者,做下斜肌部分切除或后退,内转时出现下斜者,行上斜肌断腱或后退,然后观察一段时间,再根据上斜程度做上下直肌手术。

5. 合并其他斜视者,则先矫正明显的斜视,后做定量容易的肌肉。如水平斜视明显者。先矫正水平斜视,但DVD合并先天性内斜或婴幼儿内斜者、手术量要比一般内斜保守一些,以免发生过矫;DVD合并外斜者,若先矫正外斜,DVD会更明显,因此可同时矫正,外斜矫正量应多一些。对于DVD合并内、外斜视者,外斜手术量应为斜视角的1/2。如上斜视与水平位斜视程度相同时,先矫正上斜视,后做定量容易的水平斜视。如需做斜肌手术,应先做斜肌,后做上下直肌。

6. Helveston综合征的手术,应根据DVD、A型斜视和斜肌亢进的明显程度按顺序进行手术。

（梁斗立）

第七节　固定性斜视

【病因】确切病因不明，可能与先天发育或外伤导致神经麻痹继发眼外肌的改变有关。

【诊断】

一、临床表现

（一）先天性固定性斜视。

临床表现有以下 7 点：

1. 多为内斜，外斜少见；

2. 发病年龄较小，多为双眼；

3. 眼位在所有方向均明显内斜，双眼一直处于内转位置；

4. 眼球不能外转，强行向外牵拉，眼球也不能达中线，一般无垂直运动受限；

5. 牵拉试验强阳性；

6. 术中可见受累眼外肌挛缩并呈纤维条索状；

7. EMG 检查显示眼球内转时内直肌无放电现象或仅有微弱放电。

（二）后天性固定性斜视

临床表现有以下 7 点：

1. 多见于年龄在 40 岁以后的成年人的进行性斜视；

2. 内斜视多见，外斜视、上斜视及下斜视罕见；

3. 多见于单眼或双眼视力不良者与高度近视的关系密切，个别病例有外伤史；

4. 眼位在各方向均明显内斜，强行牵拉外转可达中线或稍过中线；

5. 牵拉试验阳性；

6. 术中可见内直肌异常挛缩；

7. EMG 检查显示眼球内转时内直肌可有不同程度的放电现象。

二、临床检查

1. 视力、屈光及眼底常规检查。

2. 重点检查眼球运动、眼位、弧形视野计、三棱镜及牵拉试验。

3. 眼外肌肌电图（EMG）检查。

三、诊断标准

1. 患眼斜视，固定不能转动。

2. 牵拉试验时阳性。

3. 拮抗肌及其周围组织挛缩,麻痹肌菲薄无张力。

4. 病理检查可见拮抗肌纤维化。

5. 其水平斜视角多大于 45°,垂直斜视角多大于 25°。

【治疗】固定性斜视主要为手术矫正。目的是解除挛缩和纤维化肌肉的牵引,使眼球恢复正位。但由于挛缩肌的直接拮抗肌肌力较弱,常需加强才能获得较好效果。

手术方法有如下 5 种:

1. 肌肉完全断腱并结膜后退术。

2. 肌肉断腱加直接拮抗肌前徙术。

3. 眶缘固定术　本法是对上述 2 种术式的补充手术。对一些斜度较大的固定性斜视患者,虽然做了挛缩肌肉的完全断腱、结膜后退和拮抗肌的加强术,但仍不能使眼球正位者,可行眶缘固定术。

4. 阔筋膜移植矫正术　即根据应用阔筋膜矫正上睑下垂的原理,用于矫正固定性内斜视。

5. Jensen 术　可将 Jensen 直肌联结术应用于固定性外斜视矫正。

（梁斗立）

第八节　上斜肌腱鞘综合征(Brown 综合征)

【病因】本病是一种综合病征,确切原因尚不清楚,关于上斜肌腱鞘的存在与否以往一直有争议,有作者解剖了 30 个成人眼眶,证实了上斜肌腱鞘的存在,它是由提上睑肌和上直肌的筋膜以及其间的肌间隔组成,上斜肌筋膜和 Tenon 囊部分纤维也参与组成此纤维性鞘膜,在此纤维鞘膜内衬有腱滑液鞘,因此无论先天发育缺陷,后天性炎症或外伤等因素均可影响上斜肌的功能,引起本病。

【诊断】

一、临床表现

(一) 分类

1. 先天性上斜肌腱鞘综合征(congenital superior oblique tendon sheath syndrome)　指由于先天性腱鞘缩短并肌腱肥厚影响滑车处的正常活动,或因下斜肌有异常的节制韧带等解剖发育异常所致的眼球内转位时上转受限。此类眼球运动异常是恒定性的,且不可能自愈,故称为真性 Brown 综合征。

2. 后天性上斜肌腱鞘综合征（acquired superior oblique tendon sheath syndrome） 又称获得性 Brown 综合征。指由于外伤、炎症或手术所致的上斜肌腱鞘局部肿胀、肥厚、腱鞘收缩或类似狭窄性腱鞘炎而引起的眼球内转位时上转受限。此类眼球运动异常，部分病例可自行缓解而症状消失，故将这一类病例称为间歇性 Brown 综合征或假性 Brown 综合征。

（二）临床分级

Eustis 依据 Brown 综合征的临床特点，规定了 Brown 综合征严重程度的分级标准：

1. 轻度 仅有在眼球内转时上转受限，不伴有下斜视及在内转时不伴有下斜视；

2. 中度 内转时上转受限，在内转时伴下斜视，但第一眼位无下斜视；

3. 重度 内转时上转受限，第一眼位及内转时均有明显下斜视。

二、检查

1. 在作双眼或单眼运动试验时，患眼内转位时上转受限程度相同，试图在内转位时作向上牵拉试验有限制。

2. 患眼内转位时表现下斜。

3. 患眼于第一眼位及外转位时，上转正常或接近正常。健眼在第一眼位时可表现为上斜。

4. 无同侧上斜肌过强。

5. 向上注视时出现 V 型外斜。

6. 在第一眼位或向下注视或外转位常无复视，但患者可出现头位异常或保持头位正位，并在第一眼位患眼下斜。

7. 在患眼内转时引出复视。

8. 眼外肌 EMG 检查，下斜肌正常。

三、诊断标准

1. 患眼内转位时不能上转，但在第一眼位或外转位时上转正常。

2. 患眼在内转位时向上作牵拉试验阳性。

3. 患眼内转位时下斜视。

4. 肌电图检查下斜肌正常。

【治疗】如在第一眼位时为正位，并有双眼单视功能，无明显代偿头位，则无需手术，如患眼于第一眼位时呈下斜视，有明显代偿头位存在，影响美容，则可考虑手术治疗，以恢复第一眼位时的双眼视。以往手术曾将上斜肌腱鞘与肌腱剥离，术后早期效果较好，但可复发，目前主张采用上斜肌完全断腱术或上斜肌腱部分切除术,可取得良好效果,如术后发生上斜肌麻痹现象,则可行对侧下直肌后徙或同侧下斜肌切除术,效果满意,为防止继发性上斜肌麻痹,Parks 主张做上斜肌后徙术,杨景存主张手术应尽量做在异常的眼外肌和筋膜上,一般不要对正常肌肉手术,刘家琦主张手术时不仅去除异常的上斜肌腱鞘,同时还将眼球固定在内上位置 1 周(过矫位)以防止复发,也可在术后短期内经常作向内上的牵拉训练以扯断新生的瘢痕粘连。

(贾洪娟　项道满)

第九节　广泛先天性眼外肌纤维化

【病因】是一种先天性肌肉、筋膜发育异常性疾病。以正常肌肉组织被纤维组织代替为特征。但真正病因尚不清楚。

【诊断】先天性眼外肌纤维化的三种类型已被描述。1 型先天性眼外肌纤维化者,出生时有双侧上睑下垂,双眼固定在向下注视的位置、上转不能及异常的水平注视。2 型先天性眼外肌纤维化者,出生时有双侧上睑下垂和外斜。3 型先天性眼外肌纤维化者表现多样,但垂直运动异常较水平异常更明显。

（一）临床表现

1. 先天发病,有阳性家庭史。

2. 为常染色体显性遗传,个别为散发病例,病情无进展及缓解。

3. 眼球不能上转和下转,不能水平转动或稍有水平转动。

4. 上睑下垂。

5. 无 Bell 现象。

6. 双眼固定在向下注视的位置,位于水平线下 20°～30°。

7. 下颌上举,头后倾。

8. 球结膜无弹性并变脆。

9. 眼外肌、眼球筋膜与眼球之间有粘连。节制韧带肥厚,肌肉融合,眼外肌附着点可有严重异常,如后退、偏移、分支、足板形附着等。

10. 常患弱视。

11. 牵拉试验时向各方向牵拉眼球均不能转动。

（二）临床检查

1. 检查双眼视力及矫正视力,判断有无屈光不正及弱视。

2. 眼位检查,有无 Bell 现象。

3. 眼球运动检查,眼球不能上转和下转,不能水平转动或稍有水平转动。

4. 被动牵拉试验阳性,牵拉眼向各方向转动时均有抗力感,向内上方转的抗力尤为明显。

（三）诊断标准

1. 先天发病,有家族史。

2. 固定性斜视,眼球不能上转和下转,不能水平转动或稍有水平转动。上睑下垂。

3. 被动牵拉试验阳性。

4. 眼外肌病理检查结果。

【治疗】应采用手术治疗,首先对存在明显下斜视者,可行下直肌后徙或断腱。但下斜眼的上转可使上睑下垂明显。上睑下垂的矫正应作为第二步手术考虑,需行额肌瓣悬吊术。因这些患者常无 Bell 现象,上睑下垂术后可发生角膜干燥,因此需要重视角膜的保护。

（郭 峥 项道满）

第十节 集合与分开异常

双眼聚散运动是指双眼同时向内转或向外转,调整双眼视线夹角以对准要注视的物体。双眼内转称为集合,双眼外转称为分开。

集合与分开异常属于非斜视性双眼视异常,由于集合或分开异常导致视远或视近出现较明显的隐斜,通过融像性聚散功能可维持双眼正位或在大多数时间内维持正位,但由于隐斜和聚散功能之间的不协调而出现一系列的症状。

根据视远和视近的隐斜度,可将本类疾病分为以下 6 型:

1. 集合不足 视近较大外隐斜,显著大于视远。

2. 集合过度 视近较大内隐斜,显著大于视远。

3. 分开不足 视远较大内隐斜,显著大于视近。

4. 分开过度 视远较大外隐斜,显著大于视近。

5. 基本型外隐斜 视远视近均为较大外隐斜,隐斜度基本相等。

6. 基本型内隐斜 视远视近均为较大内隐斜,隐斜度基本相等。

一、集合不足

【病因】

1. 解剖因素 瞳距过宽可使集合困难。

2. 延迟发育 集合功能与后天的学习和训练有关。

3. 调节因素影响 调节和集合联动,当调节使用不足,如小儿未矫正的近视眼,可能导致集合不足。

4. 全身性疾病、疲劳或精神病态。

5. 内直肌麻痹或减弱。

6. 继发性:由于分开过度继发集合不足。

【诊断】

1. 临床表现 头痛、视疲劳、模糊、复视,主要在视近时发生。经常注意力分散、瞌睡,甚至因为视疲劳症状而放弃视近。遮盖一眼症状消失。程度轻的可表现为早上和上午症状不明显,下午和晚上才明显。

2. 临床检查

(1) 隐斜度:常用 Risley 棱镜法和阶梯三棱镜法。由于 Risley 棱镜需要在综合验光仪上进行,且是主观的检查方法,对于年龄较小的小儿并不适用,可用阶梯三棱镜进行检查。如果年龄较大、理解和接受能力较强,可在综合验光仪上进行测量,则用 Risley 棱镜测出的结果更为精确。上述检查也可在同视机上进行。后不赘述。

多数集合不足视远视近均为外隐斜,视近的隐斜度显著大于视远。约20% 表现为视近间歇性外斜视。

(2) AC/A:AC/A 是调节性集合与调节的比例,检查方法有计算法和梯度法。集合不足的 AC/A 明显降低。

(3) 集合近点(NPC)后移。

(4) 聚散度:视近融像性集合储备(即 BO 聚散度)通常不足代偿外隐斜度。

【治疗】

1. 病因治疗 可以找到病因的,如全身病,或内直肌麻痹等,处理病因。

2. 充分矫正屈光不正。

3. 视觉训练 包括集合近点训练和融像性集合的训练,效果较好。

4. 棱镜 不是很好的选择,可能导致视远变为内隐斜,对于不愿或无法进行视功能训练的,可考虑配视近的棱镜。

二、集合过度

【病因】

1. 调节过度伴随集合过度:常见于未矫正的远视眼。

2. 集合痉挛,多合并调节痉挛和瞳孔缩小。

3. 继发性 由于分开不足继发集合过度。

【诊断】

1. 临床表现 复视、头痛、视疲劳,几乎只发生在视近时。年龄很小的患儿因为不需要大量视近,可能没有症状。

2. 临床检查

（1）隐斜度：视远时正位或轻度内隐斜，视近明显内隐斜或内斜视。注意此类患者在视近时倾向使用较小的调节，使检查的隐斜度可能会比真实的小得多，因此在检查时要注意选择尽可能小的视标，让患者认真看并保持视标清晰，以减少测量误差。

（2）AC/A：明显增高。

（3）聚散度：视近 BI 的聚散度通常不能代偿内隐斜。

（4）调节反应：MEM 检查调节滞后明显。

【治疗】

1. 病因治疗。

2. 充分矫正屈光不正，尤其是远视眼；视近需要更多的正镜，双光镜或渐进镜是好的选择，但要注意教导小儿正确使用。

3. 视觉训练　比较困难。

4. 棱镜　BO 棱镜视近时使用。

三、分开不足

【病因】很少见，病因不清，可能与外直肌局部麻醉有关。

【诊断】

1. 临床表现　症状通常与视远相关，例如看电视等。最多见的症状是复视，其他症状包括头痛、眼胀、模糊、头晕等，在疲劳的时候，上述症状更为明显。

2. 临床检查

（1）隐斜度：视远明显内隐斜，可能出现间歇性内斜视；视近内隐斜明显减少甚至正位。

（2）AC/A：降低。

（3）聚散度：视远时 BI 聚散度不足。

【治疗】

1. 充分矫正屈光不正，尤其是远视眼。

2. 棱镜，如 BO 棱镜可改善症状。

3. 视觉训练，但效果不佳。

四、分开过度

【病因】病因不清，可能与屈光不正有关，或继发于集合不足。

【诊断】

1. 临床表现　主要症状是复视，其他的症状包括视疲劳和畏光等，只在视远时出现症状，可有广场恐惧症和不喜欢参加群体活动。视近没有症状。

有时视远会显现出间歇性外斜视,并以此为主诉。

2. 检查

(1)隐斜度:视远明显外隐斜,显著大于视近,甚至视远间歇性外斜视。

(2)AC/A:稍高,也可以很高。

(3)聚散度:视远 BO 聚散度可在正常范围内,但由于外隐斜度太大,达不到 Sheard 准则。

【治疗】

1. 充分矫正屈光不正。

2. 视觉训练　视远融像性集合功能训练,有效果,但比视近的视觉训练困难。

3. 过矫负镜　由于高 AC/A,通过过矫负镜增加调节以减少外隐斜的角度;也可配视远过矫负镜,视近不过矫的双光镜。

4. 棱镜　根据患儿实际情况可考虑加视远 BI 棱镜。

五、基本型外隐斜

【诊断】

1. 临床表现　可能出现模糊、视疲劳、头痛和复视,视远视近均会出现。

2. 检查

(1)隐斜度:视远和视近均为外隐斜,通常差别≤5$^\triangle$;隐斜的量通常比较大,可以达到 10$^\triangle$ ~ 15$^\triangle$,甚至更大,可能伴有间歇性外斜视。

(2)AC/A:比值正常。

(3)聚散度:BO 聚散度下降不明显,通常在正常范围内或接近正常范围,但由于外隐斜量大,不足以代偿。

【治疗】

1. 充分矫正屈光不正。

2. 视觉训练　增大融像性集合范围,效果好。

3. 棱镜　配 BI 棱镜,由于视远视近的隐斜度接近,棱镜的效果好。

4. 过矫负镜　通过增大调节减少外隐斜角度,有报道此方法有效。

5. 手术　外隐斜角度大的可考虑手术正位。

六、基本型内隐斜

【诊断】

1. 临床表现　常见的症状有视疲劳、模糊、头痛和复视等;症状与用眼需求有关,经常要看远的,会觉得看远时眼睛不舒服,经常要看近的,会觉得看近时眼睛不舒服。

2. 检查

(1) 隐斜度:视远视近均为内隐斜,通常差别≤5$^{\triangle}$。

(2) AC/A:比值正常。

(3) 聚散度:视远及视近的 BI 聚散度均减小。

(4) 调节反应:通常调节滞后明显。

【治疗】

1. 充分矫正屈光不正 屈光状态多为远视眼,须充分矫正。

2. 棱镜 视远视近的隐斜度接近,棱镜效果好。

3. 视觉训练 训练融像性分开的量,但比融像性集合的训练难度大。

4. 手术 隐斜角度大的可考虑手术,非首选。

(郑德慧 项道满)

第十一节 弱 视

【病因】

1. 斜视性弱视 患者有斜视或曾有斜视,形成单眼弱视,多由单眼恒定性斜视引起。

2. 屈光参差性弱视 双眼远视性球镜屈光度相差≥1.50D,或柱镜屈光度数相差≥1.00D,屈光度数较高眼形成的弱视。

3. 屈光不正性弱视 为双眼性弱视,多发生于未配戴过矫正眼镜的高度屈光不正患者(远视≥5.0D,散光≥2.0D,可增加弱视的危险性),双眼视力相等或接近。

4. 形觉剥夺性弱视 由于屈光间质混浊、上睑下垂完全(或不完全)遮挡瞳孔、不适当遮盖等形觉剥夺因素引起的弱视。

【诊断】

(一) 临床表现

1. 有原发病 有斜视、屈光不正、角膜病、先天性白内障、先天性青光眼等原发疾病。

2. 视力低于正常。

3. 拥挤现象(crowding phenomenon) 弱视眼对单个字体的识别能力比对同样大小但排列成行的字体的识别力要高得多。因此在检查及治疗追踪病例时,只有用排列成行的字体检查,用单个字体检查不能反映弱视的真实情况。

(二) 临床检查

1. 屈光检查 6 岁以及 6 岁以下在阿托品眼药水或眼膏睫状肌麻痹下做

211

检查,6 岁以上托品卡胺眼药水或环戊通眼药水睫状肌麻痹下检查。

2. 眼底检查　极为重要,首先要除外引起视力低下的眼底病。如果眼底正常而患儿又病变或斜视,则诊断发育性弱视很可能是正确的。

3. VEP、ERG 等检查　用于排除其他疾病。

4. 视力检查

(1) 3 岁以下儿童:可用视动性眼震、选择性观看、点状视力仪、栅条视力卡及图形视力表。检查婴幼儿视力的装置,可用临床估计法衡量婴幼儿的视力。可先后交替遮盖患者的一只眼,观察和比较患儿的反应。如果遮盖某一眼时,患儿极力反抗,则打开的一只眼的视力可能低下。如果在遮盖任何一只眼时,患儿都反抗,则本检查不说明问题。还可盖一眼,将各种大小的玩具放在另一眼前,根据患儿的单眼注视和追随运动来估计患儿的视力。再检查双眼注视形式:交替遮挡一只眼,同时观察另一眼是否移动,如果患儿有偏向一眼注视或根本为单眼注视者则应高度怀疑患儿有弱视。

(2) 3 岁以上的儿童就可以使用 E 字视力表查视力。

(三) 诊断标准

1. 婴幼儿视力评估指标及弱视诊断标准(援引自 2012 年美国眼科临床指南)

表 15-11-1　婴幼儿视力评估指标及弱视诊断标准

弱视类型	评估指标	判断标准
单眼弱视	单眼遮盖试验	抗拒反应不对称
	注视反应	不能注视或者不能持续注视
	选择性观看	相差≥2 个倍频
	最佳矫正视力	相差≥2 行
双眼弱视	最佳矫正视力	年龄≤3 岁,单眼或双眼视力低于 0.4

2. 4 岁以上儿童

(1) 视力评估指标:3~5 岁儿童的视力正常值下限为 0.5(标准对数视力表 4.7);6 岁及以上儿童的视力正常值下限为 0.7。

(2) 弱视诊断标准:参照同龄儿童正常值,以最佳裸眼视力对照正常值做判断依据。

1) 轻、中度弱视:最佳矫正视力低于相应年龄的视力正常值下限,且≥0.2。

2) 重度弱视:最佳矫正视力<0.2。

【治疗】治疗原则:一旦确诊弱视,应立即治疗。针对弱视类型首先去除病因,包括矫正屈光不正,早期治疗先天性白内障或上睑下垂等。在此基础上进行常规遮盖优势眼,光学或药物压抑优势眼等治疗。

（一）治疗原发病

合理矫正屈光不正,及时治疗斜视,尽早消除导致形觉剥夺的疾病,如先天性白内障、重度上睑下垂等。

（二）遮盖治疗

常规遮盖法是治疗弱视的主要和最有效的办法。

（三）精细目力训练等弱视治疗方法

如描画、刺绣、穿珠子、穿针等弱视物理治疗等视力训练方法,促进视力的提高。

（四）光学药物压抑疗法（penalization）

本法的原理是用过矫或欠矫镜片以及每日给健眼滴阿托品以压抑其功能,弱视眼则戴正常矫正镜片看远或戴过矫镜片以利看近。

（五）药物治疗

左旋多巴（L-Dopa）口服和胞磷胆碱（Citicoline）等,运用时注意适应证和副作用。

（六）预后

先天性白内障所致的剥夺性弱视预后最差。屈光不正性及斜视性弱视预较好。

（七）弱视治疗疗效评价标准（国际标准视力表）。

1. 痊愈　经过三年随访,最佳矫正视力保持在相应年龄段视力正常水平。
2. 基本痊愈　矫正视力提高到相应年龄段视力正常水平。
3. 有效　视力提高但尚未达到相应年龄段视力正常水平。
4. 无效　视力退步或不变。

（项道满 乔 彤）

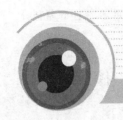

第十六章　屈光不正

第一节　近视眼

【病因】近视眼的确切发病机制尚不清楚,其病因主要与遗传因素和多种环境因素密切相关。

【诊断】

（一）临床表现

1. 视力障碍　远视力降低,但近视力可正常。

2. 视疲劳　低度的单纯性近视由于视近所用调节较少,很少引起视疲劳。中高度近视如不戴镜,可能因视近时调节和集合不协调而引起视疲劳症状。

3. 眼位偏斜　由于视近时所用调节减少,导致集合功能减退,易引起视近的外隐斜或外斜视。但有资料显示近视眼合并视近内隐斜的也不少,约占近视眼的 1/4 ~ 1/3。

4. 眼球改变　高度近视眼多属于轴性近视,眼球前后轴伸长,其伸长几乎限于后极部。故常表现为眼球较突出,前房较深,瞳孔大而反射较迟钝。

5. 玻璃体液化、混浊、后脱离。

6. 眼底改变　低度近视眼眼底变化不明显,高度近视眼,因眼轴的过度伸长,可引起眼底的退行性改变。如:

（1）豹纹状眼底:视网膜的血管离开视盘后即变细变直,同时由于脉络膜毛细血管伸长,可影响视网膜色素上皮层的营养,以致浅层色素消失,而使脉络膜血管外露,形成似豹纹状的眼底。

（2）近视弧形斑:视盘周围的脉络膜在巩膜伸张力量的牵引下,从乳头颞侧脱开,使其后面的巩膜暴露,形成白色的弧形斑。如眼球后极部继续扩展延伸,则脉络膜的脱开逐步由乳头颞侧伸展至视盘四周,终于形成环状斑。此斑内可见不规则的色素和硬化的脉络膜血管。

（3）黄斑部白色萎缩斑或 Foster-Fuchs 斑:黄斑部可发生形成不规则的、单独或融合的白色萎缩斑,有时可见出血。此外,在黄斑部附近偶见有变性病灶,表现为一个黑色环状区,较视盘略小,边界清楚,边缘可看到小的圆形出血,称为 Foster-Fuchs 斑。

（4）后巩膜葡萄肿。

（5）周边部视网膜格子样变性、囊样变性、视网膜裂孔。

7. 屈光状态为近视性屈光状态。

（二）临床检查

1. 检查双眼裸眼远近视力。

2. 检查双眼屈光状态　确定近视的度数、确定有无伴随散光、屈光参差和弱视。青春期及之前的小儿由于调节功能较强,验光建议使用睫状肌麻痹剂。

3. 检查双眼眼位　判断有无伴随隐斜或斜视。

4. 裂隙灯及眼底检查　排除引起视力下降的屈光介质病变及眼底病变。

5. A 超或 IOL-Master 测量　判断有无眼轴变长,巩膜后葡萄肿。

（三）诊断标准

根据屈光检查结果可以确诊,注意排除由睫状肌过度收缩引起的调节痉挛所造成的假性近视,进行睫状肌麻痹下验光即可鉴别。

【治疗】

（一）框架眼镜

是目前矫正近视眼的主要方法。配镜原则是选择使患者达到正常视力的最低度数的镜片;中高度近视初次配镜可考虑分次矫正;外隐斜应足度矫正而内隐斜可低度矫正;框架眼镜可分为单光镜、双光镜和青少年渐进镜。

（二）角膜接触镜

具有成像放大率较小、视野较大等优点,特别适用于高度近视、屈光参差较大等情况。分普通软镜、RGP 镜和角膜矫形镜（OK 镜）,RGP 镜和 OK 镜对近视眼发展有一定延缓作用。

（三）屈光手术

1. 角膜屈光手术　准分子激光手术包括准分子激光角膜表面切削术（PRK）、准分子激光原位角膜磨镶术（LASIK）和准分子激光上皮下角膜磨镶术（LASEK）,其中以 LASIK 占主导地位,可进行个性化切削减少像差,提高视觉质量;角膜基质环植入术（ICR）也用于矫正近视眼。

2. 晶状体性屈光手术　包括透明晶状联合人工晶状体植入术和有晶状体眼人工晶状体植入术,主要用于高度近视的矫正。

3. 巩膜屈光手术　后巩膜加固术适用于高度近视发展的初期,有望阻止近视眼的发展。

（李传旭）

第二节　远　视　眼

【病因】当眼调节放松时,平行光线经过眼的屈光系统后,所形成的焦点聚焦在视网膜之后,称为远视眼。

【诊断】

（一）临床表现

1. 视力障碍　视力下降程度与患者远视程度及年龄相关。儿童生理屈光状态为远视眼,因而轻度远视一般无明显视力障碍。随着远视程度增加,先表现为近视力下降,远视力仍可正常;较高度数远视眼,则远视力、近视力均下降。一般 < 6 岁时,低、中度远视患者可无任何症状,因为这一年龄段调节幅度很大,近距离的阅读需求也较少。高度远视眼的患儿当调节不能满足其视近要求时,常将书本等放到眼前更近处,借物像放大和瞳孔缩小来改善近视力,容易被误认为近视。

2. 视疲劳　远视眼看远时要使用调节,看近时则必须使用更大的调节力,导致调节和集合不协调,这种不协调现象极易引起视疲劳。如视物模糊、眼球酸胀感、眼眶胀痛、头痛,甚至恶心、呕吐等,尤以长时间近距离阅读后明显,休息后减轻或消失。

3. 内斜视　中、高度远视儿童未进行屈光矫正时,为了获取清晰视力,在远距离视物时就开始使用调节,近距离学习、阅读时使用更多的调节,产生内隐斜或内斜,常见为共同性内斜视。患儿表现为不自觉地放弃双眼视,只用一只眼睛注视,另一眼呈内斜位。

（二）临床检查

1. 视力　需分别检查单眼远、近视力和双眼同时视远、近视力。

2. 静态屈光　使用阿托品行睫状肌麻痹后,通过检影等方法检测屈光度数,瞳孔恢复后,要进行复验,以消除因调节作用而产生的屈光度数误差。

3. 眼轴　使用 A 超或 IOL Master 进行眼轴测量,一般明显远视儿童眼轴较正常同龄儿童短。

4. 角膜曲率　如果眼轴相对正常而屈光力呈现为明显的远视眼,常见于角膜曲率半径过大而表面曲率过小的扁平角膜。

（三）诊断标准

1. 根据远视度数分类

（1）低度远视: < +3.00D。

（2）中度远视:+3.00 ~ +5.00D。

（3）高度远视: > +5.00D。

2. 根据屈光成分分类

（1）屈光性远视：主要由于角膜或晶状体曲率过小，而眼轴长度在正常范围内。

（2）轴性远视：眼轴长度小于正常范围，而角膜和晶状体曲率在正常范围内。

【治疗】

（一）矫治原则

并非所有远视眼都需要矫治，儿童的正常屈光状态并非是正视眼，一般均是远视眼。至于远视程度高低，主要是由年龄决定，比如 3～4 岁，远视应为 +2.00～+2.50D，4～6 岁应为 +1.50～+2.00D 左右。远视屈光度过高，则多见于病理性远视眼，而屈光度过低，虽仍为远视，但亦非正常屈光，而且随年龄增加，日后多易发展成为近视眼。因此，儿童如果远视程度较重，出现视力减退或弱视者，应尽早矫治；如果出现内斜视或内隐斜，即使远视度数不大，也应早期矫治。

（二）配镜原则

1. 对于没有斜视的远视儿童，建议的配镜处方远视是：显性远视 +1/3 隐性远视度数。当然实际应用中，要根据具体情况考虑，先测出显性远视度数，即瞳孔正常大小时所接受的屈光度，在此基础上尽可能把全部远视予以矫正。

2. 对伴有内斜视或内隐斜的患儿，一般情况下根据睫状肌麻痹后的远视度数予以足矫。

3. 对于伴有外斜视或外隐斜的患儿，要采取低度矫正的原则，防止外斜加重或外隐斜变成显性外斜视。

（三）戴镜原则

幼年时期如果有较高度数的远视或远视性屈光不正，其视觉发育常较正视眼或近视眼差，患儿更容易发展成为弱视。因此，配戴矫正眼镜对远视眼儿童的视力保护和防治弱视意义重大。一般要求做到及时配戴、长期坚持、定期随访。

（杨晨皓）

第三节 散 光 眼

【病因】眼的散光是由于角膜、晶状体前后表面及视网膜面不规则造成。由于眼球在不同子午线上的屈光力不同，平行光线经过眼屈光系统后不能形成焦点的屈光状态称为散光眼。

【诊断】

（一）临床表现

1. 视力减退　散光眼的视力减退与散光程度和散光轴向相关。低度数的顺规散光对视力可无明显影响，而高度散光视力明显下降，部分患儿矫正视力也达不到正常。远视散光，尤其是复性远视散光，远近视力均减退，容易导致弱视和斜视。

2. 视疲劳　散光眼在任何距离均不能获得清晰物像，因此远、近距离用眼均会发生视疲劳，可表现为眼痛、流泪、近距离用眼不能持久等。

3. 代偿头位　在双眼高度不对称或斜轴散光时，可能出现头部或颈部偏斜，借头位的倾斜来减弱散光的影响，在散光矫正后一般即可恢复。

（二）临床检查

1. 视力　需分别检查单眼远、近视力和双眼同时视远、近视力。

2. 屈光检查　行睫状肌麻痹后，通过检影等方法检测屈光度数，确定散光的度数及轴向。

3. 角膜曲率　通过水平曲率和垂直曲率测量，了解角膜散光情况。

4. 角膜地形图　角膜炎所致的角膜瘢痕、圆锥角膜等所致的散光一般为不规则散光，可通过角膜地形图进行全面分析。

5. 晶状体检查　进行屈光检查后，如果发现散光的量或轴向与角膜散光有明显差异时，需考虑是否存在锥形晶状体、晶状体脱位等因素。

（三）诊断标准

根据最大屈光力和最小屈光力主子午线是否相互垂直，分为规则散光和不规则散光。规则散光又分为顺规散光、逆规散光和斜向散光。最大屈光力主子午线在 $90° \pm 30°$ 位置的散光称为顺规散光，最大屈光力主子午线在 $180° \pm 30°$ 位置的散光称为逆规散光，其余为斜向散光。规则散光根据两条主子午线聚焦与视网膜的位置关系又分为：

1. 单纯近视散光　一主子午线聚焦在视网膜上，另一主子午线聚焦在视网膜之前。

2. 单纯远视散光　一主子午线聚焦在视网膜上，另一主子午线聚焦在视网膜之后。

3. 复性近视散光　两条互相垂直的主子午线均聚焦在视网膜之前，但聚焦位置前后不同。

4. 复性远视散光　两条互相垂直的主子午线均聚焦在视网膜之后，但聚焦位置前后不同。

5. 混合散光　一主子午线聚焦在视网膜之前，另一主子午线聚焦在视网膜之后。

【治疗】

1. 矫治原则　主要根据是否有视力降低、视疲劳或视干扰症状而定。如果出现其中任何一种症状,不论散光度数大小都要配镜矫正。

2. 配镜原则　原则上散光度数需全部矫正。如果度数过高,患儿不能适应全部矫正,可先给予较低度数,待适应后再全部矫正。特别是初次配戴散光眼镜的患儿,可能会出现不适应或不耐受。因此,对散光眼的屈光矫正中,一定要从实际效果出发,初期应根据患儿的耐受程度而定,不应单从光学理论上强行矫正。

对于规则散光,由于儿童对镜片产生的干扰作用耐受力强,一般可选择框架眼镜矫正。如果合并近视或远视者,要选择适度球镜联合矫正。

对于不规则散光或散光度数较高,使用框架眼镜矫正视力不佳时,可试用硬性角膜接触镜,部分患者可提高矫正视力。

3. 戴镜原则　低度数散光可仅在学习需要时戴镜,如果度数较高或合并弱视,则需坚持戴镜,并可减少视疲劳症状。

（杨晨皓）

第四节　屈 光 参 差

【病因】双眼屈光度数不等,无论是屈光性质不同还是屈光程度不等,均称为屈光参差。实际上,人类的双眼屈光状态完全一致的很少,多数人有轻度差异,但没有症状,临床上将不影响双眼单视功能的屈光参差看作是生理性的,影响双眼单视功能的屈光参差为病理性的,两者间无严格标准界限。

【诊断】

（一）临床表现

1. 单眼　屈光参差超过一定程度,双眼单视功能被破坏。在视觉尚未发育成熟阶段,为避免模糊物像干扰,会不自觉地对其采取抑制作用,患儿不是双眼单视,而是单眼单视,即只用视力较好的眼视物,另一眼则废弃不用。单眼视力无正常的深度觉和立体视觉。

2. 弱视　远视性屈光参差者,其度数较高的眼为模糊物像及其产生的信息被抑制,视中枢对该眼的视觉信息不发生反应,久之形成弱视。而近视屈光参差者,正视眼或低度近视眼用于注视远处目标,高度近视眼用于注视近距离,一般不会引起弱视,但由于缺乏融像机会,容易出现双眼视异常。因此,在儿童屈光参差弱视中,大部分为远视性屈光参差。

3. 斜视　弱视眼不一定伴有斜视,但如果该眼视功能长时间被抑制而废弃不用,则容易出现斜视,以外斜视多见。

（二）临床检查

1. 视力　需分别检查单眼远、近视力和双眼同时视远、近视力。

2. 静态屈光　行睫状肌麻痹后,通过检影等方法检测屈光度数,瞳孔恢复后,要进行复验,以消除因调节作用而产生的屈光度数误差。

3. 眼轴　使用 A 超或 IOL Master 进行眼轴测量,屈光参差程度越重,眼轴长度差异越明显。

（三）诊断标准

由于屈光参差无统一界定标准,考虑到婴幼儿及青少年处于眼球发育和视功能发育不完善阶段,全国儿童弱视斜视防治组曾提出以两眼屈光度球镜≥1.5D,柱镜≥1.0D 为试行标准。

屈光参差的分类:

1. 单纯性屈光参差　一眼为正视,另一眼为近视或远视。

2. 复性屈光参差　双眼均为近视或远视,但屈光度不等。

3. 混合性屈光参差　一眼为近视,另一眼为远视。

4. 单纯性散光参差　一眼为正视,另一眼为散光。

5. 复性散光参差　双眼的散光性质相同,但程度不同。

6. 混合性散光参差　双眼散光性质相反,一眼为近视散光,另一眼为远视散光。

【治疗】

1. 矫治原则　屈光参差会严重影响视功能,破坏双眼单视功能,导致弱视、斜视发生。而且屈光参差发生年龄越小,对视功能影响越严重。因此,对儿童的屈光参差要早期发现并充分矫正。

2. 配镜原则　对屈光参差者屈光不正被完全矫正时,双眼视网膜上所成的像大小存在差异,即不等像,有可能造成融像困难,从而出现相关症状如头晕、阅读模糊等。一般情况下,屈光参差度数相差超过 2.5D 以上并使用框架眼镜矫正者通常会出现类似融像困难症状。但人眼对屈光参差矫正眼镜干扰的耐受力个体差异较大,儿童耐受力较成人强,即使屈光参差度数较大,也能完全适应。此外,由于角膜接触镜贴附于角膜表面,戴镜后所引起的物像改变明显较框架眼镜为小。故对屈光参差较大或无法适应框架眼镜的儿童,可选择配戴角膜接触镜。

3. 戴镜原则　对已经形成斜视、弱视的屈光参差儿童,应坚持戴镜矫正,配合遮盖健眼、刺激弱视眼等措施,提高弱视眼的矫正视力。若弱视眼的矫正视力已经正常或接近正常,斜视程度仍未改变时,应尽早手术矫正斜视,以消除矫正眼镜的棱镜作用。需要注意的是,斜视矫正后,屈光参差并未解决,仍需坚持配戴矫正眼镜。

4. 手术治疗　近年来有报道采用准分子激光手术,对屈光参差中度数较高的眼采取手术治疗,对不愿戴镜或戴镜后融像困难的儿童,取得一定的疗效。

（杨晨皓）

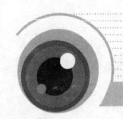

第十七章　儿童眼眶病

第一节　眼眶的先天发育异常

一、先天性小眼球

【病因】胚胎发育期脉络膜裂未能成功闭合,导致小眼球,合并结构性异常。

【诊断】

1. 临床表现　病变通常是单眼,极少为双眼,通常患眼视力差或没有视力。眼球可能较小,甚至完全不存在。眼内有结构性缺陷,可伴有囊肿,并且囊肿可能性大。

2. 检查

(1) 检查双眼视力及矫正视力,判断有无屈光不正及弱视。

(2) 检查眼内有无结构性缺陷。

3. 诊断标准　影像学检查可发现眶内缺少眼球。

【治疗】

1. 若眼球稍小或伴有囊肿,可单纯切除囊肿,并修补眼球裂孔,保持眼内压及眼球的发育,同时促使眼眶的发育。

2. 如果眼球很小,应放置扩张器,以刺激眼眶发育。

3. 若眼球极小,需将小眼球及囊肿一并摘除,并行结膜囊成形术,安放义眼。随小儿年龄增长,可逐渐更换较大义眼,以促使眼眶发育。

二、颅面畸形并眶骨异常

【病因】由于部分或全部颅骨缝过早闭合,影响了脑体积的正常增长发育,致其形成各式各样的颅面畸形,如尖头畸形、扁头畸形等。

【诊断】

1. 临床表现

(1) 尖头畸形:此种畸形为颅骨缝融合过早所致,尤其冠状缝和人字缝的过早融合,头颅垂直径过长,横径和前后径过短的一种头颅畸形。

（2）舟状头：为颅骨矢状缝融合过早所致，头颅沿矢状缝发展，致前后径长，横径短，头形如龙舟。

（3）颅面骨发育不全：为常染色体显性遗传病。所累及的范围包括颅、面及眶。头颅的形状畸形介于尖头和舟状畸形之间，出生时表现前额大，并前上方突起，颅底向下后退。

（4）两眼距离过远：多数病例为散发性，也有常染色体显性遗传，为蝶骨小翼过早骨化，造成两眼眶早期固定在偏外侧位置。临床表现为鼻背加宽，前额突出，双眼过度分开，瞳距在 85mm 以上，外斜视眼位。

2. 检查　X 线显示：冠状缝和矢状缝融合，上颌骨发育不良，指压痕增多。CT 显示：双侧眼球突出，眼眶浅，上颌骨发育不良。B 超显示眶内脂肪垫浅。

3. 诊断标准　影像学检查可发现颅骨异常。

【治疗】外科整形可改善外观。

第二节　眼眶炎症

一、眶骨膜炎

【病因】在婴幼儿期，对鹅口疮等口腔疾病的不合理治疗，口腔黏膜破裂感染，小儿眶外伤、鼻窦炎及眶周围皮肤、眼睑、泪囊部病变等，也可致眶骨膜炎。血源性金黄色葡萄球菌感染，也是常见的致病原因。

【诊断】

1. 临床表现　根据病变部位，可分为前部及后部眶骨膜炎，前部者多见。

（1）前部眶骨膜炎病变多位于近眶缘部骨膜。最初炎症部位红、肿、疼痛，压迫时加剧。近病变处结膜充血、水肿。可有发热，白细胞增多等全身反应。

（2）后部眶骨膜炎病变位于眶中部，甚至更深的眶尖。患儿感眶深部疼痛，并可有眼球突出，并可向病变对侧移位，有较明显的眼球运动障碍。病变位于眶尖者，常可致眶上裂综合征或眶尖综合征。

2. 检查　前部眶骨膜炎患侧皮肤红肿，可触到肥厚的骨缘并有压痛，同时眼球向病灶相对方向移位，诊断较为容易。后部的眶骨膜炎，则由于病变深在，虽有眼球突出及压痛等症状，但诊断较困难。

3. 诊断标准　前部眶骨膜炎较易诊断。后部者需借助临床症状及实验室检查确诊。

【治疗】

（1）寻找原发病因，并进行病因处理。

（2）抗生素治疗，根据病情可选用不同类型的抗生素。一般在未明确感染细菌之前,应滴用广谱抗生素。眼局部滴用抗生素眼水、眼膏、同时热敷。

（3）若抗生素治疗效果不佳,且临床检查明显脓肿已经形成,应及时切开引流,并用抗生素冲洗。

二、眶蜂窝织炎

【病因】常见致病菌为溶血性链球菌和金黄色葡萄球菌,其他白喉杆菌、大肠埃希菌、流感杆菌以及厌氧菌等。其感染途径可为外伤直接感染、血行感染,尤其眼眶周围组织邻近蔓延最为常见。

【诊断】

1. 临床表现

（1）全身表现可有发热、恶寒、恶心、呕吐。重者可致小儿惊厥,甚至昏迷。

（2）眼部表现眶区疼痛,压迫眼球或转动眼球时加重。眼睑红肿,球结膜高度水肿,睑裂闭合不全,可致暴露性角膜炎。眼球多向正前方突出,眼球运动障碍,视乳头水肿,视网膜出血,静脉扩张。

2. 检查　X线检查发现鼻窦及眶内炎性病变,眶内可出现与鼻窦交通或与鼻窦类同的气肿。超声检查提示眶脂肪回声区增宽,呈海绵状或斑驳状,当有边界清晰的低回声或无回声区时,说明脓肿已经形成。CT检查可见眶脂肪炎性细胞浸润及炎性水肿区密度增高;脓肿形成时可见不规则的局限性高密度区;眼外肌肥大、移位。

3. 诊断标准

（1）典型的眼局部及全身临床表现。

（2）X线检查,超声检查及CT检查。

【治疗】

1. 应根据临床和药敏试验静滴氨苄青霉素或头孢拉定等广谱抗生素,适量的糖皮质激素以及支持治疗;全身抗生素应用应持续2周。

2. 若影像学检查脓肿确已形成,应切开排脓,抗生素冲洗,并置引流条1周。

3. 全身对症治疗及支持疗法。

三、眼眶结核

【病因】分为原发性和继发性两种。原发性者多为结核菌经血运感染至眼眶;继发性者由眼眶邻近组织及鼻窦结核蔓延而来。

【诊断】

1. 临床表现　主要引起结核性骨膜炎,病变多发生于眶外上或外下缘。局部红肿,病变区可扪及边界不清的软性肿物,有波动感,眶缘不整齐。

2. 检查　X 线检查可致骨质破坏或硬化。

3. 诊断标准

（1）发病缓慢,病程长。

（2）X 线检查可见骨质破坏。

（3）溢液或穿刺液培养,可找到结核菌。

（4）身体他处可能查及结核病表现。

【治疗】

1. 全身抗结核治疗,抗结核药物治疗方案目前常用为 2IRSZ/4I3R3E3,表示前 2 个月为强化阶段,联合应用异烟肼（I）、利福平（R）、链霉素（S）及吡嗪酰胺（Z）;后 4 个月为巩固阶段,异烟肼、利福平及乙胺丁醇（E）、每周 3 次给药。

2. 已形成瘘管或腐骨时,应予以切除。

四、眶猪囊虫病

【病因】为不良卫生习惯所致,误食猪绦虫病卵所致。常见发病部位为脑、肌肉及皮下组织。

【诊断】

1. 临床表现　囊尾蚴经血运至眶内,大约 3～6 个月后出现症状和体征。位于眶前部及眼睑者,可扪及有弹性、豆状大小的圆形结节,可推动。位于眶深部者,可致眼痛,眼球突出及运动障碍。

2. 检查

（1）CT 检查发现眶内高密度影区内的低密度区。

（2）实验室检查:血清补体结合试验阳性,以身感染者阳性率高达 70%～80%。

3. 诊断标准

（1）病史:有猪绦虫病接触史,有不良养猪及卫生习惯。

（2）全身其他部位可有猪囊虫病表现。

（3）X 线检查,超声检查。

（4）自体感染者,大便内可查及绦虫节片或虫卵。

【治疗】一旦确诊,应手术切除。术后给抗生素和糖皮质激素,减轻术后反应。

五、炎性假瘤

【病因】病因不明,一般认为免疫反应性疾病。

【诊断】

1. 临床表现　眼球突出、移位是本病的突出表现。同时出现持续的眼睑、结膜充血水肿,受侵犯眼肌前方的球结膜水肿更为明显。约50%患者可出现眼球运动障碍,常为各方位运动均显不足。

2. 检查

(1) CT 检查:显示眶内一个或多个高密度占位,大小各异,形状不规则,边界欠清楚。

(2) MRI 检查:肿瘤内淋巴细胞成分较多则表现为 T_1 加权像呈中信号,T_2 加权像呈中高信号。

3. 诊断标准

(1) 影像学检查,尤其 CT 扫描及 MRI 检查,有助于本病的诊断。

(2) 糖皮质激素治疗,可使肿块明显变小,甚至消失,可作为重要诊断性治疗措施。

【治疗】

1. 糖皮质激素治疗应用较大剂量病情缓解后,逐渐减量,并维持 3 个月或更长时间。

2. 对有全身其他疾病不宜行糖皮质激素治疗,或治疗效果不佳者,可考虑放疗。

3. 手术切除对严重眼球突出、角膜暴露、眼痛剧烈、视力丧失者,可考虑手术治疗。

(郑海华)

第三节　眼眶血管瘤和血管畸形

一、血管内皮瘤

【病因】血管内皮瘤(endothelioma)是毛细血管前期结构或毛细血管内皮细胞增殖形成的肿瘤,可有良性与恶性之分。

【诊断】

1. 临床表现

(1) 良性血管内皮瘤:该肿瘤多发生于婴幼儿的眼睑皮下,原发于眼眶者少见。发生于眶内可引起眼球突出。若同时累及眼睑,可见眼睑局部隆起,呈粉红色至紫红色,边界不清。

(2) 恶性血管内皮瘤:又名血管肉瘤,在小儿罕见。肿瘤呈浸润性生长,有高度局部复发及转移倾向。此肿瘤生长迅速,常因转移导致死亡。

2. 检查　X 线片检查:恶性血管内皮细胞瘤显示长骨干骺端片状或不规

则的溶骨性膨胀性骨破坏,边界清楚,松质骨、皮质骨均可累及。

3. 诊断标准　主要根据肿瘤形态及影像学检查。

【治疗】良性血管内皮瘤用糖皮质激素及放射治疗有效。手术切除不完全常可复发。恶性血管内皮瘤早期眶内容剜除,可挽救生命。

二、毛细血管瘤

【病因】毛细血管瘤(capillary hemangioma)是婴儿期最常见的良性肿瘤,多见于体表及眼睑,也可见于眼眶。

【诊断】

1. 临床表现　原发于眼眶的毛细血管瘤,多位于眶内上象限,生长于肌肉圆锥与骨膜之间。临床上可见发展较快的眼球突出及向下移位。肿瘤所在方位眼球运动障碍。眶前部肿瘤多位于睑内侧皮下,局部轻度隆起,皮肤呈红至紫蓝色。患儿哭闹时,肿物增大。肿物较软,边界不清,可压缩,无搏动感。若肿物影响上睑上抬或睑裂闭合时,可能会影响视觉发育,导致弱视。眼部毛细血管瘤多发生于出生后 3 个月之内,在随后的 3 个月内增长较快,1 岁以后稳定,且有自行消退倾向。

2. 检查　CT 扫描显示为低反射和可压缩性,病变形态 Doppler 边界清或不清的高密度区,泛影葡胺静脉注射可使病变区显影明显增强。超声 Doppler可发现肿瘤的供血血管及其内循环情况。

3. 诊断标准　眶毛细血管瘤的诊断主要靠影像学检查。

【治疗】

1. 观察肿瘤较小,且无并发症者,可随访观察。

2. 病变范围较广泛者,可口服泼尼松,每天 1.5 ~ 2.5mg/kg,两周后逐渐减量,治疗 14 周(总量 1400 ~ 2200mg)约 1/3 患者可有显著改善。为避免全身用药的副作用,可瘤体内注射激素,长效与短效激素混合使用效果较佳,注入量以不引起眶压增高为宜,可间隔 4 ~ 6 周反复注射。

3. 硬化剂瘤体内注射　适用于瘤体较小的皮下病变。常用鱼肝油酸钠无水乙醇或 50% 尿素注射于肿瘤中央 1 ~ 2 次。

4. 放射疗法　采用小剂量放疗,多次为宜。表层肿瘤用锶或磷敷贴器直接接触肿瘤,治疗 4 ~ 6 次。深层病变用 X 线或钴照射,每周 1 ~ 2 次,每次 0.5Gy,总量 2.5 ~ 6Gy。

一般不宜采取手术治疗。若以上治疗措施无效,且肿瘤过大,遮盖瞳孔,影响视觉发育;或眼球突出,角膜暴露;或压迫视神经,视力减退,应考虑手术切除。

三、海绵状血管瘤

【病因】海绵状血管瘤为成年人最常见的原发于眶内的肿瘤，儿童也可见到。从病理学上看，此种血管瘤属于毛细血管以后更成熟的血管所形成的肿瘤，为一典型的良性肿瘤。

【诊断】

1. 临床表现　该肿瘤多发生于一侧眼眶，可为单发或多发性瘤团。瘤体生长缓慢，随其增长，其周围的眶脂肪受挤压而被吸收，所以早期无明显眼球突出。当瘤体直径大至 10mm 时，才表现有眼球突出。瘤体多位于肌肉圆锥内，故多数病例表现为慢性渐进性向正前方突出。突出程度和体位变化无关。因无明显症状，一般就诊较晚。

发生于肌肉圆锥的肿瘤，压迫视神经，致视神经萎缩，表现为视力下降，甚至失明，常被误诊为球后视神经炎，或原发性视神经萎缩。

2. 检查

（1）X 线检查早期无异常改变，晚期瘤体较大时，可发现眶容积扩大。

（2）B 超声检查可见瘤体为一边界清楚的圆形或椭圆形声像图。

（3）CT 扫描可准确发现肿瘤位置和数目。多位于肌肉圆锥内，视神经的外侧。肿瘤图像为圆形、椭圆形或梨形，边界清楚，密度均匀，略高于邻近组织。注射泛影葡胺后可使其影像明显增强。回声较强的瘤体与密度较低的眶尖之间，往往呈现一"黑三角"。

3. 诊断标准　根据影像学检查。

【治疗】一般应选择手术治疗。若瘤体不大，又无任何其他并发症，可密切观察。

四、静脉性血管瘤

【病因】静脉性血管瘤（venous angioma）又称静脉性蔓状血管瘤，是由粗细不均的静脉血管、淋巴管及纤维组织所形成的常见良性肿瘤，幼儿期发病。

【诊断】

1. 临床表现　该血管瘤的临床症状较毛细血管瘤出现晚，较海绵状血管瘤出现早。女性多见。多为单眼发病，肿瘤多发生于眶内上象限，其次为内下及外上象限，为一渐进性长大的肿物，眼球突出是其主要表现体征。因肿瘤多位于肌肉圆锥和眶内上壁之间，故眼球多同时向下方移位。低头时眼突加重，直立体位仍保持一定程度的眼球突出。眶缘部可扪及表面光滑、边界不清的软性肿物，不能推动。小儿哭闹时肿物增大，压迫可使其回缩。肿瘤部位可见眼睑隆起，并可见紫蓝色皮下血管团。结膜下亦可见异常血管团，可压缩，无搏动感。这些外露部位的瘤体,一般均与眶内瘤体相连。

2. 影像学检查

(1)X 线检查后期眶腔扩大。

(2)超声检查有血管性声学空腔,且可压缩。

(3)CT 扫描瘤体形态不规则,边界不整齐,光密度不均。

3. 诊断标准

(1)临床特点为幼儿期发病,眶内上象限软性肿物及反复出血。

(2)影像学检查。

【治疗】临床表现明显者,应手术治疗。此肿瘤一般难以彻底切除,尤其是位于眶尖视神经周围者,更不易切除,故一般行部分切除,也有停滞其发展的可能。如遇复发病例,必要时可行二次手术。

五、眶静脉曲张

【病因】静脉曲张是常见的眶内血管畸形,是一种先天性、发育性血管异常,以往称其为间歇性眼球突出。

【诊断】

1. 临床表现　出生时这些畸形血管已经存在,无明显的症状和体征,而容易被忽视。在生长发育过程中,可能会由于某种原因,如静脉压突然升高等,使这些静脉床与体循环沟通,体位性眼球突出时,始被发现。单眼发病,往往在青少年时期发作。

最突出的表现为和体位及其他可致静脉压升高的生理活动有关的眼球突出,如低头、弯腰、咳嗽、憋气或小儿哭闹等。低头或俯卧一定时间后,出现眼球突出;直立体位后,眼突消失。眼球突出的程度以及体位变化时出现眼突所需要的时间,依其畸形血管与体循环交通的流畅程度,有较大差别。眼突发生时,眶部可有胀感,甚至恶心,呕吐。

2. 检查

(1)X 线检查眼眶及眶上裂扩大。

(2)超声检查可显示异常血管的位置、范围、形成及分布。当眼球突出时,球后会出现圆形、管状或形态不规则、大小不等的声学空腔。将探头加压,使眼球复位后,上述影像特征消失。

(3)CT 扫描和超声检查有同样表现。眼突时出现异常影像,眼球复位后为正常影像。

3. 诊断标准

(1)临床特征　间歇性或体位性眼球突出。

(2)影像学检查。

【治疗】

（1）轻型无明显并发症的病例，不必处理，仅随访观察，并指导其尽可能避免出现致其眼突的体位和其他生理活动。

（2）手术治疗：对有明显并发症必须手术。直视下经眼眶血管内栓塞术是近年开展的有望治愈该病的新方法。

六、动 - 静脉血管瘤

【病因】此种血管瘤亦为血管畸形所致，因瘤体的畸形血管既累及静脉，也牵扯动脉，故名动 - 静脉畸形、动 - 静脉瘤等。发生于眶内者少见，认为是一种先天性发育性缺陷，多发生于幼年。

【诊断】

1. 临床表现　搏动性眼突和血管性杂音为其突出表现。眼突开始较轻，呈渐进性进展，严重者可脱出于睑裂之外，并可向一侧移位。若致睑裂闭合不全，可引起暴露性角膜炎。由于瘤体内有动脉成分，并与静脉直接交通，故在眼局部用听诊器可闻及吹风样血管性杂音。

本病若同时伴有颅内同种血管畸形，可有头痛、癫痫、颅内血管性杂音。有颅内出血发生者，可发生偏瘫等并发症。病变波及翼腭窝及颞窝者，可见局部隆起及搏动性肿物。

2. 检查

（1）超声检查可见搏动性血管腔。

（2）CT 扫描眶内及邻近组织，可见不规则高密度块影及粗大的高密度血管条影。

（3）脑血管造影可见眶内或同时伴颅内、面部等处之不规则血管团影，眼动脉扩大。

3. 诊断标准

（1）临床表现典型的搏动性眼突。

（2）影像学检查。

（3）应与动静脉海绵窦瘘及其他血运丰富的肿瘤相鉴别。

【治疗】

1. 药物治疗、放疗均无效。

2. 手术治疗，因其血运丰富，且往往为多源性，手术切除困难。可通过 DSA 方法，首先结扎或栓塞供血血管，然后将瘤体切除。

（郑海华）

第四节　眼眶肿瘤

一、皮样囊肿和表皮样囊肿

【病因】皮样囊肿和表皮样囊肿是在胚胎期上皮植入深层组织形成的。前者囊壁除含鳞状上皮外,尚有真皮等皮下组织结构。后者囊壁为复层鳞状上皮,外绕纤维结缔组织。

【诊断】

1. 临床表现　皮样囊肿的临床特征依其原发位置不同,而有不同表现。发生于眶缘者,婴幼儿时期即可被发现,多位于眶外上方,其次为眶上缘和内上缘,偶见于眶外上方的颞窝上部。可见眶缘局部隆起,可扪及半月或圆形肿物,边界清,无压痛,略有弹性,可以推动,肿物表面皮肤色泽无改变。肿物大者可影响上睑形状。视力、眼球位置及眼球运动不受影响。

眶内者多位于眶外上象限,其次为内上象限,眶下部者少见。

2. 检查

（1）X线检查眶外或上壁骨凹陷形成,即中央透明区绕一圆形或椭圆形硬化环。

（2）超声检查囊内为液体,含有毛发、皮肤脱落物等。

（3）CT扫描有其特征性改变,如位置、形态、光密度等,尤其是注射增强剂后,更可清晰辨及骨凹陷区周围的环形显影增强。

3. 诊断标准

（1）临床特征:睑缘部囊性肿物,好发于小儿及青少年。

（2）影像学检查。

【治疗】以手术治疗为主。手术时,应尽可能将囊肿连同骨膜一起切除,避免囊壁残留。若其深部囊壁不易切除干净,可用纯苯酚烧灼,以防复发。

二、畸胎瘤

【病因】有人认为,畸胎瘤是胚胎期组织发育生长异常所致。瘤组织可能来源于一种多能性细胞,形成含有 2 ~ 3 个胚层组织的囊肿。

【诊断】

1. 临床表现　出生后即可发现有眼球突出,且发展较快。瘤组织多位于眼眶深部,致眼球向前突出,并常向一侧移位,甚者可突出于睑裂之外,暴露角膜。

2. 检查

（1）X线检查,可见眶腔扩大,可伴有眶骨壁缺失。

（2）超声检查可见肿物呈囊性，囊壁厚薄不均，囊腔内可有毛发等实体物质。

（3）CT 检查为眶内占位性病变，恶性者多为实体性。

3. 诊断标准

（1）出生后即出现的眼球突出及眶内出现的囊性肿物。

（2）影像学检查。

（3）可侵犯鼻窦、鼻咽腔、颅窝及颞窝等。

【治疗】

1. 早期局部切除可获痊愈。

2. 恶性者可行眶内容切除。

三、神经纤维瘤

【病因】为一周围神经系统的良性肿瘤。

【诊断】

1. 临床表现 此肿瘤常伴有眶骨发育不良，可同时有脑膜疝入眶内。临床上可见有眼球突出或内陷，搏动或不搏动。有搏动者，多伴有脑膜 - 脑膨出，眼球不能纳入眶内。不伴有搏动者，即无脑膜 - 脑膨出者，眼球虽也可向前下移位，但可纳入眶内。眼睑皮下组织增生、肥厚，上睑下垂。颞部和面部较隆起，可扪及面团样或索条状肿物。虹膜表面可见淡黄色结节。视神经萎缩，视力减退或丧失。眼球运动障碍。

2. 检查

（1）X 线检查可见眶腔扩大和眶骨缺失。

（2）CT 扫描显示瘤组织侵及眶内和眶周围结构；眶脂肪密度不均匀性增高；眼外肌肥大；视神经管增宽。注射强化剂后，可使瘤体影像明显增强。

3. 诊断标准 根据影像学检查。

【治疗】本病治疗较为棘手。为美容目的，可行手术治疗，包括肿瘤切除，上睑下垂矫正，眶内容部分切除、眼眶重建等多项手术操作。在小儿更难掌握，且容易复发。

四、横纹肌肉瘤

【病因】眼眶横纹肌肉瘤（orbital rhabdomyosarcoma）是一种由胚胎期原始间叶干细胞或分化程度不一致的横纹肌母细胞构成的高度恶性肿瘤，也是儿童最常见的软组织肉瘤和原发性恶性肿瘤。该病多为个体发病，少数有家族倾向。

【诊断】

1. 临床表现　多见于 10 岁以下儿童,平均发病年龄 7~8 岁。女性略多于男性。多为一侧性。

该肿瘤发生于眼眶任何部位,最常见于眶的内上或上方。典型的临床表现为眼球向前方突出,并向下移位。上睑隆起、肥大、下垂。球结膜水肿。眼球运动障碍或固定。双眼复视,或患眼视力丧失。上述临床征象进展极快,1~2周内即可有明显变化。眼球突出甚者,可突出于睑裂之外,睑裂闭合不全,并伴有更严重的结膜水肿,甚至坏死。多数病例在眶缘部可扪及肿物,早期较软,边界清楚,晚期占据全眼眶,甚至突出于眶缘之外,通过球结膜可观察到粉红色肿物,表面血管丰富。晚期肿瘤破坏眶壁,可向鼻窦蔓延,并向耳前及颌下淋巴结转移,全身血行扩散。

2. 检查

(1)X 线检查晚期可见眶腔扩大及骨质破坏。

(2)超声检查 A、B 超均能显示其特征性改变。A 超可见其回声信号波峰增高,肿瘤内波峰低或中高,灵敏度降至 20db 时消失,出肿瘤波峰高;B 超显示为低回声性肿物。

(3)CT 扫描显示为形态不规则、不均质的肿物。

3. 诊断标准

(1)临床特征儿时发病,肿物发展速度快。

(2)影像学检查。

(3)活组织检查:当肿瘤性质不易确定时,可采取活组织检查。笔者遇此情况,多采取术中快速活组织检查,根据病理报告,随即采用相应的手术方案进行手术。

【治疗】手术切除肿瘤,术后辅以放疗,免疫治疗及辅助性化疗。

1. 肿瘤局部切除,送病检。

2. 常用化学治疗方案　注意化疗药物的副作用,要定期检查血常规及肝肾功能。

(1)EP 方案:表柔比星 $45mg/m^2$,每 3~4 周的第 1、2 日静脉注射;顺铂 $90mg/m^2$,每 3~4 周的第 2 日静脉注射。

(2)ED 方案:表柔比星 $90mg/m^2$,每 3 周的第 1 日静脉注射;氮烯 m 胺 $250mg/m^2$,每 3 周的第 1~5 日静脉注射。

(3)CYVADIC 方案:第 1 日给予环磷酰胺 CTX$500mg/m^2$,多柔比星 $50mg/m^2$,第 1、5 日给予长春新碱 $1mg/m^2$,第 1~5 日给予氮烯米胺 $250mg/m^2$。全部采用静脉注射,每 2 周重复 1 次。

3. 免疫治疗　干扰素 100 万 U,每周第 1、3、5 日皮下注射;口服迪塞片,每次 10~30mg，每日 1 次；乌苯美司胶囊，每次 10mg，每日 1 次。

4. 术后第 14 日开始放疗，40~60Gy/4~6W。

五、绿色瘤

【病因】为白血病患儿眼眶受侵犯的一种临床表现，多发生于急性粒细胞性白血病。该病患者中含有大量不成熟的白细胞聚集于骨髓腔、骨膜下或浸润于软组织，形成肿块，取出后置于空气中呈现为淡绿色，故名绿色瘤。

【诊断】

1. 临床表现　发生于眼眶的绿色瘤为上述白细胞直接浸润眶骨或眶内软组织的结果。多发生于 10 岁以下的小儿，男多于女。可为单侧，或侵犯双侧眼眶。肿物多见于眶上部，其次为眶下部。质硬，表面不光滑，不能推动。眼球突出，并向肿物所在位置的对侧方向移位。常有眼球运动受限或固定。伴有眼睑、结膜充血水肿。眼球突出甚者可有睑裂闭合不全、角膜暴露等。颅骨其他部位可有类似肿物。全身可有肝脾肿大，易出血等白血病的临床表现。

2. 检查　影像学检查，常有白血病的血液及骨髓象改变。

3. 诊断标准　眼局部影像学检查，结合全身及血液实验室检查，不难确诊。

【治疗】全身给化疗和糖皮质激素治疗，结合局部小剂量放疗（2Gy），可缓解眼部症状。

（郑海华　韩晓晖）

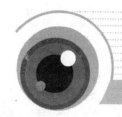

第十八章 儿童眼外伤

第一节 概 论

儿童眼外伤乡村较城市发生率高。儿童眼外伤的致伤原因与成人多在工作中受伤不同,儿童主要是在玩耍和运动中受伤。儿童眼外伤是很常见的眼病。

(一)儿童眼外伤按致伤原因

1. 机械伤 钝挫伤、穿通伤和异物伤。

2. 非机械伤 热烧伤、化学伤、辐射伤和毒气伤。

(二)眼外伤常见因素

1. 胎儿和新生儿常因难产、高位钳产、病理分娩时助产者操作不当,均有可能误伤眼部,包括伤及眼睑、角膜或眼外肌等。

2. 婴幼儿时因别人的手指甲,母亲的织针、钩针或缝针刺伤眼睛。眼外伤还可见于玩具、玻璃杯和碗碟破碎块扎伤,因走路不稳而导致的眼部跌伤,各种烫伤,以及不慎跌落石灰池或石灰桶而致的化学烧伤等。

3. 学龄前儿童常互相追逐、玩耍、模仿电视人物打仗格斗等镜头,手持竹枝、刀剪、铅笔等追打,或互掷石块、瓦块、泥团嬉戏,或结伴燃放烟花爆竹,或因戏耍动物如猫、狗、鸡、鸟等,而被抓伤和啄伤。

(三)眼外伤检查要点及注意事项

1. 耐心询问病史,了解受伤时间、地点和环境情况,致伤物的性质,受伤后的症状和视力,以及伤后曾接受过的处理等。

2. 先进行望诊,观察眼睑、结膜、角膜、有无伤口、出血等。进一步检查视力、眼位、眼球运动等情况。

3. 对于不合作的患儿,尤其是怀疑有眼球穿通伤者,切忌强行牵拉眼睑,以免因挤压眼球造成眼内容物脱出。

4. 当患儿吵闹不安时,可将患儿躺在医生和家长的腿上,医生的两膝夹住其头部,家长扶住患儿的手和胸,并紧夹患儿两腿。对严重的眼球穿通伤、爆炸伤者,要仔细分析受伤史、致伤物性质和眼部损伤等情况。

(四)眼外伤的急救处理要点

处理眼化学伤的患儿,首要的是就地进行抢救,而不是忙于送医院或找医生。

处理要点：

1. 尽快就地取水冲洗双眼，令患儿不断瞬目和转动双眼。

2. 翻开眼睑，充分暴露穹隆部进行冲洗，抹去眼表面的固体化学物 质（如石灰），如此可极大地减轻损伤程度。

3. 清洗后点涂消炎药物，以预防感染。

4. 对于重症病例及机械性眼外伤或爆炸伤患者，先行一般地包扎止血处理后，尽快地转运上级医院，作进一步治疗。

（五）病史采集

询问病史非常重要，特别是受伤时间和过程，以了解致伤原因，致伤物大小、质地，作用方向、距离；受伤场所和环境，室内还是室外，环境相对清洁还是污秽；是意外还是目标性被击伤；是否可能有眼表或球内异物；受伤即刻感受，如视力、视物重影、疼痛、流泪、流热泪、流热泪带血等。如已在其他医院就诊后转来本院的要问清楚曾经用药及处置情况。

要了解伤前眼睛视力，是否戴眼镜及屈光度。伤前是否做过眼部健康体检，结果如何。

（六）常规检查

接诊患儿后，要在基本了解受伤过程后尽早进行眼部检查，伤情较重的要先进行生命体征检查，在确保生命安全情况下尽快完成眼部初诊，拿出进一步检查治疗方案。

初次分开眼睑时必须要警惕是否有眼球开放伤的可能，不要给眼球施加任何压力，不配合儿童要在做说服工作的同时固定好身体和头部，尽快完成初步检查。在不配合儿童我们经常使用眼睑拉钩协助开睑。一旦发现有手术指征，患儿还不能接受局部麻醉手术时，应即刻告知家长或监护人禁食水，以争取尽早在全身麻醉下手术。

全身检查时，发现生命指征不稳定、意识不清，烦躁、嗜睡、呕吐、耳道和（或）鼻腔有液体或血性液体流出时，都要迅速请神经科医生紧急会诊。

根据伤情需要和年龄应做全面的眼部检查，包括视力、眼附属器、结膜、角膜、巩膜、瞳孔、前房、虹膜、晶状体、玻璃体和视网膜、眼压、眼球运动、眼位和眼眶等检查，全面评估眼部受伤情况。

（七）特殊检查

1. **X线检查** 怀疑有眼眶内出血、骨损伤或球内异物时可行此项检查。特别是对金属或不透X线的异物定位较有价值。

2. **CT检查** 检查适应证同上，为目前眼外伤较常规检查项目。对细小骨折线较X线清晰，特别是筛骨纸板骨折。并可了解异物与眼球的相对位置。

3. MRI 检查　磁共振成像术（magnetic resonance imaging）在可疑有眼内磁性异物时禁忌使用。对非磁性异物的定位、血肿和骨折的确定都较 CT 清晰。对鉴别诊断、确定受伤范围、制订治疗方案、预后随访都是极有价值的。目前因价格较高没有普及。

4. 超声检查　为眼外伤的常用检查手段，B 型超声可用于检查眼前节看不到的后部球壁裂伤、球内容脱出、晶状体脱位、玻璃体积血、视网膜脱离等情况。可检出磁性和非磁性异物。A 型超声也可检出球内异物、晶状体脱位和视网膜脱离。

5. OCT 检查　光学相干断层成像（optical coherence tomography）是检查眼后节异常的有效影像方法，可以查及眼球后段细微外伤性异常，如，玻璃体后脱离、视乳头水肿、视盘周围神经纤维层水肿、黄斑裂孔等，并在预后随访起关键作用。有报道利用 OCT 随访观察到儿童眼球振荡伤后黄斑裂孔的自然修复过程，一般需要 4~6 个月。

6. UBM 检查　超声生物显微镜（ultrasound biomicroscopy）检查在眼外伤患者使用安全有效，特别是对屈光间质混浊不清和眼复合伤时，对诊断有很大意义。对房角后退、虹膜根部离断、睫状体离断、周边虹膜粘连、后部巩膜撕裂、球内小异物等的检出诊断率明显高于其他检测手段。

7. 视觉电生理检查　包括 ERG、EOG 和 VEP。对闭合性眼外伤的诊断和眼外伤的预后有一定价值。

ERG 检查可以了解视网膜功能，伤后其 a、b 波振幅下降，当波形消失说明伤情较重，预后不好。ERG 可在睡眠状态下进行，对较小儿童也可使用皮肤电极，但本实验室应有相同条件下的正常对照值。目前多焦 ERG 技术应用逐渐广泛，其主要反映黄斑中心区视网膜功能，使用角膜电机，清醒状态下进行，因此学龄前儿童不易配合检查。

VEP 应在清醒状态下检查，在视神经挫伤时是对视神经功能的客观判定，对较小不能认知视力的儿童也是了解视力的客观手段。如图形 VEP 没有记录到正常波形，婴幼儿可检查闪光 VEP。

EOG 因检查所需时间长、儿童不易配合、结果没有特异性而在儿童眼外伤较少使用。

8. 荧光素眼底血管造影与眼底照相。

第二节　泪小管断裂

【病因】锐器或暴力损伤致眼睑内眦裂伤、眼眶内侧损伤并伤及泪小管，使上、下泪小管切断发生溢泪，称为外伤性泪小管断裂。常见于玻璃割伤、铁丝或铁钩钩伤、动物咬伤或抓伤,还可见于摔伤或车祸等其他损伤。

【诊断】

(一)临床表现

1. 睁眼困难,眼睑损伤,甚至外伤性上睑下垂。

2. 部分并发眼球损伤可出现视力下降。

3. 溢泪或血泪。

4. 并发眼眶骨折可出现眼球突出或凹陷,眼球运动障碍。

(二)检查

1. 仔细询问外伤史,致伤物性质及作用力方向。

2. 检查患儿视力,单纯泪小管断裂一般都不影响视力;若并发眼球损伤可导致视力下降。

3. 检查眼睑裂伤程度,有无异物残留,是否累及提上睑肌,评估术后是否会发生外伤性上睑下垂。

4. 检查是否并发结膜裂伤、角巩膜裂伤,检查眼底了解是否存在视网膜损伤。

5. 行泪道冲洗检查泪道是否通畅,寻找泪小管断端。

6. 眼眶CT或MRI检查明确是否存在眼球破裂伤、球内异物以及眼眶骨折。

(三)诊断标准

1. 有明确的眼外伤病史。

2. 常伴有颜面部及眼睑裂伤。

3. 溢泪。

4. 泪道冲洗可证实泪小管断裂。

【治疗】

1. 治疗原则　恢复眼睑皮肤外观,修复泪小管的正常解剖结构,恢复泪道生理功能,避免溢泪。

2. 治疗方法

(1) 根据眼睑及泪小管损伤病因注射破伤风抗毒素、狂犬疫苗。

(2) 新鲜泪小管断裂　寻找泪小管两侧断端并将其吻合,同时将泪小管中置入硅胶管或硬膜外管作为支撑物;

(3) 陈旧性泪小管断裂　因泪小管错位愈合并导致阻塞,术中视阻塞部位不同采用泪囊、泪点不同部位进针,去除断端的瘢痕组织再行缝合修复。

第三节　外伤性前房积血

【病因】眼球外伤致虹膜、睫状体撕裂出血,血液积存前房者称外伤性前房积血。常并发于眼钝挫伤、穿通伤、异物伤、爆炸伤。学龄前儿童常见，多发生于互相追逐、玩耍、模仿电视人物打仗格斗等镜头，手持竹枝、刀剪、铅笔等追打，或互掷石块、瓦块、泥团嬉戏，或被玩具手枪子弹击中眼睛，或结伴燃放烟花爆竹。

【诊断】

一、临床类型

（一）按外伤性前房积血的血液来源分类

1. 虹膜括约肌或虹膜基质损伤；

2. 虹膜根部离断；

3. 睫状体损伤；

4. 外伤致玻璃体积血流入前房。

（二）按外伤性前房积血发生时间分类

1. 原发性前房积血 受伤当时发生的出血，常见；

2. 继发性前房积血 受伤后 2～7 天发生出血；在原发基础上再次或多次出血，少见。

（三）按外伤性前房积血量分类

1. Ⅰ级 前房积血量约为前房容积的 1/3，到达瞳孔下缘之下；

2. Ⅱ级 前房积血量占据前房容积的 1/2，超过瞳孔下缘之下；

3. Ⅲ级 前房积血量占据前房容积的 1/2 以上，甚至充满整个前房。

二、检查

1. 仔细询问外伤史。

2. 检查患儿视力，少量前房积血对视力影响不大，当积血较多或伴有其他眼部结构损伤时可导致视力明显下降。

3. 检查眼睑皮肤有无青紫淤血，结膜有无充血水肿，角膜是否透明，前房积血的高度及性质（活动性、陈旧性），有无虹膜裂伤或虹膜根部离断，瞳孔性质及对光反射，晶状体是否透明。

4. 扩瞳检查眼底，观察有无玻璃体积血及视网膜脱离。

5. 测眼压明确是否有继发性青光眼或因巩膜裂伤导致的眼压降低。

6. 眼部 B 超明确是否存在晶状体脱位、玻璃体积血、视网膜脱离等。

7. 进一步行 ERG、VEP 检查了解有无视网膜及视神经损伤。

8. 凝血功能检查，如出凝血时间、凝血酶原、毛细血管脆性及血小板计数等，排除血液系统疾病。

9. 前房积血吸收后 1 个月可行房角镜检查。

三、诊断标准

1. 有明确的眼外伤病史。

2. 多数有视力下降,视力下降程度与积血量及血液在前房中的状态有关。

3. 检查不合作患儿用聚光灯手电筒检查可见前房中血液平面或凝血块;检查合作患儿行裂隙灯检查见前房闪辉,积血量大者可见血液平面或凝血块,严重者可出现角膜血染。

4. 可并发继发性青光眼、玻璃体积血、视网膜脱离等其他眼部并发症。

【治疗】

一、治疗原则

促进前房积血吸收,防止继发性出血及其他并发症的发生。

二、治疗

(一)非手术治疗

1. 尽量制动,包扎双眼,半卧位。

2. 止血药及促进积血吸收药物　酚磺乙胺,0.25～0.5g,1次/日;可同时用氨基己酸,50～100mg/kg,每日3～4次。氨基己酸可预防继发性前房积血。

3. 适当使用睫状肌麻痹剂　目前存在争议。适当扩瞳可减轻炎症反应,预防因凝血块导致的虹膜后粘连;使用不得当可使房角变窄,阻碍积血吸收。

4. 酌情使用糖皮质激素　目前存在争议。糖皮质激素可减轻炎症反应,但部分人尤其是已并发继发性青光眼患者,使用后可导致眼压升高,出现激素性青光眼。

5. 降眼压药物　首选甘露醇,可使眼压降低并促进积血吸收。

(二)手术治疗

1. 手术指征

(1)眼压持续升高而使用降眼压药物无效:眼压≥50mmHg持续5天不降;眼压≥35mmHg持续7天不降;眼压≥25mmHg持续1天,既往患儿缺血性视神经病变者应尽早手术。

(2)发现角膜血染早期体征需尽早手术。

(3)前房内较大凝血块持续10天无法自行吸收,房角周边粘连或全前房积血持续5天无法自行吸收,应手术清除积血。

2. 手术方式

(1)前房穿刺术。

（2）前房冲洗或冲洗吸出术。

（3）睫状体透热凝固术。

第四节　眼部热烧伤

【病因】高温物质如铁水、火焰、沸水、沸油等溅入眼内引起眼部的烧灼伤。热烧伤的严重程度与热物体的大小、温度及接触的时间有关。

【诊断】

（一）病史询问及检查

1. 详细询问外伤时间、致伤性质、部位及范围。

2. 全身情况　仔细检查生命体征是否平稳，有无其他部位损伤。

3. 视力检查　根据受伤情况不同视力有不同程度的影响，波及角膜者视力多数有下降。

4. 眼部检查　眉毛、睫毛、眼睑及眼球组织有不同程度的烧伤。仔细检查球结膜有无充血、水肿、坏死；角膜有无溃疡、坏死与混浊。晚期有无睑球粘连、眼睑位置异常及上下睑粘连或闭合不全。

（二）诊断标准

根据病史、眼部烧伤所表现的体征可诊断。

【治疗】

（一）治疗原则

积极预防感染，阻止角膜溃疡进展及角膜溶解，防止各种并发症的发生。

（二）治疗方案

1. 清除结膜和角膜表面的致伤物质、异物及坏死组织。

2. 局部滴用抗生素滴眼液及眼膏预防感染后包扎双眼。

3. 伴有溃疡者伤后一周开始使用胶原酶抑制剂，防止角膜穿孔。

4. 严重的热烧伤可全身静脉滴注维生素 C，促进角膜损伤的修复。

5. 积极防治或减轻并发症的发生，视受伤情况早期植皮、行睑缘缝合。

第五节　视神经损伤

【病因】锐器穿通眼眶直接冲击视神经或继发于颅脑损伤、眼眶骨折等病变间接损伤视神经管段，可造成视神经损伤。常见于车祸伤、坠落伤和打击伤。

【诊断】

一、临床分类

（一）根据损伤原因分类

1. 直接视神经损伤　由于骨折碎片、锐器等直接损伤视神经，少见，多局限在眶内段。

2. 间接视神经损伤　继发于颅脑外伤，由于外力间接作用致视神经血供障碍，继而发生视神经缺血坏死等损伤。

（二）根据损伤性质分类

1. 视神经挫伤。

2. 视神经鞘内出血。

3. 视神经撕脱。

二、检查

1. 仔细询问外伤史，明确受伤时间及受伤原因，询问是否有昏迷史、呕吐史及鼻出血。

2. 检查是否伴随颅脑损伤或眼眶骨折等其他眼部损伤，少数伴有眉弓处皮肤裂伤，仔细检查生命体征有无异常。

3. 检查是否存在视力障碍，多数表现为视力立即下降甚至无光感。

4. 检查瞳孔形状、大小，直接对光反射及间接对光反射有无异常。部分患儿因昏迷或视力检查不配合，视力障碍无法早期发现，因此早期检查瞳孔十分关键。视神经损伤后患眼瞳孔散大，直接对光反射迟钝或消失，但间接对光反射存在。

5. 扩瞳检查眼底观察视神经边界、颜色，视网膜血管有无异常。

6. 检查有无眼球运动异常及眼位偏斜，明确是否并发眶尖综合征。

7. 影像学检查，视神经孔 X 线片、眼眶 CT 或眼眶 MRI，明确视神经管骨折情况，了解眼眶内有无血肿、异物。

8. 进一步行 ERG、VEP 检查了解视功能以及评估预后情况。

9. 对于大龄患儿残存部分视力者可考虑行视野检查判断视神经损伤部位。

三、诊断标准

1. 有明确的颅脑外伤、眼外伤病史，少数伴有昏迷史、鼻出血，眉弓处皮肤可见裂伤。

2. 眼部检查视力下降明显，多为光感或无光感。

3. 瞳孔散大，直接对光反射迟钝或消失，但间接对光反射存在。

4. 眼底检查提示视乳头色淡或苍白，视乳头水肿，边界不清。

5. 视觉电生理检查、影像学检查机视野检查结果符合视神经损伤诊断。

【治疗】

一、治疗原则

在生命体征稳定的前提下,改善循环,营养保护视神经,能量支持,尽可能地挽救视力。

二、治疗

(一)非手术治疗

1. 改善循环、扩张血管 复方丹参、甘露醇。

2. 营养保护视神经 维生素 B_1,维生素 B_{12},ATP 等能量合剂。

3. 糖皮质激素 多主张早期行甲泼尼龙大剂量冲击,儿童剂量为 20mg/(kg·d),目的为减轻视神经水肿,使用过程中需检测生命体征及药物不良反应。

4. 高压氧 提高血氧分压,促进视神经损伤的修复。

(二)手术治疗

1. 手术指征 影像学检查示视神经管骨折致碎骨片、管内出血压迫视神经,在伤后 48 小时内手术可挽救部分视力。

2. 手术方式 视神经管减压术,手术效果与受伤时间、术前残存视力有关。

第六节 化学性眼外伤

【病因】酸、碱或其他强烈刺激性的化学物品的溶液、粉尘或气体所引起的眼部损伤。损伤程度及预后与化学物质的性质、浓度、温度、渗透压及与眼部接触的时间、面积有关。

酸烧伤常见为硫酸、盐酸、硝酸、冰醋酸等烧伤。由于酸性物质的穿透力小,不易穿透类脂质丰富的角膜上皮屏障,眼部表层组织与酸结合后变成凝固的蛋白质化合物,阻止酸继续向深层渗透,组织损伤较轻。

碱烧伤常见为氢氧化钠、生石灰、氨水等烧伤。由于碱性物质既能溶于水,又能溶于脂,所以渗透性极强,碱性物质与组织接触后,除引起组织蛋白迅速凝固和细胞坏死外,还能发生皂化反应,迅速穿透角膜到达眼内组织,组织损伤严重。

【诊断】

一、临床分度及分期

(一)根据化学性眼外伤的组织病理过程分期

1. 接触期 化学物质进入眼内瞬间,自觉眼痛、眼睑痉挛、睁眼困难,化学物质一方面腐蚀表层组织,同时进一步向深层渗透。

2. 扩散期　与组织结合或已进入深层组织的化学物质,尤其是碱性物质继续向四周或深部扩散,引起组织坏死及炎症。

3. 溃疡期　伤后数日出现角膜坏死甚至溃疡,继发感染者可出现角膜穿孔。

4. 瘢痕期　损伤组织逐渐修复愈合,角膜表面出现新生血管,最终角膜完全混浊形成粘连性角膜白斑或角膜葡萄肿。

(二) 化学性眼外伤分度标准(表 18-6-1)

表 18-6-1

分度	眼睑	结膜	角膜	角膜缘
Ⅰ	充血	轻度充血水肿	上皮损伤	无缺血
Ⅱ	水疱	贫血	实质浅层水肿	缺血≤1/4
Ⅲ	皮肤坏死	全层坏死,毛细血管不可见	实质层水肿混浊明显,虹膜隐约可见	1/4 < 缺血≤1/2
Ⅳ	焦痂,全层坏死	焦样坏死,累及巩膜	全层受累,瓷白色混浊	缺血 > 1/2

二、检查

(1) 仔细询问外伤史

了解致伤物名称、种类、浓度、理化性质、与眼组织接触时间及面积,对于致伤物性质不明者可用 pH 试纸测定酸碱度。

(2) 了解致伤方式

是否合并其他眼外伤,若合并眼穿通伤,预后差。询问采用过何种措施进行现场急救。

三、酸烧伤的一般特点

(1) 酸向眼内渗透慢,病变边缘较为清晰。

(2) 一般为非进行性,伤后数小时内即可判断预后。

(3) 角膜上皮很少呈片状脱落。

(4) 纤维蛋白性虹膜炎少见。

(5) 对血管的侵犯如结膜高度水肿等较碱烧伤少见。

(6) 晚期并发症较碱烧伤少见。

四、碱烧伤检查要点

1. 视力下降明显。

2. 由于碱性物质对眼的刺激,常表现为畏光、流泪及眼睑痉挛。

3. 组织坏死修复后深层瘢痕组织收缩,从而发生睑球粘连、上下睑缘粘连其至眼睑闭锁。

4. 球结膜充血、水肿,甚至坏死,角膜周围血管网被破坏。

5. 角膜上皮剥脱、混浊,其至呈瓷白色,由于角膜周围血管网破坏影响角膜营养供给,重者可发生角膜溃疡及穿孔。

6. 房水混浊,若行角膜荧光素染色时出现房水绿染,说明碱性物质已进入前房。

7. 晚期常发生顽固的虹膜睫状体炎,可伴发继发性青光眼、并发性白内障其至眼球萎缩。

五、诊断标准

1. 有明确的化学物质导致的外伤史。

2. 视力不同程度的下降。

3. 眼部不同程度的刺激症状,如刺痛、畏光、流泪、眼睑痉挛等。

4. 眼部体征符合眼表化学伤,如眼睑、结膜、角膜的损害及并发眼内组织结构的损害。

【治疗】

一、治疗原则

及时彻底冲洗伤眼,对损伤严重的患眼根据不同阶段的病变特点进行相应的药物及手术治疗。

二、急救及早期治疗

1. 充分冲洗　一旦发生眼化学伤,应争分夺秒急救,现场冲洗至关重要,紧急情况下可直接用自来水冲洗,要求冲洗结膜囊时间至少 15～20 分钟。转入医疗单位后继续用生理盐水及中和溶液冲洗,冲洗时应翻转眼睑,令患者向各方向转动眼球,充分暴露上、下穹隆部,去除存留在结膜囊内的化学物质及坏死组织。

2. 黏膜分离或黏膜移植术　大面积的化学烧伤,可每天分离上下睑穹隆部防止形成睑球粘连;也有学者主张早期行黏膜移植术防止角膜穿孔及睑球粘连。

3. 结膜切开术　若伤后出现球结膜高度水肿或球结膜成苍白贫血样,应作数个垂直于角膜缘的放射状结膜切开,用生理盐水在结膜下冲洗,有利于保护角膜周围血管网,改善血供。

4. 前房穿刺术　房水绿染是行急诊前房穿刺术的指征,手术越早越好,超过 8 小时则无明显作用。

5. 全身及局部应用广谱抗生素预防感染。

6. 早期使用大剂量维生素 C 静脉注射,对烧伤后角膜基质层的重建或修复极为重要。

7. 自体血球结膜下注射,可促进组织再生,改善角膜营养。

8. 使用胶原酶抑制剂　防止溃疡形成及角膜穿孔。0.5%EDTA 及 2.5% 乙酰半胱氨酸滴眼液。

9. 糖皮质激素　早期可减轻眼内外炎症反应,抑制新生血管生长及防止睑球粘连。伤后 2～3 周,糖皮质激素有促进角膜溶解倾向,应停用。

10. 局部酌情使用散瞳药。

三、晚期治疗

1. 睑球粘连分离及成形术　碱烧伤反应完全静止后(伤后半年至一年)可考虑手术治疗睑球粘连,过早手术可使炎症加重,粘连复发,手术失败。

2. 治疗眼干燥症　严重碱烧伤可导致结膜广泛坏死,破坏结膜杯状细胞,使之不能产生黏液;同时主泪腺导管破坏使泪液明显减少或缺乏,造成严重的干眼,需使用亲水性软性角膜接触镜配合人工泪液治疗,否则将影响后续的所有复明手术效果。

3. 角膜移植术　伤后 1～2 年待眼部炎症反应,损伤稳定后可考虑行穿透性或板层角膜移植术。

4. 青光眼手术　化学伤所致青光眼首选药物控制眼压,若药物无法控制,对于视力丧失者可考虑行睫状体破坏性手术。

5. 人工角膜移植术　角膜移植多次失败病例或不适合作角膜移植者可考虑行人工角膜移植,但由于人工角膜材料、术后并发症较多及手术技巧的限制,手术成功率较低。

第七节　眼球穿通伤

【病因】眼球遭外界锐器刺伤或高速射出的异物碎屑穿破眼球壁称为眼球穿通伤,可引起眼内感染、眼球内容物脱出、球内异物和交感性眼炎,严重者可导致失明。受伤部位多发生在眼球前部,以角膜、角巩膜缘、前部巩膜最为多见。造成眼球穿通伤的原因很多,儿童多因玩耍时不小心被剪刀、铅笔、玻璃碎片、金属碎片或尖锐的工具等致伤。

【诊断】

(一)临床类型

1. 按受伤程度及预后分类

(1) 单纯性穿通伤:伤口不超过 3mm,周围无组织嵌顿,球内无异物及感染,预后好。

（2）并发性穿通伤:伤口大,伤口处有眼内组织嵌顿,球内存在异物,易并发感染,并发症多,预后不良。

2. 按损伤部位分类

（1）Ⅰ区:局限于角膜,包括角巩膜缘。

（2）Ⅱ区:角巩膜缘至角膜缘后 5mm 巩膜。

（3）Ⅲ区:角巩膜缘 5mm 后的巩膜。

（二）检查

1. 仔细询问外伤史,受伤时间、致伤物性质、受伤时具体情况。

2. 检查患儿视力,根据受伤情况不同可出现不同程度的视力下降,严重者可出现无光感。

3. 仔细检查伤口,注意伤口部位、大小、有无异物残留及组织嵌顿,部分可能伴有后部巩膜及直肌附着点下的伤口,需仔细检查。

4. 注意前房深度,一般角巩膜裂伤多伴有前房变浅,但眼球后部裂伤可出现前房加深,但眼内压极低。

5. 检查有无瞳孔异常,晶状体混浊或脱位,是否存在球内异物。

6. 仔细检查健眼情况,排除交感性眼炎。

7. 检查眼压 因眼球不完整多表现为眼压降低,伤口较小或有组织嵌顿与伤口者眼压可基本正常。

8. 影像学检查 眼眶 CT 或眼眶 MRI 检查排除眼内异物,进一步明确眼后段损伤情况。

9. 因眼球壁存在伤口,尽量不采用眼部 B 超检查,避免检查过程中压迫眼球致眼内容物脱出,损伤进一步加重。

（三）诊断标准

1. 有锐器刺伤或击穿眼球壁的明确眼外伤病史。

2. 多数有视力下降,视力下降程度与受伤部位及性质有关。

3. 有眼球穿通伤的伤口,可伴有眼内容物嵌顿或脱出、前房变浅或消失、眼压下降、瞳孔异常、晶状体混浊或眼内异物。

4. 影像学检查提示眼环不完整,眼球变形,可伴有眼内异物。

【治疗】

（一）治疗原则

尽早修复伤口,恢复眼球结构完整性,预防感染,积极治疗并发症。

（二）非手术治疗

1. 急救处理 稳定伤者情绪,必要时可使用镇静剂或止痛药物,避免对眼球施加任何压力,原则上不要敞开伤口长途转运,以免伤势加重,增加感染的风险,可双眼或单眼包扎,包扎时切勿加压。

2. 伤后 24 小时内需注射破伤风抗毒素,1500 单位,肌注,注射前需皮试。

3. 全身及局部使用抗生素预防控制感染　首先选用大剂量、广谱抗生素,怀疑合并眼内炎者取房水和玻璃体做培养及药敏试验,再根据结果调整用药。

4. 控制炎症反应　根据病情适当使用糖皮质激素、散瞳剂。

5. 止血　合并眼内出血或反复出血者需静卧,同时应用止血药物治疗,如酚磺乙胺、氨基己酸。

6. 防治交感性眼炎　仔细检查并随访健眼,一旦出现交感性眼炎症状需立即就诊。

(三) 手术治疗

1. 手术时机　穿通伤口建议在受伤后 24 小时内行清创缝合。若伤口敞开超过 72 小时未行任何处理,原则上需先行局部及全身治疗后再行手术修复伤口,以防止局部炎症向眼内扩散。

2. 手术方式

(1) 清创缝合术:注意眼内组织嵌顿或脱出的处理,伤口缝合后需水密,维持适当的眼内压,近瞳孔区伤口需尽量避开角膜中心缝合。

(2) 外伤性白内障摘除术:合并晶状体前囊膜破裂,皮质溢出或晶状体膨胀致眼压升高者应一期行白内障摘除术,视受伤情况术中酌情植入人工晶状体。

(3) 玻璃体切割术:穿通伤口合并玻璃体嵌顿或脱出,有明确的外伤性眼内炎表现,球内存在金属或植物性异物难以取出,并发视网膜脱离者可考虑一期行玻璃体切割术,术中可行玻璃体腔内注药预防控制眼内感染。

(4) 眼内异物取出术:合并眼内异物者在处理伤口同时尽可能将异物取出。

第八节　外伤性眼内炎

【病因】因眼球穿通伤或眼内异物引起的眼球壁及玻璃体腔内的炎症称为外伤性眼内炎,临床多指视网膜、脉络膜和玻璃体的潜在性和破坏性炎症。儿童致伤的原因主要包括:一次性注射器、铅笔、竹签、剪刀、鞭炮、玻璃片等。

【诊断】

(一) 临床分类

1. 化脓性眼内炎　外伤后感染所致,致病菌多为细菌或真菌,细菌一般在侵入后 1~2 日发病,真菌发病相对缓慢。

2. 无菌性眼内炎　眼球受伤后刺激葡萄膜发生无菌性外伤性葡萄膜炎,一般在伤后 10 日左右出现。

（二）检查

1. 仔细询问外伤史，明确受伤时间及受伤原因，致伤物性质。

2. 了解全身情况，有无发热、白细胞计数升高。

3. 检查有无视力下降，视力下降程度与受伤程度是否一致。

4. 眼前节检查了解有无眼睑肿胀，结膜充血水肿，角膜混浊，前房闪辉及积脓，瞳孔区有无机化物及纤维素样渗出。

5. 扩瞳检查眼后节观察玻璃体内是否有雪球样混浊或积脓，视网膜有无水肿、出血或坏死。

6. 早期外伤性眼内炎眼压可有轻度升高，晚期多为低眼压。

7. 影像学检查　眼部 B 超、眼眶 CT 或眼眶 MRI，了解眼球完整性及是否存在球内异物。

8. 微生物培养及染色　尽量在使用抗生素前取房水、玻璃体样本进行培养及染色，明确致病菌性质并及时调整用药。

（三）诊断标准

1. 有明确的眼外伤病史，多伴有眼球穿透伤、眼球破裂伤或球内异物病史。

2. 眼部刺激症状　眼痛、结膜充血水肿、眼分泌物多、畏光、流泪。

3. 视力检查发现视力下降，可与受伤程度不一致。

4. 裂隙灯下检查见前房渗出或积脓、玻璃体混浊并呈现黄色反光。

5. 眼部 B 超、眼眶 CT 及眼眶 MRI 符合外伤性眼内炎诊断。

6. 房水、玻璃体腔内样本行培养及染色符合外伤性眼内炎诊断。

【治疗】治疗原则：尽早控制眼内炎症，力争挽救视功能。

（一）非手术治疗

1. 活动瞳孔，减轻炎症反应，防止虹膜后粘连。

2. 抗生素　全身用药选用大剂量、光谱、眼内通透性高的抗生素，推荐头孢菌素类或甲氧苯青霉素。玻璃体腔内注射抗生素是治疗化脓性眼内炎的有效方法，首选万古霉素，可根据病情酌情选择是否联合使用糖皮质激素玻璃体腔内注射。在注药同时应抽取房水和玻璃体进行培养和药敏试验，并根据培养结果及时调整用药。

3. 抗真菌药物　可疑或已明确真菌感染者，应及时采取有效的抗真菌药物，如两性霉素 B、那他霉素、咪康唑、氟康唑。

4. 糖皮质激素　局部或全身使用糖皮质激素减轻炎症反应。

（二）手术治疗

1. 手术指征　当玻璃体穿刺取材及注射抗生素后 24～48 小时证实有致病菌或玻璃体混浊无改善（视力低于 0.05）时，应考虑手术处理。出现以下情况时需早期行玻璃体切除术：

（1）玻璃体明显混浊或呈现化脓改变时；

（2）药物治疗病情无改善或恶化时；

（3）由毒性大的致病菌引起的化脓性眼内炎；

（4）怀疑为真菌性眼内炎及玻璃体已受累者；

（5）有明显玻璃体损害或伴有球内异物的外伤性化脓性眼内炎；

（6）严重的视力减退（光感或手动）及病情迅速恶化者；

（7）影像学检查提示玻璃体明显受累者。

2. 手术方式　采取玻璃体切除术联合眼内抗生素注射。

（陶利娟）

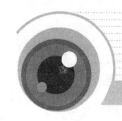

第十九章　眼与全身病

第一节　儿童糖尿病相关眼病

【病因】儿童糖尿病多为 1 型或需胰岛素型糖尿病,是由于胰岛素分泌不足所引起的内分泌代谢疾病,以碳水化合物、蛋白质及脂肪代谢紊乱为主,引起高血糖及尿糖。小儿易出现酮症酸中毒,后期常有血管病变,眼及肾脏受累。儿童时期的糖尿病是指在 15 岁以下发生的糖尿病。根据不同的病因可将儿童时期的糖尿病分为:胰岛素依赖型糖尿病(IDDM)、非胰岛素依赖型糖尿病(NIDDM)、营养不良性糖尿病、糖耐量损伤及其他类型的糖尿病。5~6 岁及 10~14 岁小儿多发病,5 岁以下小儿少见。儿童糖尿病的病因:

一、自身免疫

(一) 环境因素

1. 病毒感染　Coxsackie B 组病毒、EB 病毒、腮腺炎病毒等。

2. 牛乳蛋白　过早、过多的摄入牛乳制品,其中酪蛋白作为抗原,触发糖尿病发生。牛乳中牛胰岛素可引起破坏人 β 细胞功能的免疫反应。

(二) 自身抗原

有谷氨酸脱羧酶(GAD)、胰岛素、胰岛细胞抗原,产生相应的自身抗体,如 GAD 抗体、胰岛细胞抗体(ICA)、胰岛素自身抗体(IAA)等。

二、1 型糖尿病

胰岛 β 细胞破坏,导致胰岛素绝对缺乏,分两个亚型。

(一) 免疫介导性

有 HLA-Ⅱ类易感性基因,自身免疫包括 GAD65 体,IA-ICA512(蛋白质酪氨酸磷酸酶样抗体),2A-2β/Phogrin 抗体、IAA、ICA69 及多株 ICA 抗体。亦可伴随其他自身免疫病。儿童青少年多为此型,亦可发生于任何年龄。

(二) 特发性

指某些特殊人种中的特殊糖尿病。如美国黑人和南亚印度人 1 型糖尿病始终无自身抗体。

三、2 型糖尿病

以胰岛素抵抗为主伴胰岛素分泌不足,或以胰岛素分泌不足为主伴胰岛素抵抗,此类患者最多,在分类中的定义最不明确。本病也可能为异质性的疾病。明确病因后则归为特殊类型。

四、其他特殊类型糖尿病

1. β 细胞功能的遗传缺陷。
2. 胰岛素作用的遗传缺陷。
3. 内分泌疾病引起糖尿病。
4. 药物或化学物诱导产生糖尿病。
5. 感染,如先天性风疹、巨细胞病毒感染及其他。

【诊断】

（一）症状

胰岛细胞破坏 90% 左右可出现糖尿病临床症状。患病率男女无性别差异。儿童糖尿病起病多数较急骤,几天内可突然表现明显多尿、多饮,每天饮水量和尿量可达数升,胃纳增加但体重下降。年幼者常以遗尿、消瘦引起家长注意。发病诱因常由于感染、饮食不当等发病。婴幼儿患病特点常以遗尿的症状出现,多饮多尿容易被忽视,有的直到发生酮症酸中毒后才来就诊。

在儿童患糖尿病后约半数的孩子以酮症酸中毒为表现,而且年龄越小酮症酸中毒的症状越重。可出现恶心、呕吐、腹痛、食欲缺乏及神志模糊、嗜睡,甚至完全昏迷等,三多一少症状反而被忽略。同时有脱水、酸中毒。酸中毒严重时出现呼吸深长、节律不整。呼吸带有酮味。有经验的医生是可以嗅到的。

（二）眼部表现

本病引起的眼部并发症较多,其中以晶状体和眼底视网膜病变最为常见,且与病程长短有密切关系。糖尿病发病后 20 年,几乎所有患者都有眼部并发症。

1. 结膜表现　梭形或囊状的深红色小点状微血管瘤,多发生于睑裂部,易误诊为球结膜下出血;其次是静脉迂曲、囊样扩张、血柱不均匀,毛细血管呈螺旋状,毛细血管和细小静脉血流缓慢,常有红细胞聚集。

2. 角膜　主要表现为知觉减退,可先于视网膜病变发生,与糖尿病病程及血糖的控制程度有关。

3. 虹膜　以虹膜红变多见,虹膜表面特别是瞳孔缘处可见细小的新生血管。虹膜红变多发生于晚期及青少年性糖尿病患者,与组织缺氧有关,常提示眼底新生血管形成,如新生血管累及房角,房水排出障碍,可发生新生血管性青光眼。有些患者亦可伴有虹膜睫状体炎。由于糖原沉积在虹膜色素上皮、瞳孔括约肌和开大肌上,或由于糖尿病性自主神经病变可导致瞳孔对光反射迟钝。

4. 晶状体　高血糖可使晶状体纤维肿胀变性混浊,发生白内障,典型者为晶状体前囊下乳白色雪片状混浊,且发展迅速。

5. 视网膜　糖尿病视网膜病变分为单纯型和增殖型两型,后者可引起广泛玻璃体积血,继发性视网膜脱离等而失明。

6. 眼部神经　主要表现为缺血性视神经病变,眼外肌麻痹、调节障碍和视神经萎缩。眼外肌麻痹常突然发生,可伴呕吐,瞳孔多不受累。滑车和展神经亦可有相似变化,一般眼肌麻痹常在 1 ~ 2 个月或 1 年内恢复。

7. 屈光不正　血糖的升高可引起房水渗透压降低,房水渗入晶状体,使晶状体屈光度改变而发生近视,当血糖降低时房水渗透压升高,晶状体内水分外渗,形成相对的远视,这种短期内屈光度的迅速变化是糖尿病引起晶状体屈光度改变的特征,可达 3 ~ 4 个屈光度。

(三) 实验室检查

1. 血液检查

(1) 血糖测定　血糖测定以静脉血浆 (或血清) 葡萄糖为标准。

(2) 血浆 C 肽测定。

(3) 糖化血红蛋白 (HBAlc)。

2. 尿液检查

(1) 糖尿;

(2) 蛋白尿;

(3) 酮尿;

(4) 管型尿;

(5) 镜下血尿及其他。

【治疗】积极治疗原发病,眼部表现对症治疗,详见相关各章。

(周　瑾)

第二节　儿童白血病相关眼病

白血病是造血系统的一种恶性疾病,以年轻人多见,小儿也有发生。根据增生的细胞类型,可分为粒细胞白血病、淋巴细胞白血病和单核细胞白血病等类型。根据病程发展快慢和白细胞成熟程度,又可将白血病分为急性和慢性两大类。在儿童中,急性淋巴细胞白血病占 70% ~ 80%,是目前儿童肿瘤治疗效果比较好的一种疾病。

【病因】白血病的病因尚未确定，一般认为人类白血病的发生与物理、化学和生物等因素有关。研究显示，白血病的形成应是多重性打击的结果。如放射、病毒等，对骨髓细胞造成破坏，产生异常的克隆，细胞不能分化成熟，呈现不受控制地成长，可能引起儿童白血病的因素有以下几个方面：

（一）病毒感染

已证实某些动物如鸡、小鼠、猫和长臂猿等自发白血病组织中可分离出白血病病毒，在人类成年人的 T 细胞白血病与人类 T 细胞白血病毒是有关的，但到目前为止，没有研究能证明，哪一种病毒与儿童白血病有确切关系。

（二）环境因素

已证实电离辐射可引起白血病，日本广岛、长崎先后爆炸原子弹，两地白血病的发生率分别是未遭受辐射地区的 30 倍和 17 倍，而妊娠妇女在妊娠初期，接受过放射辐射，出生儿童患白血病的机会增加 5 倍，但出生后接受放射学检查，尚无证据显示能引起儿童白血病，但大剂量的放射治疗，可导致肿瘤的发生，许多能引起骨髓毒性的化学物都有可能导致白血病发生，如抗癌药等，还有包括苯、杀虫剂、重金属等，近年来在探讨的另一原因，是电磁场的影响，但最近的一些大型研究显示，电磁场不会引起儿童白血病。

（三）遗传

调查发现有些家庭内发生多个白血病，或几代人多人患病等，说明白血病的遗传因素可能存在于这些家系中，但也不能忽视环境因素的作用，因这些家系中近亲所处环境基本相同，现在一般认为，一个家系中发生多个白血病，是由于内因及环境因素共同作用的结果。同时对双胎儿白血病的研究也认为，双胎儿无论胎内或生后均处于同样环境中，环境因素对发病也有一定的意义，因此双胎儿同患白血病不能就认为是遗传所致。

（四）免疫功能缺陷

近年来，注意到某些先天性疾病中，特别是免疫缺陷的人白血病的发生率较普通人群要高，以上遗传性疾病有染色体的异常，亦有基因突变者，当一些突变的白细胞产生，而患者的免疫系统不能将其清除，这些细胞不受控制地不断生长，发展为白血病。

【诊断】

（一）症状

1. 发热　这是儿童白血病最常见的首发症状。由于正常白细胞，尤其是成熟的粒细胞缺乏，机体的正常防御功能障碍，而引起感染可致发热。

2. 出血　约有半数以上的患儿伴有不同程度出血。主要表现为鼻黏膜、口腔、齿龈及皮肤出血，严重者内脏、颅内出血，也往往是造成患儿的死因。

3. 贫血　为最常见的早期症状，并呈进行性加重，患者面色、皮肤黏膜苍白，软弱无力，食欲低下。

4. 肝、脾、淋巴结肿大　急性淋巴细胞性白血病，肝、脾、淋巴结肿大较为显著，慢性粒细胞性白血病则脾肿大更为明显。

5. 骨头关节疼痛及骨骼病变　常见于小儿急性白血病，可为首发症状。

6. 白血病细胞浸润中枢神经系统　可发生脑膜白血病，患儿出现头痛、恶心、呕吐，甚至惊厥、昏迷。

7. 血化验检查数据的异常改变　大多数患儿有白细胞增多，几万至几十万，骨髓白细胞呈显著增生，可高达95%以上。

（二）眼部表现

白血病临床常有眼部表现，可引起视力下降或失明，偶有视野缺损、夜盲和眼球突出等症状。

1. 眼底改变　视网膜出血，典型的为 Roth 斑、视网膜深层点状出血或浅层火焰状出血，也可见视网膜前出血。视网膜渗出较少见。视网膜结节状浸润，多见于白细胞大量增加并有不成熟白细胞的患者，是预后不良的指征。视网膜静脉迂曲、扩张。慢性白血病患者周边视网膜可见微动脉瘤，少数有周边血管闭塞和新生血管。急性败血病患者因视盘浸润、水肿，同时伴有视盘出血，而发生视神经病变。

2. 眼眶浸润　多发生于幼儿。急性粒细胞性白血病，因眶内组织受白血病细胞浸润，造成眼球突出、眼球运动障碍、上睑下垂、结膜充血水肿等，在眶缘可触及坚硬的肿物，称为"绿色瘤"。眼眶浸润提示病情严重，预后不良。

3. 眼前段　最常见于急性淋巴细胞性白血病。表现为自发性结膜下出血、自发性前房积血、假性前房积脓、虹膜浸润和肥厚，临床类似急性前葡萄膜炎。

4. 角膜溃疡、玻璃体混浊、继发性青光眼及眼浅淡缺血等，较少见。

（三）实验室检查

儿童急性白血病的诊断主要是根据临床表现和实验室的检查，特别是根据血象和骨髓象，骨髓原始细胞需大于30%才能确诊白血病。另外，还需要根据细胞形态和组织化学检查，另外细胞免疫表型，细胞遗传学及分子生物学检查对于确诊也是非常重要的。

1. 血象　典型病例血象显示贫血，血小板减少，白细胞中质和量的改变：

（1）红细胞和血红蛋白，近1/3患儿，血红蛋白降低。

（2）血小板，50%～60%患儿血小板计数减低，疾病晚期更明显。

（3）白细胞近50%患儿白细胞总数升高，20%～30%患儿白细胞可正常，也有20%左右患者血细胞低于正常，在白细胞分类中可见到幼稚细胞。

2. 骨髓象　对于儿童白血病,确诊必做骨髓穿刺检查,骨髓穿刺可确定诊断,原始幼稚细胞比例往往是增高的大于 25%～30%。

(四)鉴别诊断

急性白血病需与某些疾病进行鉴别。

1. 骨关节疼痛,可能会被误诊为类风湿关节炎等自身免疫性疾病,但一般讲类风湿关节炎贫血,肝、脾、淋巴结肿大不是很明显,有时需进行骨髓穿刺来鉴别。

2. 原发性血小板减少性紫癜　临床以出血为主,皮肤紫癜、瘀斑、有时伴有消化道,泌尿道出血,但血象中往往白细胞,红细胞正常肝、脾不大。

3. 感染性疾病　如传染性单核细胞增多症及其他病毒感染,传单有发热,浅表淋巴结肿大,血象中有异常淋巴细胞,但传染性单核细胞增多症一般来讲无进行性贫血,血小板减少,血清嗜异体凝集实验阳性,病程呈良性自限性,有些巨细胞病毒感染,弓形虫病等也可有发热,淋巴结、肝、脾肿大,血象异常,但根据临床表现及演变,血象、骨髓象的检查,不难鉴别。

4. 其他肿瘤骨髓转移,症状与白血病相似,如神经母细胞瘤,淋巴瘤等,但通过电子显微镜及其他病理学的检查,可做出鉴别。

5. 再生障碍性贫血　临床表现,血象改变,有时酷像白血病,但再障淋巴结肿大,肝、脾肿大极少见,骨髓检查可确诊。

【治疗】积极治疗原发病,眼部表现对症治疗,详见相关各章。

(周　瑾)

第三节　儿童高血压相关眼病

儿童高血压诊断标准尚不统一,通常认为高于该年龄组血压百分位数值,或高于平均值加两个标准差。如新生儿大于 12.0/8.0kPa(90/60mmHg),婴幼儿大于 13.3/8.0kPa(100/60mmHg),学龄前儿童大于 14.7/9.33kPa(110/70mmHg),学龄期儿童大于 14.7/10.7kPa(110/80mmHg),并经多次证实,即可诊断。

【病因】儿童高血压和成人高血压一样,也分为原发性儿童高血压和继发性儿童高血压。原发性高血压在小儿中较少,约占 20%～30%,但近年来有上升的趋势。而继发性高血压较多,其中以肾脏疾病所致的高血压占多数,国外的资料显示在继发性高血压中由肾脏病变引起者占 70% 以上。

引起原发性儿童高血压的原因主要是遗传、肥胖、精神压力和不良的饮食习惯。

引起继发性儿童高血压的原因常见的有急慢性肾小球肾炎,肾动脉狭窄,先天性泌尿系畸形,先天性主动脉狭窄,肾上腺皮质增生,肾上腺肿瘤等。总之,泌尿系统疾病,心血管疾病,内分泌系统及神经系统疾病均可引起高血压。继发性高血压中,肾脏实质病变最常见,约占80%左右,其中以急、慢性肾小球肾炎多见,其次为慢性肾盂肾炎及其他先天性泌尿系统疾患。引起继发性高血压的内分泌系统疾患主要是皮质醇增多症、嗜铬细胞瘤等。心血管系统疾患中,主动脉缩窄是儿童时期高血压的常见原因。大动脉炎则是国内儿童期严重高血压常见的病因之一。

【诊断】引起儿童高血压的原因很多,而且儿童高血压的症状多不典型,有的甚至无症状,因此,对儿童高血压应引起特别的重视。家长应该对儿童特别是发育迟缓,个子不高的小胖墩,要定期测量血压,发现异常时,及时请医生诊治。

（一）症状

儿童早期高血压往往无明显的自觉症状,当血压明显升高时,会出现头痛、头晕、眼花、恶心呕吐等症状。婴幼儿因不会说话,常表现烦躁不安,哭闹,过于兴奋,易怒,夜间尖声哭叫等。有的患者体重不增,发育停滞。如孩子血压过高,还会发生头痛头晕加剧,心慌气急,视物模糊,惊厥,失语,偏瘫等高血压危象。脑、心、肾等脏器损害严重时,会导致脑卒中、心力衰竭、尿毒症等,危及生命。

继发性高血压儿童除有上述表现外,还伴有原发病的症状,如急性肾小球肾炎的患儿,在血压升高的同时,有发热,水肿,血尿,少尿,蛋白尿等。嗜铬细胞瘤的病儿除血压升高外,还有心悸,心律失常,多汗,手足厥冷等症状。肾动脉狭窄、多囊肾等在婴幼儿期即可引起高血压,患儿常表现发热、咳喘、水肿、苍白、乏力等,最终出现心衰,常被误诊为心脏病。

（二）眼部表现

儿童高血压的病症在眼部也有明显的表现,我们可以根据高血压儿童眼底的异常将小儿高血压分为4度,Ⅰ度为正常眼底,Ⅱ度即有局灶性小动脉收缩,Ⅲ度有渗出伴有或无出血,Ⅳ度即有视盘水肿,Ⅲ度或Ⅳ度眼底改变提示已经患有恶性高血压,极有可能迅速进展为高血压脑病。

（三）实验室检查

1. 常规检查

（1）血常规:检查的目的是排除贫血和铝中毒。

（2）尿常规:检查内容主要有比重,尿糖和尿培养。

（3）肾功能检查:主要内容有血肌酐,尿素氮及尿酸。

（4）其他检查:如检查血脂和电解质。

2. 特殊检查　在疑有其他原因引起高血压时进行这方面的检查。

（1）血和（或）尿儿茶酚胺水平：可鉴定是否为嗜铬细胞瘤。

（2）静脉尿路造影或肾图：可检查是否肾动脉狭窄。

（3）腹部 B 超：可以发现有无肾脏畸形。

（4）血浆醛固酮水平：可以发现原发性醛固酮增多症。

（5）超声心动图检查对心脏血流动力学的改变很有帮助，由于高血压早期心排出量增加，周围血管阻力正常，它还可动态观察心脏的病变。

【治疗】为了早期发现血压升高，应从儿童开始，每年检查一次血压，做到早发现，早治疗，并采取保健措施，预防并发症的发生。肥胖儿童要适当控制饮食，限制食盐摄入量，少年儿童不吸烟，不喝酒，少吃或不吃动物脂肪，多吃新鲜蔬菜水果，并积极参加体育锻炼，保持乐观情绪等。

积极治疗原发病，眼部表现对症治疗，详见相关各章。

（周　瑾）

第四节　结　核　病

结核病是结核分枝杆菌引起的一种慢性传染病。大多先由肺部感染，再扩散至全身。开放性肺结核患者为主要传染源，传染途径主要通过呼吸道，也可经消化道传播，经皮肤传染者极少见。主要感染者为小儿。

【病因】结核分枝杆菌可通过完整或者不完整的结膜和角膜上皮直接入侵眼部组织，称为原发性眼结核病，也可能通过血液循环进入到眼部各个部位，称作继发性眼结核病。眼部组织亦可出现对结核分枝杆菌蛋白的迟发超敏反应。近来因为获得性免疫缺陷综合征患者的增多，以及免疫抑制剂的大量使用和抗生素滥用等原因，结核病及其相关病变，包括眼部病变有增多的趋势。它可直接或者间接累及除晶状体之外的眼部所有组织。

【临床表现】

1. 眼眶结核　较为少见，近年来有上升趋势。分为原发性和继发性两种，成人多感染眶内软组织，形成慢性肉芽组织增生及结核病。在小儿，主要引起结核性骨膜炎，病变多发生于眶外上或外下缘。局部皮肤充血水肿，组织变硬变厚，病变区可扪及边界不清的软性肿物，有波动感，眶缘不整齐。肿物破溃后可溢出米汤样液体及干酪样物，从中可查到结核分枝杆菌。病程长，波及眼睑者早期可致上睑下垂。患部疼痛，流泪，眼球突出。眼睑和球结膜水肿，后期可引起瘢痕性睑外翻，晚期形成冷脓肿并有瘘管和死骨形成。X 线可致骨质破坏或硬化。

2. 眼睑结核　表现为眼睑大小不等的圆形结节，以后逐渐形成溃疡和瘘管,经久不愈。溃疡性结核早期类似睑板腺囊肿,形成溃疡后有粉红色稀薄脓液流出,溃疡边缘不整齐,底不平,有肉芽组织。

3. 泪器结核 受累较少,以结核性泪腺炎较为多见,常为双侧性,眶外上方局部肿胀,疼痛,眼睑水肿和轻度下垂。可触及包块、压痛、结膜充血。耳前淋巴结肿大。抗感染治疗疗效差,经久不愈,形成冷脓肿并有瘘管和死骨形成。结核性泪囊炎表现为泪囊部肿胀,溢泪,有黏液分泌物溢出,可形成冷脓肿及瘘管。

4. 角结膜结核 在变态反应性疾患中泡性结膜炎最为常见,结核可见单个或多个孤立小结节,周围局限性充血。少见的结膜病变可有结核瘤及结核寻常狼疮。角膜结核多是继发于邻近组织,表现为结核性角膜溃疡,原发性浸润性角膜炎,结核性角膜基质炎,疱疹性角膜炎。

5. 巩膜结核 可为结核分枝杆菌直接侵及或对结核菌蛋白的迟发超敏反应,表现为巩膜各层的炎症。因解剖部位的关系易影响角膜及葡萄膜,后部巩膜炎可并发球后视神经炎和葡萄膜炎。

6. 葡萄膜结核 葡萄膜因血管丰富,血液缓慢是易受感染的部位。表现为虹膜睫状体炎,结核性脉络膜炎,慢性结核性全葡萄膜炎。

7. 视网膜结核 较少见,可能是全身粟粒样结核的一部分。表现为视网膜结核结节、结核性视网膜炎、视网膜静脉周围炎、结核性视网膜动脉周围炎以及近视神经乳头性脉络膜视网膜炎。

8. 视神经结核 少见,主要表现为球后视神经炎或者视乳头炎,后者视神经乳头上可见结核结节或结核瘤。

【诊断】

1. 根据典型的临床表现,眼部组织刮片或者涂片行分枝杆菌染色,寻找结核菌,或者取房水或者玻璃体进行培养,病灶切除寻找典型的结核结节,聚合酶链反应(PCR)检查结核分枝杆菌 DNA,可以诊断。

2. 辅助检查 胸片、皮肤结核菌素试验、血液培养或者血浆抗体检测,异烟肼治疗试验等,有助于诊断。

3. 鉴别诊断

(1)眼部各部位肿瘤。

(2)结节病:是多系统损害的慢性肉芽肿疾病,可累及肺、肝、中枢神经系统和皮肤等。

【治疗】

1. 全身治疗 抗结核药物治疗的原则是早期、联用、适量、规律、全程。基本药物的利福平、异烟肼、吡嗪酰胺。提高全身抵抗力,应注意休息、营养、居住环境等,并定期复查。停用一切免疫抑制剂。

2. 局部治疗 包括局部病灶切除,眼部使用糖皮质激素、散瞳、链霉素滴眼或者局部注射。

3. 并发症 如发生并发症,应针对并发症进行治疗。已形成瘘管和腐骨时,应给予切除。

(闫利锋)

第五节 感染性心内膜炎

感染性心内膜炎是在原有心脏病的基础上感染毒力较弱的细菌,引起的一种亚急性心内膜炎,病程超过 6 周。患有本病时带有细菌的赘生物脱落进入血流,在视网膜动脉内发生细菌性栓塞而引起的眼底病变。

【病因】包括两方面:

1. 心脏原发病 在感染性心内膜炎患者中绝大多数有先天性心脏病,约占 78%,以室间隔缺损最多见,后天性心脏病中风湿性瓣膜病占 14% 左右,多为主动脉瓣及二尖瓣关闭不全。

2. 病原体 早年多为草绿色链球菌,近年来葡萄球菌感染逐渐增多,其次为肠球菌,肺炎双球菌,还可见真菌,立克次体及病毒感染。病原体可通过拔牙、扁桃体摘除,静脉插管,心内手术等途径进入体内。

【临床表现】

1. 全身表现 起病缓慢,发热、寒战、全身乏力、关节疼痛、皮肤黏膜可见瘀血斑点。心脏除有原有心脏病体征外,心脏杂音可因赘生物的存在而改变。赘生物脱落可发生在脑、肺、肝。

2. 一般无视力症状 如果眼底出血,渗出累及黄斑区或出现视网膜中央动脉阻塞,则视力可突然明显下降,甚至黑矇。

3. 眼睑 可出现小出血点。

4. 球结膜 球结膜下可有反复性小出血。

5. 眼底改变

(1)脓毒性视网膜炎型:由细菌的脓毒性栓子引起。主要表现为视网膜出血和渗出,多位于视乳头附近,通常不出现于黄斑区。一般为小圆形,或呈火焰状,偶见视网膜前出血。典型的出血斑中央呈小圆形或椭圆形灰白色斑,称为 Roth 斑。常伴有视乳头炎,偶见棉絮斑。

(2)视网膜血管栓塞型:由心瓣膜赘生物脱落栓子所致,较少见。主要表现为视网膜中央动脉或分支动脉阻塞。

(3)细菌栓子引起的转移性眼内炎。

【诊断】

1. 全身症状　根据全身症状,眼睑和球结膜下反复性小出血,眼底的典型出血斑或视网膜中央或分支动脉阻塞,可以诊断。

2. 鉴别诊断

(1) 非增生性糖尿病性视网膜病变:眼底也可有中央为白斑的小圆形或椭圆出血,但此外还会有微血管瘤,硬性渗出和黄斑病变。

(2) 动脉硬化或高血压所致视网膜中央动脉或分支动脉阻塞:眼底改变与本病相似,但患者多为老年,有动脉硬化或高血压病史。

【治疗】

1. 全身治疗　根据药敏试验,尽早选用敏感的抗生素。

2. 针对不同的眼部表现对症治疗　如发现视网膜动脉阻塞,立刻给予血管扩张剂等抢救。

（闫利锋）

第六节　维生素缺乏

维生素对于维持眼部正常结构和功能是十分重要的。如果某些维生素摄入不足或消耗过多,会引起眼部改变。

【诊断】

根据全身和眼部的临床表现而确诊。

1. 临床表现

(1) 维生素 A 缺乏:除全身皮肤干燥,毛囊角化,骨生长发育障碍及免疫功能低下外,眼部可有夜盲症,暗适应功能下降,持续数周后出现结膜角膜干燥症,可有 Bitot 斑,严重时发生角膜软化症。

(2) 维生素 B$_1$ 缺乏:除全身引起的脚气病外,眼部可有结膜角膜损害,浅层角膜炎,眼肌麻痹,眼球震颤,球后视神经炎和视神经萎缩等。

(3) 维生素 B$_2$ 缺乏:除出现口角,唇和舌等皮肤黏膜病变外,眼部可出现睑缘炎,结膜炎,酒精鼻性角膜炎,角膜缘新生血管形成等。

(4) 维生素 C 缺乏:可有眼睑、结膜、前房、玻璃体、视网膜和眼眶等部位出血。

(5) 维生素 D 缺乏:常见于 3 岁以下的儿童,可引起眼球突出、眼睑痉挛、屈光不正和低钙性白内障。但如果摄入过量,可发生角膜带状变性。

(6) 维生素 PP 缺乏:可出现视网膜和视神经炎症。

2. 鉴别诊断　维生素缺乏所导致的眼部改变常不是特异性的,应当与引起这些改变的其他疾病进行鉴别。例如维生素 A 缺乏可导致夜盲,但视网膜色素变性也可导致夜盲,应当根据眼底检查结果进行鉴别。

【治疗】

1. 补充所缺乏的维生素。

2. 及时治疗导致维生素缺乏的原发病。

(闫利锋)

第七节 结 节 病

结节是一种原因不明的以非干酪性坏死肉芽肿为病理特征的系统性疾病。常侵犯肺,双侧肺门淋巴细结,临床上 90% 以上有肺的改变,其次是皮肤和眼的病变,几乎全身每个器官均可受累。

临床表现:约 11% ~ 83% 的结节患者有眼损害。可见眼葡萄膜炎,结膜滤泡,泪腺肿大,泪囊炎,角膜结膜炎及视网膜炎等。

(闫利锋)

第八节 儿科疾病的眼部表现

一、麻疹

麻疹是一种儿童中常见的急性呼吸道传染病,以皮肤出现红色斑丘疹和颊黏膜近第一磨牙处或下唇内侧出现蓝白色 Koplik 斑,也叫麻疹黏膜口腔斑。多为春秋季流行。

【临床症状】

（一）全身表现

1. 卡他期 主要表现为发热和上呼吸道症状,出现麻疹口腔斑。

2. 发疹期 发热 3 ~ 4 天后,全身出现玫瑰色,大小很不一致的皮疹,常先发生于耳后,颈,面部。

3. 恢复期 皮疹自上而下消退,热度下降,全身病情逐渐恢复。

（二）眼部表现

1. 早期眼睑轻度红肿,眼分泌物增多,或出现亚急性卡他性结膜炎症状。

2. 严重病例伴发结膜下出血或角膜炎、角膜溃疡,甚至角膜穿孔。

3. 部分患儿因高热而消耗增加,导致维生素 A 缺乏所致的角膜软化症。

4. 也有伴发脉络膜炎、脉络膜视网膜炎或视神经炎,视力减退,甚或发现视神经萎缩。

【诊断及鉴别诊断】根据麻疹病史和眼部临床表现,可以诊断。

1. 急性结膜炎　其他原因引起的急性结膜炎无麻疹的全身表现。

2. 角膜溃疡　其他原因引起的角膜溃疡无麻疹的全身表现。

【治疗】针对眼部表现进行治疗,如滴用抗生素眼药水治疗急性结膜炎,补充维生素 A 预防角膜软化症等。

二、风疹

多发生于儿童。如果妊娠妇女在妊娠早期患风疹,所生产的婴儿往往患双眼先天性白内障,同时常合并其他畸形,例如先天性心脏病、小头畸形和智力迟钝等。

【临床表现】

（一）全身表现

1. 前驱期症状不明显,轻度发热,怠倦。

2. 发病 1 天后出现皮疹,皮疹小而密,常先从面部开始,继而遍布全身,2～3 天后消退,不留痕迹。

（二）眼部表现

1. 轻度或亚急性结膜炎。

2. 妊娠早期感染风疹的母亲,所生婴儿较多患有先天性白内障,多为双眼患病,晶状体呈珠白色混浊,以中央部最显著。其后极部视网膜常出现棕色色素沉着,呈细点状或斑纹状,大小不一,疏密不均,散在分布,称为风疹性视网膜病变。重症患者视网膜色素分布较多,斑点较大,常伴有黄色结晶状体。视网膜血管比较窄细。

【诊断及鉴别诊断】根据风疹的病史和临床表现,可能诊断。

1. 急性结膜炎　其他原因引起的急性结膜炎无风疹的全身表现。

2. 先天性白内障　其他原因引起的先天性白内障无母亲妊娠早期患有风疹的病史。

【治疗】

1. 针对风疹进行治疗。

2. 如有急性结膜炎,滴用抗生素眼药水。

3. 如有先天性白内障,应根据视功能情况,进行手术治疗。

三、流行性腮腺炎

本病为腮腺炎病毒感染引起腮腺肿大及疼痛,可发生眼部改变。

【临床表现】

（一）全身表现

腮腺肿大及疼痛。

（二）眼部表现

1. 眼睑水肿，充血、上睑下垂。

2. 伴有泪腺炎，结膜炎，角膜炎及虹膜睫状体炎。

3. 部分患者视网膜静脉充血，迂曲，甚至发生血管闭塞、视乳头炎或球后视神经炎。

【诊断及鉴别诊断】根据流行性腮腺炎病史和眼部表现，可以诊断。与其他原因引起的葡萄膜炎、泪腺炎、结膜炎、角膜炎、虹膜睫状体炎、视乳头炎或球后视神经炎相鉴别。有无腮腺炎是鉴别要点。

【治疗】针对流行性腮腺炎和眼部改变进行治疗。

四、急性细菌性痢疾

本病是以结肠化脓性炎症为主要病变、伴有全身中毒症状。可发生眼部改变。

【临床表现】

1. 因失水出现眼睑皮肤干燥，眼球内陷。

2. 因营养不良致维生素 A 缺乏引起的角膜软化症。

3. 中毒性痢疾者可引起视网膜动脉痉挛和视网膜水肿。累及大脑枕叶皮层时可引起皮质盲。

4. 少数患者出现结膜炎，虹膜睫状体炎或视神经炎。

【诊断及鉴别诊断】根据急性细菌性痢疾病史和眼部表现，可以诊断。与其他原因引起的维生素 A 缺乏和眼底改变相鉴别。

【治疗】针对细菌性痢疾和眼部改变进行治疗。

五、水痘

多为小儿急性传染病，传染性强，全年均可发病。可发生眼部改变。

【临床表现】

（一）全身表现

1. 突然发热。

2. 伴皮疹，先自躯干部开始，后至面部和四肢，呈向心性分布。初为小红色丘疹，迅速变为透明疱疹，大小不一致，状如米粒，周围红晕。2～3天后结痂脱落。

（二）眼部表现

1. 眼睑轻度水肿，可伴发小疱疹。

2. 结膜轻度充血,角膜感觉减退。

3. 少数病例发生葡萄膜炎、视神经炎或眼运动神经麻痹。

【诊断及鉴别诊断】根据水痘病史和眼部表现,可以诊断。

1. 带状疱疹　为带状疱疹病毒感染所致,疱疹呈特征性分布。无全身水痘的表现。

2. 单纯疱疹病毒性角膜炎　为单纯疱疹病毒感染所致,也有角膜知觉减退,角膜呈树枝状或盘状等改变。

3. 其他原因引起的葡萄膜炎。

【治疗】针对水痘和眼部改变进行治疗。

第九节　代谢性疾病的眼部表现

一、肝豆状核变性

【病因】肝豆状核变性又称 Wilson 病,为常染色体隐性遗传病。由于基因突变导致一种铜转运 ATP 酶功能减弱或丧失,使血清铜蓝蛋白合成减少以及胆道排铜障碍,蓄积体内的铜离子在肝、脑、肾、角膜等处沉积,引起进行性加重的肝硬化、锥体外系症状、精神症状、肾损害及眼部症状等。

【诊断】

(一)临床表现

全身表现多样,起病年龄越小,越多以肝病症状为主,年长儿起病多较缓慢,以肝病或神经系统症状开始,多以缓慢进展的神经、精神症状为主。

角膜色素环(K-F 环)为特征性眼部表现。为角膜弹力层有铜的沉积,在角膜边缘形成色素环。多以角膜的上缘开始出现,然后成为环状。晶状体前囊或囊下葵花状混浊。向日葵样白内障,为铜沉积引起的晶状体中央前囊下的盘状混浊。

可伴有眼肌麻痹、眼球震颤及夜盲等。

(二)检查

裂隙灯检查可见角膜缘处有 1~3mm 宽的色素颗粒组成的环,呈棕黄色或略带绿色,位于角膜后弹力层及附近组织内,色素环与角膜缘间有一透明带。

(三)诊断标准

肝豆状核变性患儿以 7~12 岁多见,早到 3 岁即可起病,男女发病相等。根据发病年龄怀疑此病的进一步做铜蓝蛋白测定、K-F 环检查、尿铜测定、驱铜试验等即明确诊断。

【治疗】HLD 是几种少数可以治疗的遗传代谢病之一,且需要终生治疗。

1. 驱铜药

（1）青霉胺：为铜离子螯合剂，主要是促进尿铜的排泄，最为常用。

（2）曲恩汀：被美国食品药品管理局指定为对青霉胺不能耐受患者治疗。但价格昂贵。

2. 防止铜吸收药物　主要为锌制剂。

3. 饮食控制　应尽量避免高铜饮食，控制饮食可延缓疾病的发作和控制疾病的进展。

二、白化病

【病因】白化病是一种先天性色素缺乏，表现为眼与皮肤黑色素沉着减少或缺乏的一组疾病。完全性者属常染色体隐性遗传，不完全性者除大多数属于常染色体隐性遗传外，间有显性遗传。眼白化病及眼底白化病则主要为性连锁隐性遗传。

【诊断】

（一）临床表现

全身白化病者，全身皮肤、毛发及眼部全无色素或缺少。眼白化病常为全身白化病的一部分，但也可单独存在，甚至仅限于眼底，称作眼底白化病。

眼部表现为视力低下，突出的症状为畏光。因黄斑发育不良常伴有眼球震颤。虹膜苍白可透光，瞳孔内呈红色反光，眼底着色不足。

（二）检查

1. 屈光检查　有高度屈光不正，深度近视、远视和散光均常见，常为复性近视性散光，不能矫正。

2. 眼球运动及眼位检查　多为水平方向或垂直方向的眼球震颤。斜视可为内斜视和外斜视。

3. 眼底检查　眼底橙红色，视网膜脉络膜血管一览无遗。视乳头的红色与周围橙红色常难于分清，黄斑、黄斑中心凹不能见到。

4. 诊断标准　根据临床即可诊断。

【治疗】白化病无法治疗。主要是对症治疗，为减轻畏光程度可配戴深色眼镜，以减轻不适症状。应减少紫外线辐射对眼睛和皮肤的损害。

（张佩斌）

第十节　眼与全身性免疫异常

许多自身免疫性疾病所引起的免疫应答累及眼部组织，往往表现为长期的、慢性的、反复发作的眼部严重损害。

一、系统性红斑狼疮

【病因】系统性红斑狼疮是一种累及多系统、多器官的自身免疫性疾病。本病以青年女性为多见,发病年龄 10～39 岁者占 73.3%。

【诊断】

（一）临床表现

主要临床表现除皮疹外,尚有肾、肝、心、眼等器官损害,且常伴有发热、关节酸痛等全身症状。眼部表现为:

1. 眼睑皮肤微隆起或萎缩的红斑、色素沉着或脱失。睑缘干燥有鳞屑。

2. 可发生结膜干燥症、边缘性角膜溃疡。

3. 系统性红斑狼疮眼部表现主要在眼底病变。约 20%～25% 的患者出现视盘充血和水肿、缺血性视神经病变。在急性期,视网膜后极部因缺血还可见棉絮斑,缓解期消失。也可见视网膜出血和水肿,视网膜动脉或静脉阻塞。

（二）检查

荧光素眼底血管造影:视网膜血管阻塞性疾病是系统性红斑狼疮对视力威胁最大的并发症,荧光素眼底血管造影显示多个小动脉阻塞的多灶性病变,毛细血管广泛无灌注现象,动脉管径变细,形成无灌注白色鞘带。

（三）诊断标准

根据临床及免疫学检查即可诊断。

【治疗】发生眼部损害者可影响视力,但如能及时抗狼疮治疗,多数可以逆转。

二、重症肌无力

【病因】重症肌无力是随意肌的突触后膜乙酰胆碱受体的自身免疫性疾病,主要损害横纹肌。多发生于 20～40 岁,女性多见,也见于幼儿和小儿。

【诊断】

（一）临床表现

90% 病例有眼外肌受累。以眼睑下垂、复视为首发症状。可两眼同时或先后发病,晨起及睡眠后减轻,午后及疲劳时加重,双侧常不对称。

眼睑下垂的特点:受累肌的无力表现具有晨轻、下午或傍晚重,休息后可以恢复,劳动后加重的特点。

（二）检查

1. 对可疑病例作受累肌的反复运动,如闭眼、睁眼,可出现暂时性瘫痪。

2. 可肌注新斯的明 0.5～1.0mg,15～30 分钟眼睑下垂症状明显缓解。

（三）诊断标准

根据眼睑下垂的特点,必要时可肌注新斯的明试验即可明确诊断。

【治疗】主要是针对抗体、淋巴细胞和胸腺组织的免疫干预治疗以及对症治疗。

（张佩斌）

第十一节　药源性眼病

随着全身或眼局部应用药物种类的增多、眼局部给药途径的增多,可能因滥用或不合理使用药物而导致眼部疾病发生的几率也明显增加。因药源性眼病的表现隐匿或受原发病干扰,在诊断及治疗上可能被忽略。

一、糖皮质激素

【病因】糖皮质激素是应用很普遍的一类药物,无论是全身还是局部用药,长期使用均可导致并发性白内障、激素性青光眼等。

【诊断】

1. 临床表现　长期局部、眼周、吸入或全身应用糖皮质激素均可引起原发性开角型青光眼。全身应用糖皮质激素对于一些个体可以引起眼压的升高,但比局部应用者发生比例要少。糖皮质激素引起的青光眼的临床过程和表现与原发性开角型青光眼相似。

长期全身应用还可引起白内障,诱发或加重单纯疱疹病毒性角膜炎。

全身用药与浆液性视网膜脱离有关,甚至形成泡状视网膜脱离。

较长时间、频繁地点用糖皮质激素滴眼液导致角膜上皮病变,表现为结膜混合充血或睫状充血,角膜上皮较多点状着色、水肿,视力下降。

2. 检查　在接受糖皮质激素治疗的过程中,超过2周要定期监测眼压。

3. 诊断标准　根据长期使用糖皮质激素的病史及出现的眼压升高、晶状体混浊,较长时间、频繁地用糖皮质激素滴眼液导致角膜上皮病变即可诊断。

【治疗】暂停用糖皮质激素,针对眼部病变治疗。如果需要糖皮质激素治疗疾病时可以选择对眼压影响小的药物。

二、抗精神病药

【病因】抗精神病药物大多需要长期服用,其导致的眼部并发症亦较多。抗精神病药多能与胆碱受体结合,从而产生抗胆碱作用。托吡酯作为抗癫痫和抗抑郁药物,引起代谢性酸中毒,组织供氧不足,引起睫状体与脉络膜渗出,导致悬韧带松弛,从而导致晶状体虹膜隔明显前移,引起继发性急性闭角型青光眼和高度近视。

【诊断】

（一）临床表现

氯丙嗪等吩噻嗪类药物导致结膜和巩膜色素沉着、角膜混浊、晶状体混浊、睫状肌麻痹等。角膜混浊是由细小的白色、黄色或棕褐色的颗粒沉着所造成,位于角膜内皮层及上皮层,实质层一般无改变。晶状体混浊的颗粒主要分布在前囊。可出现瞳孔扩大、眼压升高、青光眼、上睑下垂、视物模糊不清等。尚可引起视网膜色素沉着、视网膜色素变性等病变,表现为夜盲、视力减退甚至消失,严重者引起完全黑矇。

托吡酯作为抗癫痫的辅助用药,通常在应用托吡酯后一个月内可引起急性发生的高度近视和双眼急性闭角型青光眼。临床症状为突然的视力下降,双眼疼痛和头痛。检查可见均匀一致的浅前房和晶状体虹膜隔前移、微囊样角膜水肿、眼内压升高、房角关闭和睫状体脉络膜渗出或脱离。

（二）检查

1. 视力检查　突然视力下降,屈光检查为高度近视,停药后 1~2 周内近视可以恢复。

2. 眼压检查　眼压升高通常在停药后 24~48 小时内可以控制。

（三）诊断标准

根据长期使用抗精神病药或抗癫痫药的病史及出现的临床表现即可诊断。

【治疗】立即终止该药的应用,同时应用抗青光眼药物降低眼内压。

（张佩斌）